M. Knott · D. Voss
Komplexbewegungen

Komplexbewegungen

Bewegungsbahnung nach Dr. Kabat

Von

MARGARET KNOTT, B. S.
Leitende Krankengymnastin, Kaiser Foundation
Rehabilitation Center, Vallejo, Calif., USA

und

DOROTHY E. VOSS, B. Ed.
Krankengymnastin
Northwestern University Medical School, Chicago, Ill., USA

2., völlig neubearbeitete und wesentlich erweiterte Auflage

Mit 89 Abbildungen

GUSTAV FISCHER VERLAG · STUTTGART 1970

Übersetzung nach der 2. amerikanischen Originalausgabe
«Proprioceptive Neuromuscular Facilitation»
im Verlag Hoeber, Medical Division,
Department of Harper & Row Publishers, New York, 1968 ©

von ELISABETH WRIEDT, Hamburg

Vorwort von Dr. med. SEDGWICK MEAD

Abbildungen von HELEN DREW

ISBN 3-437-10096-3

© Gustav Fischer Verlag, Stuttgart, 1970
Alle Rechte an der deutschen Ausgabe vorbehalten
Satz und Druck: Universitätsdruckerei Mainz GmbH
Printed in Germany

Das schönste Glück des denkenden Menschen
ist, das Erforschliche erforscht zu haben
und das Unerforschliche ruhig zu verehren.

                              Goethe
                        Maximen und Reflexionen

INHALT

Verzeichnis der Illustrationen IX
Verzeichnis der Nachschlagetabellen XII
Vorwort von SEDGWICK MEAD M.D. XIII
Vorrede XIV
Einleitung 1

1. Muster der Komplexbewegungen 6
   Einleitung 6
      Bewegungskomponenten 6
      Wichtigste Muskelkomponenten 8
      Bewegungsrichtungen 10
      Zusammenwirken von Muskelfunktionen 10
      Arten von Muskelkontraktionen 12
      Indikation für die Anwendung der Muster 13
   Einzelne Bewegungsmuster 14
      Illustrationen und Text 14
      Kopf und Hals 17
      Oberer Rumpf 24
      Unterer Rumpf 29
      Obere Extremität 35
      Untere Extremität 58
   Betonte Muskelaktionsfolge und Variationen im Bewegungsausmaß 75

2. Techniken zur Bewegungsbahnung 77
   Einleitung 77
   Grundsätzliches 79
      Grifftechnik 79
      Kommandos und Verständigung 79
      Dehnung 81
      Zug und Druck 82
      Maximaler Widerstand 83
      Richtige Muskelaktionsfolge 85
      Verstärkung 86
   Spezielle Techniken – bewußte Anstrengung 93
      Wiederholte Kontraktionen 93
      Rhythmische Bewegungseinleitung 96
      Antagonistische Bewegungsumkehr 97
      Entspannung 100
      Hilfen zum Erlernen 104
      Zusammenstellung der Techniken 106
      Zusätzliches zu den Komplexbewegungen 112

3. Bahnung der Gesamtbewegung 115
   Zugeordnete Gesichtspunkte motorischen Verhaltens 115
   Schlußfolgerung 121
   Behandlungsgrundlagen 122
   Anwendung entwicklungsbedingter Bewegungsfolgen 124
      Bodenübungen auf der Matte 125
      Bewegungsserien Tabelle 2 127
      Rollen 134
      Übungen für den unteren Rumpf 156
      Bewegungsentwicklung aus Bauchlage 160
      Sitzen 186
      Bewegungsentwicklung im Kniestand 196
      Bewegungsentwicklung in der Aufrechten 202
   Gangschulung 209
      Barren 212
      Krücken 216
      Treppen 224
   Rollstuhltraining 227
   Selbsthilfetraining 239
   Ergänzende Gruppenarbeit 245

4. Stimulation lebenswichtiger und artverwandter Funktionen 246
      Atmung 246
      Gesichtsbewegungen 248
      Augenbewegungen 249
      Öffnen und Schließen des Mundes 249
      Zungenbewegungen 250
      Schlucken 250
      Blasen- und Darmtätigkeit 251

5. Befundaufnahme und Behandlungsprogramm 252
   Beurteilung der Leistungen des Patienten 252
   Planung eines Behandlungsprogrammes 259

6. Literaturhinweise 263

7. Nachschlagetabellen 265
   Kombinationen von Bewegungsmustern zur Verstärkung (Tabellen 3–9) . . 265
   Günstigste Bewegungsmuster für einzelne Muskeln (Tabellen 10–13) 272
   Günstigste Bewegungsmuster unter Berücksichtigung der peripheren Innervation (Tabellen 14–15) 278

Verzeichnis der Illustrationen

Muster der Komplexbewegungen

Kopf und Hals
Abb. 1. Flexion mit Rotation nach rechts 17
Abb. 2. Extension mit Rotation nach links 19
Abb. 3. Rotation nach rechts 21

Oberer Rumpf
Abb. 4. Flexion mit Rotation nach rechts 24
Abb. 5. Extension mit Rotation nach links 26

Unterer Rumpf
Flexion mit Rotation nach links
Abb. 6. Mit gestrecktem Knie 29
Abb. 7. Mit Knieflexion 30
Abb. 8. Mit Knieextension 31

Extension mit Rotation nach rechts
Abb. 9. Mit gestreckten Knien 32
Abb. 10. Mit Knieextension 33
Abb. 11. Mit Knieflexion 34

Obere Extremität
Elevation-Adduktion-Außenrotation
Abb. 12. Mit gestrecktem Ellenbogen 35
Abb. 13. Mit Ellenbogenflexion 38
Abb. 14. Mit Ellenbogenextension 40

Retroversion-Abduktion-Innenrotation
Abb. 15. Mit gestrecktem Ellenbogen 41
Abb. 16. Mit Ellenbogenextension 44
Abb. 17. Mit Ellenbogenflexion 45

Elevation-Abduktion-Außenrotation
Abb. 18. Mit gestrecktem Ellenbogen 46
Abb. 19. Mit Ellenbogenflexion 49
Abb. 20. Mit Ellenbogenextension 50

Retroversion-Adduktion-Innenrotation
Abb. 21. Mit gestrecktem Ellenbogen 51
Abb. 22. Mit Ellenbogenextension 54
Abb. 23. Mit Ellenbogenflexion 55

Untere Extremität
Flexion-Adduktion-Außenrotation
Abb. 24. Mit gestrecktem Knie 58
Abb. 25. Mit Knieflexion 61
Abb. 26. Mit Knieextension 62

Extension-Abduktion-Innenrotation
Abb. 27. Mit gestrecktem Kniegelenk 63
Abb. 28. Mit Knieextension 65
Abb. 29. Mit Knieflexion 66

Flexion-Abduktion-Innenrotation

Abb. 30. Mit gestrecktem Kniegelenk 67
Abb. 31. Mit Knieflexion 69
Abb. 32. Mit Knieextension 70

Extension-Adduktion-Außenrotation

Abb. 33. Mit gestrecktem Kniegelenk 71
Abb. 34. Mit Knieextension 73
Abb. 35. Mit Knieflexion 74

Betonte Muskelaktionsfolge und Variationen im Bewegungsausmaß
Obere Extremität
Elevation – Abduktion – Außenrotation

Abb. 36. Mit Handöffnen 75

Untere Extremität
Flexion – Adduktion – Außenrotation

Abb. 37. Dorsalflexion und Supination im Fußgelenk 76

Bodenübungen auf der Matte
Rollen: Vom Rücken in Richtung Bauchlage

Abb. 38. Kopf und Hals: Flexion mit Rotation 134
Abb. 39. Kopf und Hals: Flexion mit Rotation, kontralaterale Schulterblattbewegung 136
Abb. 40. Kopf und Hals: Flexion mit Rotation, Mitbeteiligung der Arme, asymmetrisch 138
Abb. 41. Kopf und Hals: Rotation 140
Abb. 42. Kopf und Hals: Extension mit Rotation, Flexion der kontralateralen unteren Extremität 142
Abb. 43. Kopf und Hals: Extension mit Rotation, Extension der kontralateralen unteren Extremität 144
Abb. 44. Gleichgewichtsübungen in Seitlage 146

Rollen: Vom Bauch in Richtung Rückenlage

Abb. 45. Kopf und Hals: Extension mit Rotation 148
Abb. 46. Kopf und Hals: Extension mit Rotation, obere Extremitäten, asymmetrisch 150
Abb. 47. Kopf und Hals: Rotation unter Mitbeteiligung der seitengleichen oberen Extremität 152
Abb. 48. Kopf und Hals: Rotation unter Mitbeteiligung der seitengleichen Scapula und des Beckens 154

Übungen für den unteren Rumpf

Abb. 49. Unterer Rumpf: Rotation, Rückenlage 156
Abb. 50. Becken abheben, Rückenlage 158

Bewegungsentwicklung aus Bauchlage: Krabbeln

Abb. 51. Vorwärtskrabbeln auf dem Ellbogen 160
Abb. 52. Rückwärtskrabbeln auf dem Ellbogen 162

Bewegungsentwicklung aus Bauchlage: Auf Ellbogen und Knien

Abb. 53. Hochkommen auf Ellbogen und Knien 164
Abb. 54. Gleichgewicht auf Ellbogen und Knien 166

Bewegungsentwicklung aus Bauchlage: Auf Händen und Knien

Abb. 55. Hochkommen in den Vierfüßlerstand 168
Abb. 56. Vor- und Zurückschaukeln auf Händen und Knien 170

Abb. 57. Gleichgewichtsübungen auf Händen und Knien 172
Abb. 58. Vorwärtskriechen nach li., ipsilaterale Schulter und Becken 174
Abb. 59. Vorwärtskriechen nach li., Becken 176
Abb. 60. Vorwärtskriechen nach li., untere Extremitäten 178
Abb. 61. Rückwärts kriechen nach re. 180

Bewegungsentwicklung aus Bauchlage: Auf Händen und Füßen
Abb. 62. Hochkommen auf Hände und Füße 182
Abb. 63. Vorwärtsgehen auf Händen und Füßen nach li. 184

Sitzen
Abb. 64. Hochkommen zum Sitzen aus Bauchlage 186
Abb. 65. Hochkommen zum Sitzen aus totaler Beugung 188
Abb. 66. Hochkommen zum Sitzen aus Rückenlage 190
Abb. 67. Gleichgewicht im Sitzen 192
Abb. 68. Sitzen – Schaukelbewegung vom unteren Rumpf 194

Bewegungsentwicklung im Kniestand
Abb. 69. Zum Kniestand kommen nach links 196
Abb. 70. Gleichgewicht im Kniestand 198
Abb. 71. Kniegang vorwärts nach re. 200

Bewegungsentwicklung in der Aufrechten
Abb. 72. Hochkommen zum Stand – Sprossenwand 202
Abb. 73. Gleichgewicht im Stehen – Stabilität 204
Abb. 74. Gleichgewicht im Stehen – Kompensatorische Bewegungen 206
Abb. 75. Vorwärtsgehen nach re. 208

Gangschulung
Barren
Abb. 76. Vom Sitzen zum Stand 212
Abb. 77. Stehen und Gehen 214

Krücken
Abb. 78. Obere Rumpfkontrolle 216
Abb. 79. Untere Rumpfkontrolle 218
Abb. 80. Vorwärtsgehen 222

Treppen
Abb. 81. Aufwärts–vorwärts 224
Abb. 82. Abwärts–vorwärts 226

Rollstuhltraining
Abb. 83. Gebrauch der Handbremse 229
Abb. 84. Hochziehen zum Stand 231
Abb. 85. Vom Stuhl zum Bett 233
Abb. 86. Vom Stuhl zum Stand und zum Bett 235
Abb. 87. Vom Stuhl zum Stand und ins Auto 237

Selbsthilfetraining
Abb. 88. Vom Stuhl zur Toilette 241
Abb. 89. Anziehen im Bett – Hosen 243

Verzeichnis der Nachschlagetabellen

Tabelle 1. Zusammenstellung der Techniken 106
Tabelle 2. Fortlaufende Übungsfolgen 127

Kombinationen von Bewegungsmustern zur Verstärkung

Tabelle 3. Verstärkung der Bewegungsmuster von Kopf und Hals durch Bewegungskombinationen der oberen Extremitäten 265
Tabelle 4. Verstärkung der Bewegungsmuster des oberen Rumpfes durch Bewegungskombinationen von Kopf und Hals, unterem Rumpf und der oberen Extremitäten 266
Tabelle 5. Verstärkung der Bewegungsmuster des unteren Rumpfes durch Bewegungskombinationen 269
Tabelle 6. Verstärkung der Bewegungsmuster der oberen Extremität durch Bewegungskombinationen von Kopf und Hals und der unteren Extremitäten 269
Tabelle 7. Verstärkung der Bewegungsmuster der unteren Extremität durch Bewegungskombinationen von Kopf und Hals und der oberen Extremitäten 270
Tabelle 8. Verstärkung der Bewegungsmuster der einen oberen Extremität durch Bewegungskombinationen der anderen oberen Extremität 270
Tabelle 9. Verstärkung der Bewegungsmuster der einen unteren Extremität durch Bewegungskombinationen der anderen unteren Extremität 271

Günstigste Bewegungsmuster für einzelne Muskeln

Tabelle 10. Günstigste Bewegungsmuster für die Kopf-Halsmuskulatur 272
Tabelle 11. Günstigste Bewegungsmuster für die Rumpfmuskulatur 273
Tabelle 12. Günstigste Bewegungsmuster für die Armmuskulatur unter Berücksichtigung mehrerer Drehpunkte 274
Tabelle 13. Günstigste Bewegungsmuster für die Beinmuskulatur unter Berücksichtigung mehrerer Drehpunkte 276

Günstigste Bewegungsmuster unter Berücksichtigung der peripheren Innervation

Tabelle 14. Günstigste Bewegungsmuster für die Armmuskulatur und die periphere Innervation 278
Tabelle 15. Günstigste Bewegungsmuster für die Beinmuskulatur und die periphere Innervation 281

Vorwort

Ich begrüße diese neue Ausgabe eines Werkes, welches man als klassisch bezeichnen kann, sowohl in bezug auf die Bewegungslehre als auch auf die Therapie. Meine persönlichen Erfahrungen mit dieser Methode gehen zurück auf das Jahr 1954. Wenn ich zu Beginn auch sehr skeptisch war, so bin ich der Meinung, daß diese Methode alle anderen Arten von Übungsbehandlungen übertrifft, da man schneller und vollständiger zu einem Erfolg kommt, die Behandlung ökonomischer ist.
Die diagonal-spiralförmigen Bewegungsmuster wurden von Dr. KABAT an gesunden Menschen als natürliche Bewegungsabläufe beobachtet. Seine Beschreibungen sind empirisch und nicht garantiert vollständig. Durch jahrelange Erfahrungen haben sich jedoch einige Änderungen ergeben.
Ärzte gestehen häufig, daß sie verwirrt sind durch die Bewegungsmuster und Techniken der Komplexbewegungen, die auch nicht ohne Demonstrationen und gründliches Studium erlernt werden können. Wenige Ärzte haben sich die hierfür erforderliche Zeit genommen. Andere sind versucht das Buch zu überfliegen, sich kurz im Unterricht zu informieren und dann ein Urteil abzugeben.
Der ernsthaft Interessierte wird für die genaue Überarbeitung dankbar sein. Diejenigen, die noch keine Bekanntschaft mit den grundsätzlichen theoretischen und praktischen Entwicklungsvorgängen dieser Methode gemacht haben tun gut daran, nicht zu versuchen dieses allein zu Hause aus dem Buch zu erlernen.

Medical Director
Kaiser Foundation Rehabilitation Center   SEDGWICK MEAD, M.D.
Vallejo, California

Vorrede

Mehr als ein Jahrzehnt ist vergangen, seit die erste Auflage veröffentlicht wurde. Die Reaktion reichte von «Ich kann es nicht einmal lesen, geschweige denn verstehen!» bis «Ich finde das Buch außerordentlich nützlich!». Da dieses Material inzwischen Teil des Lehrplanes vieler Krankengymnastikschulen geworden ist, ist zu hoffen, daß damit die Unklarheiten weitgehend beseitigt wurden.
Das Interesse in der Welt ist weiterhin gewachsen. Ein Beweis dafür sind die fast 300 Krankengymnastinnen aus anderen Ländern, die zum Lernen kamen. Mehr als 200 Teilnehmerinnen aus den USA haben an Kurzlehrgängen teilgenommen und einige blieben sogar 3 und 6 Monate. Kurzlehrgänge sind in Argentinien, Australien, Kanada, Dänemark, England, Finnland, Guatemala, Norwegen und vielen anderen Ländern gegeben worden. Eine übersetzte Ausgabe unseres Buches erschien zuerst in Deutschland im Jahre 1962. Vorbereitungen zu einer japanischen Ausgabe begannen 1966, und zu einer Übersetzung in das Französische 1968.
Mehr als zwei Jahrzehnte sind vergangen, seit Dr. HERMAN KABAT seine Arbeiten in Washington D.C. begann. Seine ursprünglichen Vorstellungen über eine «Behandlung Gelähmter» sind weit darüber hinausgewachsen. Diejenigen von uns, die seine Ideen im größeren Rahmen angewandt haben, kamen zu einem besseren Verständnis der menschlichen Bewegung und damit zu dem Gebiet der Behandlung, das sich «Therapeutische Übungsbehandlung» nennt. Irgendwann und irgendwo hoffen wir, daß die Anwendung dieser entwicklungsbedingten Übungen, wie sie in dieser neuen Ausgabe gezeigt werden, auch auf dem Gebiet der körperlichen Erziehung zur Förderung der motorischen Entwicklung bei normalen Kindern erfolgt, und zur Verhütung von Verletzungen bei Athleten und Arbeitern führt.
Diese zweite Ausgabe zeigt Gesichtspunkte motorischer Entwicklungsvorgänge, welche die Grundlage zu schaffen scheinen für die Anwendung entwicklungsbedingter Übungen. Hierbei haben wir uns auf die Arbeiten von HOOKER, GESELL und Mitarbeiter sowie auf McGRAW gestützt. Dieses Material bestärkt unsere Ansicht, daß Bewegungswiederholungen in entwicklungsbedingter Reihenfolge für alle Patienten wertvoll sind und nicht nur für Patienten mit einer Cerebralparese. Diese Reihenfolge erlaubt eine Behandlung nach Plan und beruht nicht auf einer Zufallsentscheidung. Die erste Ausgabe umfaßte das «wie» der einzelnen Bewegungsmuster, und nun haben wir gezeigt, wie diese Muster verbunden werden können, um dem Patienten Gesamtbewegungen wie Rollen, Hinsetzen, Stehen und Gehen beizubringen. Auch für das Rollstuhl- und Selbsthilfetraining werden Anleitungen gegeben.

In der ersten Ausgabe haben wir uns von den Erfahrungen mit den Reaktionen gesunder Personen leiten lassen, und über Erfahrungen mit der Methode geschrieben. Es gab keine Beweise. Nun haben wir das Risiko auf uns genommen, als «laienhafte Neurophysiologen» verschrien zu werden, denn auch in dieser zweiten Ausgabe sind in vielen Fällen die Beweise dürftig. Wir haben uns auf Dr. KABATS Kenntnisse und auf die Arbeiten von SHERRINGTON gestützt. SHERRINGTON veranschaulichte uns, wie wichtig das Verständnis für die einzelnen Bestandteile ist, um das Ganze zu erfassen.
In dieser zweiten Ausgabe haben alle vorgeschlagenen Möglichkeiten für die Bahnung totaler Bewegungsmuster einen gemeinsamen Sinn – das Erlernen der Bewegung zu fördern. Seltsamerweise befremdet dieser Begriff einige Krankengymnastin-

nen oder ist neu für sie. Wir haben immer versucht, einem Patienten «zu lehren», einen Bewegungsablauf auszuführen. Wir möchten nochmal wiederholen, daß unser Verständnis für das Erlernen von Bewegungen auf Arbeiten aus anderen Sparten basieren muß. So müssen wir uns in der Neurophysiologie über die grundlegenden Mechanismen orientieren und außerdem in der experimentellen Psychologie, in der Kybernetik und auf anderen Gebieten.

Krankengymnasten, die klare Richtlinien für die Behandlung bestimmter Erkrankungen wie Hemiparesen, Cerebralparesen und verschiedener orthopädischer Krankheitsbilder suchen, werden enttäuscht von dieser Ausgabe sein. Die Behandlung muß für jeden Patienten einzeln aufgebaut werden, der Aufbau muß auf allgemeinen Grundsätzen basieren, und es muß ein Verständnis für das normale motorische Geschehen vorhanden sein. Wir haben in den Literaturvorschlägen eine Liste über «Klinische Anwendungen» eingeschlossen, von denen viele Krankheitsverläufe beschreiben, was eine Hilfe bedeuten kann. Sie können jedoch nicht ein Rezept für die Behandlung eines Patienten vermitteln. Unglücklicherweise ist es schwierig, eine Geschicklichkeit durch das geschriebene Wort weiterzugeben. Krankengymnasten, die wirklich gewillt sind, die Methode zu erlernen, üben am besten am Gesunden, um die nötige Geschicklichkeit zu entwickeln. Der Lernende braucht den ausgewogenen Antagonismus, die Elastizität und den Schwung des Gesunden. Die Gefahr, die dem Versuch anhaftet durch die Arbeit am Patienten zu lernen ist die, daß die Krankengymnastin am Oberflächlichen hängenbleibt oder sich auf die am stärksten betroffenen Segmente oder Muskelgruppen konzentriert. Diejenigen, die der Versuchung nicht widerstehen können, mit Patienten zu arbeiten bevor sie das richtige Verständnis erworben haben und an Gesunden geübt haben, sollten tunlichst mit der Gesamtbewegung wie bei den Übungen auf der Matte beginnen.

Der Beitrag von anderen zu diesem Buch ist bemerkenswert. Die Illustrationen von der ersten Ausgabe waren von HELEN DREW HIPSHMAN aus San Francisco gezeichnet und sind außer kleiner Veränderungen beibehalten worden. Die neuen Zeichnungen der Gesamtbewegungen wurden von JAMES B. BUCKLY aus Chicago ausgeführt. Drei Krankengymnastinnen – MARGARAT HENNESSY aus British Columbia, INGE BERLIN aus Deutschland und LORNA BRAND aus Wales – dienten als Modell für die Bodenübungen auf der Matte zum Photographieren. CARL MANNER aus Vallejo war der Photograph. Die Zeit und Energie, die diese vier Personen aufbrachten, haben es MR. BUCKLEY möglich gemacht, die neuen Zeichnungen anzufertigen.

Zwei unserer Patienten gaben eine sehr großzügige finanzielle Unterstützung für die neuen Illustrationen. Wenn sie auch ungenannt bleiben müssen, so sind wir ihnen von Herzen dankbar.

Ein besonderes Wort des Dankes gebührt Dr. MEAD. Sein immerwährendes Interesse und seine Unterstützung haben in vieler Weise geholfen, die wichtig für Patienten und Krankengymnasten sind.

Im gewissen Sinne ist jede Krankengymnastin, jede Schülerin und jeder Patient, mit dem wir arbeiteten, ein Teil dieses Buches. Wir hoffen, sie haben von uns gelernt, wir haben bestimmt von ihnen gelernt. Der Prozeß der Lernens nimmt kein Ende.

M.K.
D.E.V.

Hinweis zur Übersetzung

Auf vielfaches Drängen hin und um einem dringenden Bedürfnis abzuhelfen, habe ich mich entschlossen, das Buch von M. KNOTT und D. E. VOSS über die «Komplexbewegungen» zu übersetzen. Zum besseren Verständnis sah ich mich gezwungen, teilweise Kürzungen vorzunehmen und hoffe, damit der Klarheit gedient zu haben. So glaube ich, daß beispielsweise bei der Beschreibung der einzelnen Bewegungsmuster die ständige Wiederholung der muskulären Beteiligung, der genauen Beschreibung der richtigen und der betonten Muskelaktionsfolgen und der Griffe und Kommandos verwirrend wirkt. Ich habe daher stets auf das Grundbewegungsmuster hingewiesen.

Gewisse Schwierigkeiten bereitete die sinngemäße Übersetzung einiger spezieller Bezeichnungen, die sich in unserem Sprachgebrauch noch nicht eingebürgert haben, so daß teilweise neue Begriffe geprägt werden mußten. Zum Beispiel «timing» wurde mit «richtige Muskelaktionsfolge» und «timing for emphasis» mit «betonte Muskelaktionsfolge» übersetzt. Für den Begriff «techniques of proprioceptive neuromuscular facilitation» wurde fast durchgehend die Bezeichnung «Komplexbewegungen» gewählt. Ferner haben wir bei den Bewegungsmustern der oberen Extremität das Hochführen des Armes im Schultergelenk, das im Englischen mit «Flexion» bezeichnet wird, als «Elevation» und das Herunterführen, das im Englischen als «Extension» bezeichnet wird, mit «Retroversion» übersetzt, entsprechend dem jetzigen medizinischen Sprachgebrauch.

An dieser Stelle möchte ich auch allen denen danken, die bei der Übersetzung mitgeholfen haben.

ELISABETH WRIEDT

Einleitung

Bevor wir an die Darstellung der neuromuskulären Schulung, Wiederaufschulung oder der therapeutischen Übungen herangehen, ist es nötig, die zugrunde liegenden Gedankengänge der Methode zu erörtern. Da es sich um lebende Menschen handelt, gründet sich die Behandlung auf gewisse alltägliche Erfahrungen, die für alle Menschen gelten.
Im gewissen Sinne kann man das Leben als eine Serie von Reaktionen auf eine Serie von Reizen betrachten. Der gesunde, lebende Organismus ist ein leistungsfähiger Mechanismus, der in der Lage ist, motorische Fähigkeiten, Kraft und Ausdauer von großer Spannweite zu entwickeln. Grenzen sind nur durch die anatomische Struktur und durch ererbte oder vorher erlernte neuromuskuläre Reaktionen gegeben. Wo Mängel im neuromuskulären Mechanismus bestehen, ist das Individuum unfähig, adäquat auf die Anforderungen des Lebens zu reagieren. In den Techniken der Komplexbewegungen wird ein Reiz so gesetzt, daß die gewünschte Reaktion ausgelöst wird.
Fähigkeiten, Kraft und Ausdauer werden durch aktive Teilnahme am Leben entwickelt. Bei der Anwendung der Komplexbewegungen wird davon ausgegangen, daß versteckte Anlagen noch vorhanden sein können, die durch eine Reizbeantwortung aktiviert werden sollen, und daß häufige Wiederholung der gleichen Übung das Erlernen der Funktion und die Entwicklung der Ausdauer fördert. Ein Wechsel in den Übungen wirkt erholend und verhindert vorzeitiges Ermüden.
Zweckmäßige, zielgerichtete Bewegungen sind die Grundlagen für ein erfolgreiches Leben. Auch bei der Übungsbehandlung sind bestimmte Bewegungskombinationen zweckmäßig, um Kraft und Mühe auf ein Ziel hin zu leiten. Zufällige, bizarre Bewegungen helfen nicht, sondern hindern eher die optimale Funktion.
Unsere Zivilisation hat sich mehr durch die Zusammenarbeit aller entwickelt als durch das Überleben der Tüchtigsten. Das bedeutet, daß der Starke dem Schwachen durch gemeinsame Anstrengungen hilft. So nutzen wir auch bei den Komplexbewegungen stärkere Muskelkräfte aus, um schwächere zu reizen und zu kräftigen.
Zusammenfassend kann gesagt werden, daß die gedankliche Grundlage der Komplexbewegungen auf der Vorstellung beruht, daß der gesunde Mensch sich einer Anforderung in richtiger Weise anpassen kann, daß vorhandene Möglichkeiten voller entwickelt werden können, daß Bewegungen zielgerichtet sein müssen, daß aktive Übungen nötig sind zur bestmöglichen Entwicklung von Kraft, Koordination und Ausdauer und daß durch Zusammenarbeit stärkere Abschnitte schwächere kräftigen im Hinblick auf die optimale Funktion.

Vorgeschichte

Die Methoden der Komplexbewegungen wurden am Kabat-Kaiser-Institut innerhalb von 5 Jahren entwickelt (1946–1951). HERMANN KABAT M. D. verließ sich unter anderem auf seine Kenntnisse von den Arbeiten von SHERRINGTON und anderen Neurophysiologen, – COGHILL, MCGRAW und GESELL über motorische Entwicklung, HELLEBRAND über Reaktionen des normalen Erwachsenen und PAVLOV über das Reflexgeschehen (Lit. 19).
Größte Betonung wurde auf die Anwendung des maximalen Widerstandes während des ganzen Bewegungsweges gelegt, wobei viele primitive Bewegungskombinations-

muster benutzt wurden unter Ausnutzung der Haltungs- und Stellreflexe. Die Bewegungen bezogen sich sowohl auf zwei Bewegungskomponenten eines Muskels wie auf die Möglichkeit der Beteiligung von zwei oder mehr Gelenken. Beispielsweise wurden die Mm. peronaei in Plantarflexion und Pronation anstatt nur in der Pronation, und der M. tibialis anterior in Verbindung mit der Hüft- und Kniebeugung geübt. Durch zweckmäßige Ausgangsstellung wurde eine noch kräftigere Kontraktion der gewünschten Muskelgruppe erreicht. Erst wurde in dem kräftigeren Abschnitt des Bewegungsweges geübt, um dann zu dem schwächeren überzugehen. Muskelgruppen, gewöhnlich Synergisten, wurden gedehnt, um eine kräftigere, propriozeptive Reizung zu erlangen. Der Vorgang des Überfließens (overflow), auch Verstärkung genannt, wurde durchweg ausgenutzt, gleich in welcher Bewegungskombination auch immer die gewünschte Reaktion erreicht werden konnte. Die Technik der wiederholten Kontraktionen bewirkte sowohl ein größeres Bewegungsausmaß, als auch eine Verbesserung der Ausdauer. Die Reizung vieler Reflexarten wurde in das Behandlungsprogramm mit eingeschaltet.

Diese Methoden wurden über mehrere Jahre angewandt. 1949 kam eine wertvolle Erkenntnis hinzu, als man beobachtete, daß eine isometrische Kontraktion erst des Agonisten, dann des Antagonisten eine zunehmende Reaktionsbereitschaft des Agonisten auslöst. Es wurde offenbar, daß Sherrington's Gesetz «of successive induction» eine bedeutende Rolle innerhalb der Techniken der Komplexbewegungen spielt. Diese Technik wurde «rhythmische Stabilisation» genannt. Kurz darauf wurde festgestellt, daß die Anwendung desselben Verfahrens wechselnder Widerstände bei isotonischer Kontraktion sich ebenfalls fördernd auswirkt. Diese Technik wurde «langsame Umkehr» genannt

1951 wurden die ausprobierten Bewegungskombinationen sorgfältig analysiert. Man fand heraus, daß die wirksamsten Bewegunsmuster diejenigen waren, bei denen Ursprung und Ansatz der arbeitenden Muskelgruppen maximal entfernt waren, so daß der Streckreflex ins Spiel kam. Diese Bewegungsmuster hatten einen diagonalspiralförmigen Charakter und bei genauer Untersuchung entdeckte man enge Zusammenhänge mit normalen funktionellen Bewegungsmustern. Seit 1951 sind keine weiteren speziellen Techniken entwickelt worden. Das Anwendungsgebiet ist jedoch auf Gangschule und alltägliche Gebrauchsbewegungen in bezug auf Beschleunigung des Erlernens und auf Verbesserung der Kraft und des Gleichgewichtes erweitert worden.

Definitionen

Bei den Techniken der Komplexbewegungen zur propriozeptiven neuromuskulären Förderung handelt es sich um Methoden, bestimmte Reize zu setzen zur Auslösung ganz bestimmter Reaktionen. Förderung heißt allgemein, «1. Begünstigung oder Antreibung eines natürlichen Vorganges; das Gegenteil von Hemmung. 2. Speziell hier der Effekt, der im Nervengewebe durch das Durchlaufen eines Impulses hervorgerufen wird und zu einer Herabsetzung des Nervenwiderstandes führt, so daß ein zweiter Reiz die gewünschte Reaktion leichter auslös enkann.» Propriozeptiv heißt, «Empfang von Reizen innerhalb des Körpergewebes», Neuromuskulär heißt, «Nerven und Muskeln betreffend» (Lit. 2). Die propriozeptive neuromuskuläre Förderung bedeutet also Begünstigung oder Beschleunigung der Reaktion des neuromuskulären Mechanismus durch Reizung der Propriozeptoren.

Grundsätzliches

Die Techniken entsprechen den normalen Reaktionen des neuromuskulären Mechanismus. Die Kenntnisse dieses Mechanismus, einschließlich Anatomie, Neurophysiologie und Kinesiologie, sind die Grundlage zur Erlernung der Techniken. Das Wissen um die Fähigkeiten und Begrenzungen des gesunden Menschen von der Geburt bis zum Alter ist wichtig für eine erfolgreiche Behandlung neuromuskulärer Dysfunktionen.

1. Der neuromuskuläre Mechanismus hat innerhalb seiner Begrenzungen die Fähigkeiten vielfältiger muskulärer Aktionen und Reaktionen. Die unzähligen Bewegungskombinationen, die dem Erwachsenen zur Verfügung stehen, entwickeln sich normalerweise durch die Anforderungen des Lebens in einigermaßen sicher nachgewiesenen Entwicklungsmustern und in verschiedensten Lernsituationen, die körperliche Mühe und Geschick erfordern. Der normale Mensch ist mit Kraftreserven ausgestattet, die in außergewöhnlichen Situationen eingesetzt werden können, z. B. zur Selbsterhaltung oder bei Heldentaten. Außerdem sind Anlagen vorhanden, die sich in Übereinstimmung mit den umgebenden Einflüssen und freiwilligen Entschlüssen entwickeln können. Man denke beispielsweise an Kinder und Greise. Der normale neuromuskuläre Mechanismus wird vollständig und leistungsfähig ohne das Bewußtwerden einzelner willkürlicher oder reflektorischer Muskelaktionen und anderer neurophysiologischer Reaktionen. Variationen sind möglich in bezug auf Koordination, Kraft und Ausdauer, die jedoch im Bereich des normalen Verhaltens im Leben bleiben.

2. Der geschädigte neuromuskuläre Mechanismus ist nicht hinreichend in der Lage, den Forderungen des Lebens zu begegnen. Die Reaktionen können abgeschwächt sein infolge fehlerhafter Entwicklung, Trauma oder Erkrankung des nervösen oder muskulären Systems. Unzulänglichkeiten äußern sich in Form von Bewegungseinschränkungen, deutlich sichtbar bei Schwäche, gestörter Koordination, verminderten Gelenkbewegungen, Muskelhartspann oder Spasmen.

Für den Arzt und die Krankengymnastin ist der gestörte neuromuskuläre Mechanismus von Interesse. Der Arzt bestimmt die Anforderungen, die an diesen Mechanismus von der Krankengymnastin gestellt werden können, um die Reaktionen des neuromuskulären Mechanismus soweit wie möglich zu entwickeln oder wiederherzustellen. Die Krankengymnastin setzt spezielle Techniken ein, die einen fördernden Effekt auf den neuromuskulären Mechanismus des Patienten haben, um die Funktion zu verbessern.

Einteilung des Buches

Im 1. Teil werden die Komplexbewegungen dargestellt mit allgemeinen Anweisungen über die Verbindungen von Bewegungskomponenten, über die Richtung des Bewegungsablaufes, der bestimmt wird durch die gemeinsame Arbeit der Hauptmuskelkomponenten, und die Beziehungen zwischen den antagonistischen Mustern. Die einzelnen Muster sind ausführlich dargestellt, sowohl die Bewegungskomponenten wie die hauptsächlichen Muskelkomponenten. Für jedes Bewegungsmuster werden Griffe, Kommandos, richtige Muskelaktionsfolgen und Aktionsfolgen mit der Betonung auf bestimmte Drehpunkte angegeben. Die Illustrationen zeigen die

Stellung der Krankengymnastin zum Patienten, die Griffe, die Charakteristiken der Bewegungsmuster und die Bewegung der Krankengymnastin.

Die Zergliederung der wichtigsten Muskelkomponenten stützt sich auf die Kenntnis der einzelnen charakteristischen Muskelverläufe, so wie sie in den Anatomiebüchern dargestellt werden und auf genaue Beobachtung und Palpation während der Muskelaktion bei Gesunden und Kranken. Auf Grund elementarer Studien wurde die genaue Stellung für die maximale Dehnung festgelegt. Diese wurde experimentell genau erforscht, indem am menschlichen Skelettmodell entsprechend der Muskulatur Gummibänder an Ursprung und Ansatz befestigt wurden und die einzelnen Skeletteile dann in alle nur erdenklichen Richtungen bewegt wurden. Da genaue Angaben über Muskelursprünge und -ansätze für jeden leicht nachzulesen sind, erübrigt es sich, in diesem Leitfaden noch darauf einzugehen.

Es war in Erwägung gezogen worden entsprechend der neuen Terminologie* eine völlige Überarbeitung der Bezeichnungen in dieser neuen Ausgabe vorzunehmen. Es gibt jedoch nur wenige früher verwendete Ausdrücke, die unverständlich sein würden für jemanden, der nur die Bezeichnungen vom «International Anatomical Nomenclature Committee» kennt. Wir haben beschlossen, Flexor digitorum superficialis anstatt Flexor digitorum sublimus zu sagen. Tabellen 10 bis 13, wo die günstigsten Bewegungsmuster für den einzelnen Muskel gezeigt werden, sind überarbeitet nach der neuesten Terminologie. Diese Tabellen sind vielleicht eine gute Unterstützung für einige Leser.

Im 2. Teil werden die verschiedenen Techniken gezeigt, die man anwenden kann zur Unterstützung einer gewünschten Reaktion und zum schnelleren Erlernen einer Bewegung. Es wurde der Versuch unternommen, die verschiedenen Techniken zu beschreiben. Es ist aber nicht möglich, innerhalb der Grenzen eines Leitfadens alle Einzelheiten und Modifikationen darzustellen und auf bestimmte klinische Diagnosen abzustellen. Eine intelligente Krankengymnastin wird sich auf Grund ihrer allgemeinen Kenntnisse in speziellen Situationen selbst helfen können. Die kurze Zusammenfassung der Techniken soll als Führer dienen in der Auswahl, für die Indikation und Kontraindikation.

Eine kurze Abhandlung über die Anwendung von Kälte und elektrischer Stimulation als zusätzliche Hilfen ist mit eingeschlossen.

Im 3. Teil wird die Anwendung der Methode beim gesamten Bewegungsablauf und die Stellungen gezeigt. Ähnliche Gesichtspunkte von normalem Bewegungsgeschehen wurden bereits besprochen und eine angemessene Reihenfolge von entwicklungsbedingten Bewegungen gezeigt. Viele der Bewegungen sind illustriert und betextet als Lernhilfe für die Therapeutin. Große Betonung liegt auf den Bodenübungen auf der Matte, weil dieses ein Vortraining für fortgeschrittenere Bewegungen ist. Jedoch die Therapeutin muß die Übungen den Bedürfnissen des Patienten anpassen.

Im 4. Teil wird die Anwendung der Methode zur Verbesserung lebenswichtiger Funktionen gezeigt. Wenn dieses Kapitel auch ziemlich weit hinten im Buch erscheint, so ist es doch von größter Wichtigkeit und steht für viele Patienten an erster Stelle.

---

* Nomina Anatomica revidiert durch das International Anatomical Nomenclature Commitee des Internationalen Kongresses der Anatomen, 1950, 1955, 1960. Amsterdam, Excerpta Medica Foundation, 1961.

Im 5. Teil werden Anregungen gegeben für die systematische Beurteilung der Patienten und für die Aufstellung eines Übungsprogrammes.
Im 6. Teil sind die Literaturhinweise und Literaturvorschläge als Unterstützung zum Verständnis der Methode und deren Anwendung.
Im 7. Teil finden sich Tabellen mit Kombinationsvorschlägen von Bewegungsmustern zur Verstärkung, günstigste Bewegungsmuster für einzelne Muskeln, und eine Aufstellung von Muskeln und der periferen Innervation in Verbindung mit dem entsprechenden Bewegungsmuster.

1. Muster der Komplexbewegungen

EINLEITUNG

Die Bewegungsmuster der Komplexbewegungen sind Muster von Bewegungssynergien und bilden die Grundlage für alle anderen Techniken. Bewegungssynergien sind charakteristisch für eine normale Motorik gemäß Beevor's Grundsatz, daß das Gehirn nichts von einzelnen Muskelaktionen weiß, sondern nur von Bewegungen. Im normalen funktionellen Bewegungsablauf erfordern mannigfaltige Bewegungskombinationen oder Synergien unterschiedliche Grade von Muskelreaktionen in bezug auf Verkürzung oder Dehnung. Bei den Komplexbewegungen handelt es sich um eine bestimmte Bewegungskombination, in der eine bestimmte Muskelgruppe optimal angesprochen wird, und zwar in ihrer vollen Funktion. Wird gegen Widerstand gearbeitet, kommt es zu einem selectiven Ausstrahlen, Überfließen, ein Prozeß, den Sherrington (Lit. 18) demonstriert hat. Die Komplexbewegungsmuster haben einen spiralförmigen und diagonalen Charakter ähnlich wie die Bewegungen im Sport und bei der Arbeit und stehen in Übereinstimmung mit den spiraligen, drehenden Möglichkeiten, die das Skelettsystem mit seinen Knochen, Gelenken und Bändern charakterisiert. Diese Art der Bewegung harmoniert ebenfalls mit der topographischen Anordnung der Muskeln vom Ursprung zum Ansatz und mit der charakteristischen Struktur der einzelnen Muskeln.

Es gibt zwei Bewegungsdiagonalen für alle großen Körperabschnitte – Kopf und Hals, oberer und unterer Rumpf und Extremitäten. Jede Diagonale besteht aus zwei Mustern, die antagonistisch zueinander sind. Es gibt zwei Flexions- und zwei Extensionsmuster für jeden der vorgenannten Körperabschnitte, die aber immer noch mit zwei weiteren Bewegungskomponenten verbunden sind.

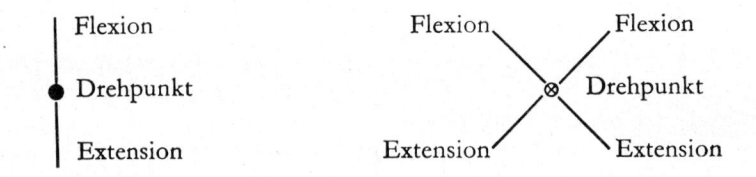

Bewegungskomponenten

Jedes spiral-diagonale Muster besteht aus drei Bewegungskomponenten, bezogen auf alle Gelenke und Drehpunkte, die an der Bewegung beteiligt sind. Die drei Komponenten bestehen aus: Flexion oder Extension, Bewegungen zur oder fort von der Mittellinie (Adduktion oder Abduktion) und Rotation. Die Außenrotation ist kombiniert mit der Supination und die Innenrotation mit der Pronation.

Hals und oberer Rumpf

Die Muster für den Kopf, Hals und oberen Rumpf werden als Flexion oder Extension mit Rotation zur rechten oder linken Seite beschrieben. Die Kopf- und Halsbewegungsmuster sind der Schlüssel für die Bewegungsmuster des oberen Rumpfes und werden mit diesen kombiniert. Der Kopf, Hals und obere Rumpf rotieren nach links oder rechts, und die Flexion oder Extension wird mit Bewegungen des Kopfes über die Mittellinie des Rumpfes hinweg kombiniert. Z. B. hat das Muster für die obere Rumpfbeuge nach rechts folgende Ausgangsstellung: Kopf, Hals und oberer Rumpf sind nach links rotiert und nach lateral überstreckt, so daß man hoch und über die linke Schulter sieht. Nun dreht der Kopf nach rechts, der Hals beugt sich und dreht nach rechts, so daß das Kinn die Mittellinie des Körpers kreuzt, während der obere Rumpf sich mit einer Rotation nach rechts zu beugen beginnt. Die linke Schulter hat sich der rechten Hüfte genähert, wenn die Bewegung beendet ist. Die Bewegung beginnt also mit dem Hoch- und über – die linke Schulter sehen, dann Drehen und Herunterziehen des Kopfes in Richtung zur rechten Hüfte. Das direkte antagonistische Muster ist die Extension des oberen Rumpfes mit der Rotation nach links und beginnt in der Endstellung der oben beschriebenen oberen Rumpfbeuge.

Die Muster für den unteren Rumpf werden als Flexion oder Extension mit Rotation nach rechts oder links beschrieben. Die bilateralen, asymmetrischen Bewegungsmuster für die unteren Extremitäten sind der Schlüssel für die unteren Rumpfbewegungen. Die distalen Extremitätenenden wandern über die Mittellinie des Rumpfes. Die Beckenbewegungen schließen ein seitliches Hochziehen des Beckenkammes bei der Flexion und ein Herunterdrücken desselben bei der Extension ein, außerdem eine Rotation nach rechts oder links.

Obere und untere Extremitäten

Proximale Drehpunkte: Die Benennung der Bewegungsmuster für die Extremitäten richtet sich nach den drei Bewegungskomponenten, die an den proximalen Gelenken oder Drehpunkten, den Schultern oder Hüften, stattfinden. Jedes Extremitätenmuster besteht aus Flexion oder Extension, Abduktion oder Adduktion, Außen- oder Innenrotation. Es gibt gewisse Variationen zwischen den oberen und unteren Extremitätenmustern auf Grund der komplizierten oder differenzierten Bewegungsvorgänge der oberen Extremität. Die Schulterelevation und -retroversion sind kombiniert mit der Abduktion und Adduktion. Die Außenrotation ist gekoppelt mit der Elevation und die Innenrotation mit der Retroversion. Die Hüftflexion und -extension sind kombiniert mit der Abduktion und Adduktion und Außen- und Innenrotation, und zwar die Adduktion mit der Außenrotation und die Abduktion mit der Innenrotation.

Mittlere Drehpunkte: Die mittleren Gelenke, Ellenbogen und Knie, können fest bleiben oder gebeugt oder gestreckt werden. Die Rotationen in diesen Gelenken erfolgen stets in der gleichen Richtung wie an Schulter oder Hüfte. Das ändert sich nie, gleich ob die Mittelgelenke gestreckt oder gebeugt werden.

Distale Drehpunkte: Die distalen Bewegungskomponenten sind mit den proximalen gekoppelt ohne Rücksicht auf die Bewegungen der Zwischengelenke. An der oberen Extremität ist die Supination des Unterarmes und die radiale Abduktion des Handgelenkes kombiniert mit der Elevation und Außenrotation im Schultergelenk. Die Pronation des Unterarmes und ulnare Abduktion des Handgelenkes sind mit der Retroversion und Innenrotation im Schultergelenk kombiniert. Die Flexion im Handgelenk ist mit der Schulteradduktion und die Extension mit der Schulterabduktion gekoppelt.

An der unteren Extremität ist die Plantarflexion des Fußes mit der Hüftextension, die Dorsalflexsion mit der Hüftflexion, die Supination mit der Hüftadduktion und -außenrotation und die Pronation mit der Hüftabduktion und -innenrotation gekoppelt.

Finger- und Zehengelenke: Die Bewegungen dieser Gelenke sind immer gleichsinnig mit denen der proximalen Gelenke und denen der Hand- und Fußgelenke, unabhängig von der Stellung der Zwischengelenke. Die Flexion und Adduktion der Finger ist mit der Flexion des Handgelenkes und der Adduktion der Schulter, die Extension und Fingerabduktion mit der Extension im Handgelenk und der Schulterabduktion kombiniert. Die Finger rotieren oder gleiten stets zur radialen Seite bei radialen Bewegungen des Handgelenkes, Supination, Schulterelevation und -außenrotation. Sie rotieren oder gleiten zur ulnaren Seite bei ulnaren Bewegungen des Handgelenkes, Pronation, Schulterretroversion und -innenrotation. Die Daumenflexion mit Adduktion und Außenrotation des ersten Metacarpalgelenkes findet sich im Elevations-Adduktions-Außenrotationsmuster, Daumenextension mit Abduktion und Außenrotation des ersten Metacarpalgelenkes im Elevations-Abduktions-Außenrotationsmuster. Die Palmarabduktion des Daumens mit der Abduktion und Außenrotation des ersten Metacarpalgelenkes ist mit der Daumenstreckung in dem Retroversions-Abduktions-Innenrotationsmuster kombiniert. Die Opposition des Daumens mit der Adduktion und Innenrotation des ersten Metacarpalgelenkes erscheint in dem Retroversions-Adduktions-Innenrotationsmuster. An den unteren Extremitäten ist die Zehenextension und Abduktion mit der Dorsalflexion im Fuß und der Flexion in der Hüfte kombiniert, die Zehenflexion und Adduktion mit der Plantarflexion im Fuß und der Hüftextension. Die Zehen rotieren oder gleiten zu der tibialen Seite bei der Supination des Fußes und der Hüftadduktion und -außenrotation und zur fibularen Seite bei der Pronation des Fußes und der Hüftabduktion und -innenrotation.

Rotationsmuster von Hals und oberem Rumpf

Die Rotationsmuster für den Kopf, Hals und oberen Rumpf sind spiralförmig in ihrem Charakter. Die wichtigste Bewegungskomponente ist die extreme Rotation von der linken zur rechten Seite oder umgekehrt, verbunden mit einer leichten Flexions- und Extensionsbewegung. Genauso wie in dem diagonalen Muster ist die Halsrotation der Schlüssel zu der Rotation des oberen Rumpfes. Man sieht bei dieser Bewegung herunter und hinter die eine Schulter, dreht dann den Kopf und sieht herunter und hinter die andere Schulter. Hals und Kopf rotieren soweit wie möglich, und der Rumpf rotiert von der lateralen Überstreckung der einen Seite zur lateralen Überstreckung der anderen Seite.

Die wichtigsten Muskelkomponenten

Die wichtigsten Muskelgruppen, die vorwiegend für ein bestimmtes Bewegungsmuster verantwortlich sind, ergeben sich durch ihre topographische Anordnung am

Skelett. Beispielsweise wird das Flexions-Adduktions-Außenrotationsmuster der unteren Extremität hauptsächlich von den Muskeln ausgeführt, die vorne und innen liegen. Das sind an Hüftmuskeln die Iliopsoasgruppe, M. gracilis, M. adductor longus und brevis, M. obturator externus, M. pectineus, M. sartorius. Wird dieses Muster mit gestrecktem Knie oder der Kniestreckung ausgeführt, ist der mediale Anteil des M. rectus femoris an der Hüftbeugung beteiligt. Wird eine Kniestreckung ausgeführt, so sind dafür der M. vastus medialis und der mediale Teil des M. rectus femoris hauptsächlich verantwortlich. Wird das Knie gebeugt, sind der M. semitendinosus und M. semimembranosus hauptsächlich an der Bewegung beteiligt. Distal sind die vorne und innen liegenden Muskeln verantwortlich für die Dorsalflexion im Fuß, die Supination im Vorfuß und die Zehenextension mit tibialer Abduktion. Ex handelt sich um folgende Muskeln: M. tibialis anterior, M. extensor hallucis longus, M. extensor digitorum longus, M. abductor hallucis longus, M. extensor digitorum brevis, die Mm. interossi dorsalis und die Mm. lumbricales.

Ist die untere Extremität in die Ausgangsstellung für das oben bezeichnete Bewegungsmuster gebracht worden, d.h. die Hüfte gestreckt, abduziert und innenrotiert, mit geradem, gebeugtem oder gestrecktem Knie, der Fuß plantarflektiert und proniert, die Zehen gebeugt und zur fibularen Seite adduziert, werden die topographischen Beziehungen der Muskeln zueinander offenbar. Ihre kooperative Wirkung ist wesentlich für das Zustandekommen des beschriebenen Bewegungsmusters. Die Muskeln, die sekundär für ein Bewegungsmuster verantwortlich sind, sind diejenigen, die durch Lage und Funktion mit der Hauptgruppe verwandt sind und mit ihr ein oder zwei gemeinsame Aktionskomponenten haben. Diejenigen Muskelfasern, deren Verlauf der gleiche ist wie bei den Muskeln eines verwandten Schemas, werden das Bewegungsmuster unterstützen, obgleich es für sie nicht das optimale Muster darstellt. Beispielsweise ist das Extensions-Adduktions-Außenrotationsmuster optimal für den M. gluataeus maximus, der jedoch auch das Extensions-Abduktions-Innenrotationsmuster unterstützt. Für das letztgenannte Bewegungsmuster sind der M. glutaeus medius und minimus hauptverantwortlich.

Diese Art des Überlappens ist charakteristisch für die wichtigsten Muskelgruppen der proximalen Gelenke, Rumpf, Schulter und Hüfte und trägt zur Stabilität dieser Körperteile bei. Es ist ein Zeichen der muskulären Vielseitigkeit, d.h. der Fähigkeit, verschiedene Bewegungskombinationen in ihrer Ausführung zu unterstützen. Bei den Komplexbewegungen kann man beobachten, daß die Vielseitigkeit der Muskeltätigkeit von proximal nach distal zunimmt. Während in bezug auf das proximale Gelenk ein Muskelanteil bei einem ihm zugehörigen Muster mitwirkt, sind die Muskeln der Zwischengelenke in bezug auf das proximale Gelenk an zwei ihnen zugehörigen Mustern beteiligt. Zum Beispiel arbeitet der M. vastus medialis bei allen Mustern mit Außenrotations- und Adduktionskomponenten mit, die ihrerseits mit Hüftflexion oder -extension kombiniert sein können.

Die Vielseitigkeit der distalen Muskeln zeigt sich in ihrer Mitbeteiligung an zwei Mustern, die in bezug auf das proximale Gelenk nur eine Bewegungskomponente aufweisen. Beispielsweise wirken die Zehenextensoren bei beiden Hüftflexionsmustern mit. Am vielseitigsten sind die Mm. lumbricales, die an allen Bewegungsmustern beteiligt sind.

Verglichen mit den mannigfaltigen Kombinationsmöglichkeiten der proximalen Gelenke, die zur Stabilisierung beitragen, ermöglicht die Vielseitigkeit der distalen Muskeln Gewandtheit und Schnelligkeit der Bewegung.

Bewegungsrichtungen

Die spiralen und diagonalen Muster der Komplexbewegungen sorgen für eine optimale Kontraktion der wichtigsten Muskelgruppen. Ein Bewegungsmuster, das für eine bestimmte Muskelkette optimal ist, erlaubt diesen Muskeln, bei Ausführung des vollen Bewegungsweges, sich aus der völligen Dehnung bis zur völligen Annäherung zu kontrahieren. Die optimalen Muster für die einzelnen Muskeln sind in den Tabellen 10 bis 13 auf den Seiten 272–277 aufgezeichnet.
Die Ausgangsstellung für ein bestimmtes Muster bedeutet eine völlige Dehnung der Hauptmuskelgruppen. Kontrahiert sich die Muskelgruppe, so bewegt sich der Körperteil aus der Ausgangsstellung in die Endstellung, die innerhalb der anatomischen Möglichkeiten für die Muskelgruppe die vollständige Verkürzung bedeutet. Der halbe Weg oder der Mittelpunkt zwischen Dehnung und Annäherung wird als Mittelstellung bezeichnet.
Soll ein Körperabschnitt in die Dehnung gebracht werden, so müssen alle Bewegungskomponenten von proximal nach distal beachtet werden. Hat das Bewegungsmuster eine Flexionskomponente, so wird der Körperabschnitt zuerst in die Extension gebracht. Enthält es eine Adduktion, bringt man dann den Körperabschnitt in die Abduktion, und enthält es noch eine Außenrotation, kommt als letztes die Innenrotation hinzu. Bei Patienten mit Kontrakturen muß die Rotation ganz besondere Beachtung finden. Die einzelnen Stellungen müssen behutsam ausgewählt werden unter Berücksichtigung der drei Bewegungskomponenten, so daß es zu einer diagonalen Ausgangsstellung kommt.
Die Bewegung wird mit der Rotation als dem spiralförmigen Charakteristikum eingeleitet, während die Kombination der anderen Bewegungskomponenten dann die diagonale Richtung ergibt. Um die diagonale Bewegungsrichtung klar in die Vorstellung zu bekommen, denke man sich ein Kreuz, gebildet aus vertikaler und sagittaler Achse, mit dem Schnittpunkt im proximalen Gelenk oder Drehpunkt. Dreht man dieses Kreuz um 45°, so liegen die Achsen in den diagonalen Ebenen, in denen das Bewegungsmuster abläuft.
Die diagonale Bewegungsrichtung, in der die Muster verlaufen, wird als «Spur» bezeichnet. Bei optimaler oder maximaler Kontraktion der Hauptmuskelgruppen aus der Dehnung bis zur Annäherung kommt diese Bewegungsrichtung zustande. Beim gesunden Menschen kann ohne weiteres festgestellt werden, daß er im Verlauf der «Spur» größere Kraft hat als außerhalb.

Zusammenwirken von Muskelfunktionen

Da in bezug auf alle Gelenke oder Drehpunkte, die an dem Bewegungsmuster beteiligt sind, drei Bewegungskomponenten berücksichtigt werden müssen, wirken die Hauptmuskelgruppen, soweit es ihre topographische Lage und Struktur erlauben, gemeinsam bei den drei Bewegungskomponenten mit. Die Funktion eines einzelnn Muskels enthält drei Funktionskomponenten. Die Bewegung, die die stärkste Dehnung auf einen Muskel ausübt, ist auch die stärkste Aktionskomponente, während die anderen an zweiter und dritter Stelle stehen. Beispielsweise kann ein Muskel hauptsächlich ein Flexor sein, in zweiter Linie ein Adduktor und in dritter Linie ein Außenrotator.

Solch ein Muskel ist der M. psoas maior, ein wichtiger Muskel des Flexions-Adduktions-Außenrotationsmusters der unteren Extremität. Extension bewirkt die stärkste Dehnung, Abduktion die zweitstärkste, und die Innenrotation vervollständigt die Dehnung. Der M. psoas maior ist also in erster Linie ein Flexor, dann ein Adduktor und letzten Endes auch noch ein Außenrotator. Wird der Bewegungsablauf aus der Dehnung bis zur Annäherung ausgeführt, hat der M. psoas maior in Zusammenarbeit mit allen anderen wichtigen Muskeln dieses Musters bei drei Bewegungsrichtungen am Hüftgelenk mitgewirkt.

Ein Muskel allein ist nie verantwortlich für eine einzelne Bewegung. Ein Muskel wird unterstützt von anderen Muskeln, und umgekehrt unterstützt er die Wirkung ihm verwandter Muskeln. Diese Verquickung mehrerer Aktionskomponenten ermöglicht letzten Endes eine fließende Bewegung. Dafür ist der oben angeführte Muskel ein gutes Beispiel. Der M. psoas maior ist topographisch und funktionell mit dem M. psoas minor und M. iliacus verwandt. Diese Verwandtschaft ist so eng, daß die drei Muskeln allgemein als Iliopsoasgruppe bezeichnet werden. Diese Muskeln haben fast alle gleiche, nur leicht voneinander abweichende Wirkungen. Die restlichen Muskeln des angegebenen Bewegungsmusters, der M. gracilis, M. adductor longus und brevis, M. pectineus M. rectus femoris, M. sartorius und M. obturator externus sind alle, wenn auch nur minimal, an der Flexion der Hüfte beteiligt und wirken bei der Adduktion und Außenrotation in unterschiedlicher Stärke mit. M. obturator externus ist der wichtigste tiefe, und M. sartorius der wichtigste oberflächliche Außenrotator. M. adductor longus und brevis, M. pectineus und M. gracilis wirken hauptsächlich als Adduktoren. M. gracilis unterstützt minimal die Außenrotation. Mangelnde Leistungsfähigkeit irgendeines dieser Muskeln vermindert die Kraft, mit der der Bewegungsablauf ausgeführt wird und stört die fließende Bewegung. Eine einzelne Bewegungskomponente kann relativ geschwächt sein, während die anderen beiden kräftiger sind, je nach Ausfall der Hauptmuskelgruppen. Bei einem ausgewachsenen, gesunden Menschen erfolgen die optimalen Kontraktionen der wichtigsten Muskelkomponenten im Verlauf der Bewegung nacheinander. Der normale Ablauf erfolgt von distal nach proximal. In dem Flexions-Adduktions-Außenrotationsmuster der unteren Extremität beginnt die Bewegung mit der vollen Dorsalflexion und Supination des Fußes, gleich ob das Knie gebeugt oder gestreckt wird oder gerade bleibt. Das Bewegungsausmaß in der Hüfte muß zwangsläufig entsprechend der Kniebewegung, die eingesetzt wird, variieren. Richtung und Ziel des Bewegungsmusters bleiben gleich. Die Bewegung wird fließend, bewegt sich der Fuß, zuerst und wirkt abgehackt, wenn der Fuß als letztes eingesetzt wird.

Agonisten und Antagonisten

Optimale aufeinanderfolgende Kontraktionen einer Muskelkette im Verlauf des vollen Bewegungsweges bedeuten echte Muskelsynergie. Unter agonistischem Muster wird das Bewegungsmuster verstanden, bei dem die Muskeln sich kontrahieren, unter antagonistischem Muster dasjenige, bei dem sie gedehnt werden. Die beim antagonistischen Muster wirkende Muskelkette hat genau die entgegengesetzte Wirkung, wie die des agonistischen Musters. Wird ein Bewegungsmuster hauptsächlich von Muskeln ausgeführt, die innen und oben liegen, sind die Muskeln der entgegengesetzten Bewegungsrichtung außen und unten lokalisiert. Bezeichnen wir z. B. an der unteren Extremität das Flexions-Adduktions-Außenrotationsmuster als agonistisches Muster, so sind Extension-Abduktion-Innenrotation das antagonistische Muster. Hierbei sind in bezug auf das Hüftgelenk hauptsächlich der M. glutaeus medius und minimus beteiligt. Diese Muskeln strecken, abduzieren und innenrotieren und sind damit direkte Antagonisten zur Iliopsoasgruppe.

Die dehnende Reaktion vom antagonistischen Muster erfolgt von distal nach proximal, entsprechend dem Bewegungsablauf des agonistischen Musters. Am Ende der Bewegung kommt es zu einer erhöhten Spannung in den Antagonisten, die als bewegungshemmender Faktor für das agonistische Muster wirkt. Dieses ist besonders deutlich bei den zweigelenkigen Muskeln. Außerdem können auch Bänder, Kapseln etc. einen bewegungshemmenden Faktor darstellen. Entsprechend den sich überschneidenden Muskelfunktionen werden Muskeln naher verwandter Bewegungsmuster mitgedehnt. Beispielsweise werden bei vollständiger Dorsalflexion und Supination des Fußes unter anderem der M. peronaeus longus und brevis gedehnt. Ersterer ist hauptsächlich am Extensions-Abduktions-Innenrotationsmuster, letzterer am Flexions-Abduktions-Innenrotationsmuster beteiligt.

Zusammenfassung der Muskelfunktionen

Bei den komplexen Bewegungsmustern kann der einzelne Muskel

a) sich aus der maximalen Dehnung bis zur völligen Annäherung im Zusammenspiel mit seinen Synergisten kontrahieren

b) bei drei Bewegungskomponenten mitwirken, soweit es seine topographische Lage und Struktur erlauben

c) völlig gedehnt werden im Zusammenspiel mit dem ihm gegenüberliegenden Antagonisten

d) bei einem verwandten Muster mitwirken

e) von ihm verwandten Muskeln unterstützt werden oder seinerseits ihm verwandte Muskeln unterstützen.

Funktionsschwächen eines einzelnen Muskels äußern sich in seiner primären Wirkung am stärksten und sind weniger ausgeprägt in den beiden anderen Fuktionen.

Arten von Muskelkontraktionen

Bei den Techniken der Komplexbewegungen werden zwei Arten von Muskelkontraktionen angewandt, einmal die isotonische Muskelkontraktion, wenn ein Bewegungsweg zurückgelegt wird, zum anderen die isometrische, wenn eine Stellung gehalten werden muß.

Bei diesen speziellen Techniken wird sowohl mit der isotonischen wie mit der isometrischen Spannung gearbeitet. Normalerweise ist der Mensch in der Lage, beide Arten von Kontraktionen auszuführen. Isotonische Kontraktion heißt bewegen, isometrische Kontraktion heißt halten. Im Verlauf der mot. Entwicklung geht die Fähigkeit, eine Stellung zu halten, die der Bewegung voraus. Jedoch kann die isotonische Kontraktion als primitiver angesehen werden als die isometrische, das Halten. Im ausgereiften neuromuskulären System muß ein klares Ineinandergreifen beider Funktionen entwickelt sein. Die Bewegung ist nötig für die Haltung und die Haltung für die Bewegung.

Indikationen für die Anwendung der Muster

Die Bewegungsmuster werden je nach Notwendigkeit als passive Bewegungen durchgeführt, um Bewegungshemmungen festzustellen, als freie aktive Bewegungen, als geführte aktive Bewegungen oder als Bewegungen gegen Widerstand. Es kann der volle Bewegungsweg zurückgelegt werden oder nur ein kleiner Teil des Weges. Das Ziel der Behandlung ist die koordinierte Durchführung der Bewegungsmuster bei vollem Bewegungsweg und wohlausgewogenen Kräfteverhältnissen.
Die Komplexbewegungen werden in Rückenlage beschrieben. Sie können jedoch und sollten auch aus jeder Ausgangsstellung ausgeführt werden, die den gewünschten Bewegungsweg erlauben. Bei der Lagerung sollte die Schwerkraft mit in Betracht gezogen werden, durch die eine Erleichterung oder Erschwerung der durchzuführenden Übungen erlangt werden kann.
Der Gesunde kann sich in den verschiedensten Ausgangsstellungen bewegen. So wie er seine Stellung verändert, verändert sich die Einwirkung der Schwerkraft. Der Einfluß und die Wechselwirkung der Reflexmechanismen, die den Bewegungen und Stellungen zugrunde liegen, sind Faktoren, die beachtet werden müssen. Z. B. die Gesamtstreckung von Fuß – Knie und Hüfte, das Stoßen, kann in Rückenlage kraftvoll ausgeführt werden, weil die Schwerkraft die Bewegung sozusagen unterstützt und die Ausgangsstellung rein reflektorisch günstig für den Strecktonus ist. Diese gleiche Stoßbewegung im Vierfüßlerstand ausgeführt, ist sehr viel schwieriger. Jetzt muß die Schwerkraft überwunden werden, und die Stellung ist reflektorisch günstiger für die Flexion der unteren Extremität. So bedeutet die Wahl der Ausgangsstellungen eine vermehrte oder verminderte Anforderung. Auch die Augenkontrolle beeinflußt die Bewegung. In einigen Fällen kann es von höchster Wichtigkeit sein, daß der Patient die Bewegung sehen und verfolgen kann. Dieses kann eine verminderte Anforderung bedeuten.

Vorschläge zum Erlernen der Bewegungsmuster

1. Erlerne die Bewegungsbestandteile durch freies, aktives Ausführen der Bewegungsmuster in Übereinstimmung mit der richtigen Muskelaktionsfolge (siehe Beschreibungen der Muster).
a) Kam die Rotation zuerst, so daß es wirklich eine diagonale Bewegung war?
b) Hatten die distalen Körperteile bereits den vollen Bewegungsweg zurückgelegt, als die proximalen Gelenke sich in Mittelstellung befanden?
2. Lasse dem einen Bewegungsmuster gleich das antagonistische folgen.
3. Beginne mit Kopf, Hals und oberem Rumpf und gehe über zur oberen Extremität, unteren Rumpf und unteren Extremitäten.
4. Übe die Bewegungsmuster in so vielen Ausgangsstellungen wie möglich – Rückenlage, Seitlage, Bauchlage, Vierfüßlerstand, Sitzen, Knien und Stehen.
5. Übe die kombinierten Bewegungsmuster, wie aufgeführt in den Tabellen 3–9.
6. Unterrichte andere in der Ausführung der Bewegungsmuster mit richtiger Muskelaktionsfolge und kritisiere sie.
7. Erlerne von jedem Muster die wichtigsten Muskelgruppen in bezug auf die einzelnen Drehpunkte und Gelenke.

EINZELNE BEWEGUNGSMUSTER

Illustrationen und Text (Abb. 1-35)

1. Jedes Bild zeigt den vollen Bewegungsweg eines bestimmten Musters. Die Ausgangsstellung der Krankengymnastin ist in schwarz dargestellt. Die mittlere Stellung wird durch eine dunkelgraue Figur und die Endstellung des Bewegungsmusters durch eine hellgraue Figur demonstriert. Diese drei Positionen zeigen die Charakteristika sowohl der Bewegungsmuster wie der Bewegungen der Krankengymnastin. Die Krankengymnastin bewegt sich in der Form mit, daß der Patient den gewünschten Bewegungsweg zurücklegen kann.

2. Die Griffe, wie sie in den Illustrationen gezeigt werden, sind die günstigsten für die einzelnen Muster. Gewisse Variationen sind möglich, wie z. B. das Anlegen beider Hände distal oder das Überwechseln der einen Hand nach proximal, während die andere Hand distal verbleibt, jeweils wie es am günstigsten für den Patienten erscheint. Die Griffe müssen den Bewegungskombinationen, die zur Verstärkung eingesetzt werden, angepaßt sein.

3. Die Abbildungen stellen die richtige Muskelaktionsfolge eines Musters dar. Die distalen Drehpunkte haben ihren vollen Bewegungsweg zurückgelegt, wenn die Mittelstellung des Bewegungsmusters erreicht ist. Die betonte Muskelaktionsfolge konzentriert sich auf die distalen Drehpunkte, ändert das Bewegungsausmaß der proximalen Gelenke, aber nicht die Bewegungskombinationen und die Richtung der Muster. Diese Variation wird durch zwei Abbildungen Nr. 36 und 37 gezeigt.

4. Der spiralförmige Verlauf der Bewegungsmuster wird durch die punktierten Linien angedeutet, die sich medial oder lateral an den Extremitäten befinden. Durch die punktierte Linie auf dem Rumpf soll der diagonale Verlauf der Bewegungsmuster gezeigt werden. Bei den Bewegungen der Extremitäten kommt es zu einem Überkreuzen der Mittellinie des Körpers.

5. Die Übungen werden in Rückenlage gezeigt, können aber aus jeder Ausgangsstellung ausgeführt werden, in der der Ablauf des gewünschten Bewegungsweges möglich ist.

6. Normale Verstärkung durch verwandte Muster sind nicht in den Illustrationen aufgeführt. Sie sind aus den Tabellen 3-9 auf Seite 265-271 zu ersehen.
Alle Anweisungen für ein bestimmtes Bewegungsmuster beziehen sich auf die linke oder rechte Extremität oder die Beugung des Rumpfes und Halses nach links oder rechts. Sie müssen auf die Gegenseite übertragen werden.

Bewegungskomponenten

1. In den Beschreibungen verläuft die Bewegung von distal nach proximal entsprechend der richtigen Muskelaktionsfolge.

2. Aus Gründen der Vereinfachung werden in der Schilderung nur die Körperabschnitte und großen Gelenke erwähnt, aber nicht jedes einzelne an dem Be-

wegungsmuster mitbeteiligte Gelenk. Geringe Bewegungskomponenten, wie z. B. die Gleitbewegungen der Metacarpal- und Carpalgelenke, wirken bei der Rotation und medial- oder lateralwärts gerichteten Bewegungen mit.

Richtige Muskelaktionsfolge

Die Bewegung verläuft von distal nach proximal. Sie kann als freie, aktive Bewegung oder als Widerstandsübung ausgeführt werden. Siehe Abhandlung in «Techniken der Komplexbewegungen».

Betonte Muskelaktionsfolge

In der Beschreibung verläuft die Bewegung von distal nach proximal in Übereinstimmung mit dem normalen Entwicklungsprozeß. Werden die distalen Drehpunkte betont, verändert sich das Bewegungsausmaß der proximalen Drehpunkte (Illustrationen Nr. 36, 37). Siehe Abhandlung in «Techniken der Komplexbewegungen».

Kommando

1. Die vorbereitenden Erklärungen müssen auf die Altersstufe und die Reaktionsfähigkeit des Patienten abgestimmt sein.

2. Die Kommandos werden so oft wie nötig wiederholt, um den Patienten anzutreiben. Kommandofolgen, die bei der Anwendung anderer Techniken gebraucht werden, müssen in Verbindung mit diesen erlernt werden.
Während die Kommandos in bezug auf Worte und Stimme beschrieben werden, so sind andere sensorische Hinweise genau so wichtig und in vielen Fällen erfolgreicher. Wenn man zum Beispiel den Patienten dazu bekommt, die Bewegungsrichtung mit den Augen zu verfolgen, so kann das verständlicher sein als Dutzend Worte und Erklärungen. Das kurze Berühren eines Körperteils kann ein anderer Hinweis für den Patienten sein. Z. B. ein aufforderndes Tippen auf die obere linke Brusthälfte leitet den Patienten, wenn er die Halsflexion mit Rotation nach links ausführt. Es kann sein, daß ein einzelner von außen kommender Reiz nicht ausreicht zur Bahnung einer Reaktion, sondern daß zwei oder drei unterschiedliche Reize eine sehr viel stärkere Antwort hervorrufen können.

Zergliederung der Bewegungsmuster

1. Die einzelnen Bewegungen und jeweils beteiligten Muskeln werden von proximal nach distal in Übereinstimmung mit den gewohnten anatomischen Beschreibungen aufgeführt.

2. Ursprung, Ansatz und Innervation der Muskulatur sind nicht mitrwähnt, da sich hierüber jeder leicht informieren kann.

3. Für jedes Bewegungsmuster werden die distalen Muskelkomponenten und Bewegungsabläufe nur einmal erwähnt. Sie werden bei den Bewegungsmustern mitbeschrieben, bei denen die Mittelgelenke oder Drehpunkte unbeteiligt bleiben.

4. Die bewegungshemmenden Faktoren liegen normalerweise in der Spannung der Hauptmuskelgruppen des antagonistischen Musters, oder auch das Bindegewebe kann hemmend wirken. Liegt keine besondere Überbeweglichkeit der Gelenke vor, ist die bewegungshemmende Funktion der Bänder und Kapseln nur minimal, es sei denn, die Bänder sind mit den Sehnen der Hauptmuskeln verwachsen.

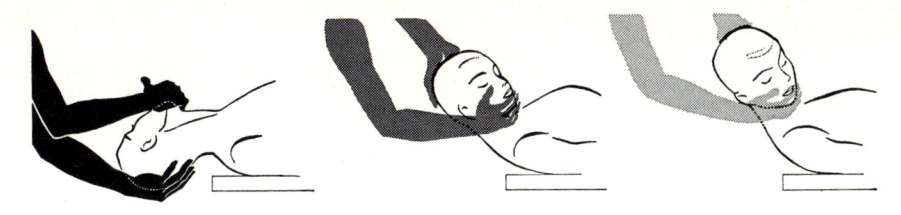

Abb. 1.

Kopf und Hals

Flexion mit Rotation nach rechts

Antagonistisches Muster: Extension mit Rotation nach links (Abb. 2).

Bewegungskomponenten: Kopf wird nach rechts gedreht, Kiefer nach rechts heruntergedrückt, im Atlanto-Occipitalgelenk nach rechts gebeugt (Nickbewegung) und die Halswirbelsäule (HWS) nach rechts gebeugt und gedreht, so daß das Kinn sich der rechten Clavicula nähert.

Richtige Muskelaktionsfolge: Die Bewegung verläuft von distal nach proximal: Kopf wird nach rechts gedreht, Kiefer heruntergedrückt, während im Atlanto-Occipitalgelenk nach rechts gebeugt wird und die HWS der Bewegung folgt.

Betonte Muskelaktionsfolge

a) *Rotation des Kopfes nach rechts:* Einleiten der Bewegung mit Flexion im Atlanto-Occipitalgelenk, Herunterdrücken des Kiefers und beginnender Flexion der HWS. Die volle Flexion muß so lange verhindert werden, bis der Kopf beginnt, sich nach rechts zu drehen.
Anmerkung: Widerstand gegen die kräftigere Halsflexion.

b) *Herunterdrücken des Kiefers und Flexion im Atlanto-Occipitalgelenk:* Einleiten der Bewegung mit Rotation des Kopfes und beginnender Drehbeugung der HWS nach rechts. Die volle Beugung und Rotation muß so lange verhindert werden, bis der Kiefer mit einer gleichzeitigen Flexion im Atlanto-Occipitalgelenk heruntergedrückt wird.
Anmerkung: Widerstand gegen die kräftigere Halsflexion. In Übereinstimmung mit der richtigen Muskelaktionsfolge manuelle Unterstützung der geschwächten Bewegungskomponente zur Erlangung des vollen Bewegungsweges.

c) *Flexion der HWS mit Rotation nach rechts:* Einleiten der Bewegung mit Rotation des Kopfes, Herunterdrücken des Kiefers und gleichzeitiger Flexion im Atlanto-Occipitalgelenk. Die volle Flexion und Rotation muß so lange verhindert werden, bis eine Drehbeugung der HWS nach rechts beginnt.
Anmerkung: Widerstand gegen die kräftigere Halsflexion. In Übereinstimmung mit der richtigen Muskelaktionsfolge manuelle Unterstützung der geschwächten Bewegungskomponente zur Erlangung des vollen Bewegungsweges.

Griffe

Rechte Hand: Druck der Handinnenfläche und der Finger unterhalb des Kinns auf der rechten Seite (illustriert).

Linke Hand: Innenfläche der Hand und Finger hinten links am Kopf zur Kontrolle der Rotation (illustriert).

Kommando

Vorbereitungsphase: «Drehen Sie Ihren Kopf nach rechts, und ziehen Sie Ihr Kinn herunter und nach rechts, so daß es die Brust berührt.»

Tätigkeitsphase: «Kopf drehen – Kinn heranziehen – Kopf herunter!»

Zergliederug der Bewegungsmuster

Kopfrotation

Wichtigste Muskeln: M. sternocleido-mastoideus re., M. rectus capitis lateralis li., M. rectus capitis ventralis re., M. longus capitis re.

Herunterdrücken des Kiefers

Wichtigste Muskeln: Platysma, M. mylohyoideus re., M. biventer.

Flexion im Atlanto-Occipitalgelenk

Wichtigste Muskeln: M. longus capitis re., M. sternocleido-mastoideus re.

Flexion der HWS mit Rotation

Wichtigste Muskeln: M. sternocleido-mastoideus re., M. longus capitis, Mm. scaleni (dorsalis, medius, ventralis).

Anmerkung: Der M. sternocleido-mastoideus ist der vielseitigste Halsmuskel. Beide Muskeln spannen sich bei einer Flexion nach rechts oder links an. Wird die Flexion des Halses nach rechts ausgeführt, kontrahiert sich der rechte Muskel zuerst. Nähert sich der Kopf der Mittellinie des Körpers, spannt auch der linke Muskel an. Die Halsflexion nach rechts muß durch die kurzen Muskeln des Bewegungsmusters eingeleitet werden. Kontrahieren sich nur die Mm. sternocleido-mastoidei und die Kieferöffner, fehlt die Haltekraft, insbesondere in der Annäherung. Retroversions-Adduktions-Innenrotationsmuster der linken oberen Extremität ist diesem Muster eng verwandt.

Bewegungshemmende Faktoren: Spannungen oder Kontrakturen in der Streckmuskulatur des Halses mit der Rotation nach links (Abb. 2).

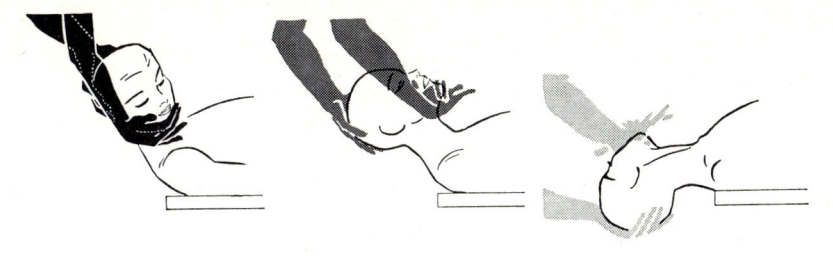

Abb. 2.

Kopf und Hals

Extension mit Rotation nach links

Antagonistisches Muster: Flexion mit Rotation nach rechts (Abb. 1).

Bewegungskomponenten: Kopf wird nach links gedreht, im Atlanto-Occipitalgelenk nach links gestreckt, Kiefer nach links herausgeschoben und die HWS gestreckt und nach links gedreht, so daß das Kinn angehoben wird, weg von der rechten Clavicula.

Richtige Muskelaktionsfolge: Die Bewegung verläuft von distal nach proximal: Kopf wird nach links gedreht, Kiefer herausgeschoben, während im Atlanto-Occipitalgelenk gestreckt wird und die HWS mit einer Rotation nach links der Bewegung folgt.

Betonte Muskelaktionsfolge

a) *Rotation des Kopfes nach links:* Einleiten der Bewegung mit Extension im Atlanto-Occipitalgelenk, Herausschieben des Kiefers und beginnender Extension der HWS. Die volle Extension muß so lange verhindert werden, bis der Kopf beginnt, sich nach links zu drehen.
Anmerkung: Widerstand gegen die kräftigere Halsextension.

b) *Herausschieben des Kiefers und Extension im Atlanto-Occipitalgelenk:* Einleiten der Bewegung mit Rotation des Kopfes und beginnender Drehstreckung der HWS nach links. Die volle Extension und Rotation muß so lange verhindert werden, bis der Kiefer mit einer gleichzeitigen Extension im Atlanto-Occipitalgelenk herausgeschoben wird.
Anmerkung: Widerstand gegen die kräftigere Halsextension. In Übereinstimmung mit der richtigen Muskelaktionsfolge manuelle Unterstützugn der geschwächten Bewegungskomponente zur Erlangung des vollen Bewegungsweges.

c) *Extension der HWS mit Rotation nach links:* Einleiten der Bewegung mit Rotation des Kopfes, Herausschieben des Kiefers und gleichzeitiger Extension im Atlanto-Occipitalgelenk. Die volle Extension und Rotation muß so lange verhindert werden, bis eine Drehstreckung der HWS nach links beginnt.
Anmerkung: Widerstand gegen die kräftigere distale Bewegungskomponente. In Übereinstimmung mit der richtigen Muskelaktionsfolge manuelle Unterstützung der geschwächten Bewegungskomponente zur Erlangung des vollen Bewegungsweges.

Griffe

Rechte Hand: Druck des Daumenballens und des Zeigefingers, der auf dem Kinn etwas nach links verschoben liegt (illustriert).
Linke Hand: Innenfläche der Hand und Finger hinten links am Kopf (illustriert).

Kommando

Vorbereitungsphase: «Drehen Sie Ihren Kopf nach links, und heben Sie Ihr Kinn hoch und nach links, weg von der Brust.»
Tätigkeitsphase: «Kopf drehen – Kinn heraus – Kopf zurück!»

Zergliederung der Bewegungsmuster

Kopfrotation

Wichtigste Muskeln: M. obliquus atlantis li., M. obliquus capitis, M. splenius capitis, M. longissimus capitis, M. transversooccipitalis, M. trapezius (oberer Anteil).

Herausschieben des Kiefers und Extension im Atlanto-Occipitalgelenk

Wichtigste Muskeln: M. obliquus capitis li., M. rectus capitis dorsalis maior, M. rec. cap. dors. minor, M. transversooccipitalis, M. longissimus capitis, M. splenius capitis.

Extension der HWS mit Rotation

Wichtigste Muskeln: M. transversooccipitalis li., M. longissimus capitis, M. long. cervicis, M. interspinalis, M. trapezius (oberer Anteil).

Anmerkung: Erst bei der Bewegung der gesamten Wirbelsäule wird die rotierende Komponente der Muskelgruppen offensichtlich, besonders beim vollen Bewegungsweg. Die größeren Nackenmuskeln unterstützen sowohl Rotation wie Flexion oder Extension. Durch das Überlappen von Ursprung und Ansatz entsteht ein Überschneiden der Bewegungen einzelner Muskelgruppen. Lateral gelegene Extensoren haben eine kräftigere Rotationskomponente, während die Rotation der einzelnen Wirbelkörper von speziellen Rotationsmuskeln wie dem M. obliquus capitis und M. multifidus abhängt. Sowohl bei den Halsflexions- und -extensionsmustern wie bei denen des oberen Rumpfes kann man beobachten, wie sich die Wirkung der rechten und linken Muskeln überschneidet. Das Elevations-Abduktions-Außenrotationsmuster der linken oberen Extremität ist diesem Muster eng verwandt.

Bewegungshemmende Faktoren: Spannungen oder Kontrakturen in der Beugemuskulatur des Halses mit der Rotation nach rechts (Abb. 1).

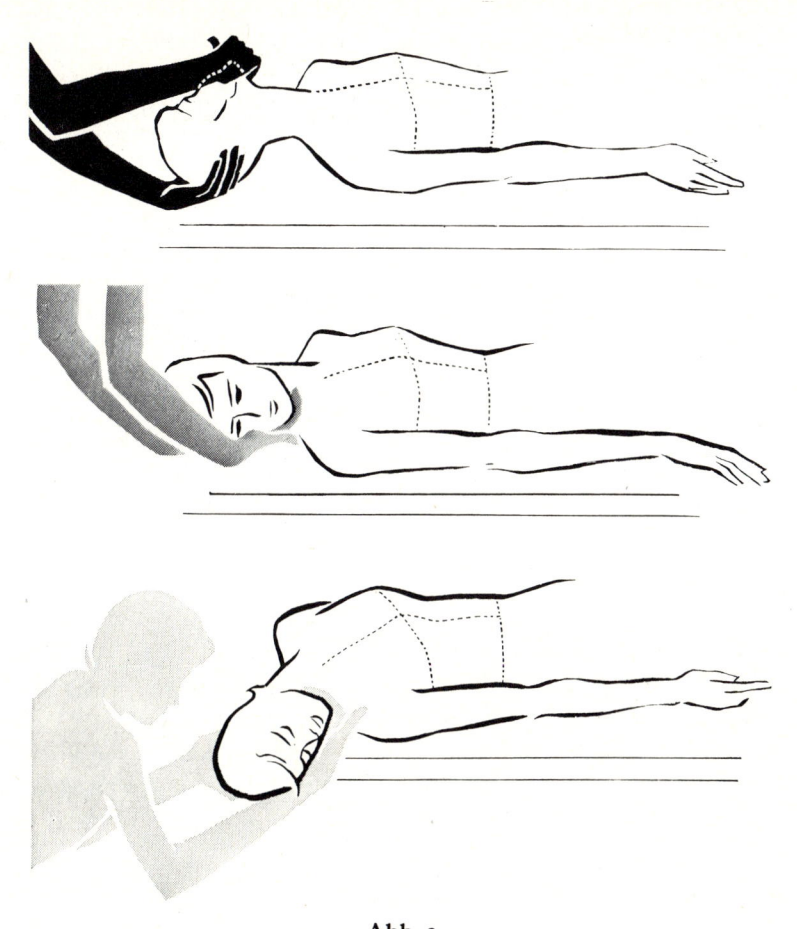

Abb. 3.

Kopf und Hals

Rotation nach rechts

Antagonistisches Muster: Rotation nach links. (Die Bewegungskomponenten, muskuläre Beteiligung und die manuellen Kontakte sind genau entgegengesetzt.)

Bewegungskomponenten: Kopf wird nach rechts gedreht, Kiefer heruntergedrückt, von links nach rechts gedreht, im Atlanto-Occipitalgelenk wird nach rechts gebeugt, und die HWS dreht über die Flexion in die Extension nach rechts. Die HWS, die nach rechts konvex war, rotiert und wird nach links konvex.

Richtige Muskelaktionsfolge: Die Bewegung verläuft von distal nach proximal: Kopf wird nach rechts gedreht, im Atlanto-Occipitalgelenk wird gebeugt, während die rechte Kieferseite heruntergedrückt wird, sich der rechten Schulter nähert und die HWS gedreht und gestreckt wird.

Betonte Muskelaktionsfolge

a) *Rotation des Kopfes nach rechts:* Einleiten der Bewegung mit Flexion im Atlanto-Occipitalgelenk, Herunterdrücken des Kiefers mit beginnender Rotation in der HWS. Die volle Bewegung muß jedoch so lange verhindert werden, bis der Kopf anfängt sich zu drehen.
Anmerkung: Widerstand gegen die kräftigere Halsrotation.

b) *Herunterdrücken des Kiefers und Flexion im Atlanto-Occipitalgelenk:* Einleiten der Bewegung mit Rotation des Kopfes und der HWS. Die volle Bewegung muß so lange verhindert werden, bis der Kiefer mit der beginnenden Flexion im Atlanto-Occipitalgelenk heruntergedrückt wird.
Anmerkung: Widerstand gegen die kräftigere Potation des Halses. In Übereinstimmung mit der richtigen Muskelaktionsfolge manuelle Unterstützung der geschwächten Bewegungskomponente zur Erlangung des vollen Bewegungsweges.

c) *Rotation der HWS (aus der Flexion in die Extension):* Einleiten der Bewegung mit Rotation des Kopfes, Herunterdrücken des Kiefers und Flexion im Atlanto-Occipitalgelenk nach rechts. Die volle Bewegung muß jedoch so lange verhindert werden, bis die Rotation in der HWS aus der Flexion in die Extension einsetzt.
Anmerkung: Widerstand gegen die kräftigere Rotation des Halses. In Übereinstimmung mit der richtigen Muskelaktionsfolge manuelle Unterstützung der geschwächten Bewegungskomponente zur Erlangung des vollen Bewegungsweges.

Griffe

Rechte Hand: Druck der Handinnenfläche und der Finger unter dem Kinn, etwas nach rechts, zur Steuerung der Flexion und Rotation (illustriert).

Linke Hand: Innenfläche der Hand und Finger hinten rechts am Kopf (illustriert).

Kommando

Vorbereitungsphase: «Drehen Sie Ihren Kopf, und sehen Sie hinter der Schulter herunter, so daß Ihr Kinn die rechte Schulter berührt.»

Tätigkeitsphase: «Kopf drehen – Kinn herunter auf die Schulter – Kopf zurück!»

Zergliederung der Bewegungsmuster

Rotation des Kopfes

Wichtigste Muskeln: M. rectus capitis ventralis re M. rectus capits lateralis li. M. sternocleido-mastoideus re.

Herunterdrücken des Kiefers und Flexion im Atlanto-Occipitalgelenk

Wichtigste Muskeln: M. mylohyoideus re., M. biventer, M. sternocleido-mastoideus.

Rotation der HWS (aus der Flexion in die Extension)

Wichtigste Muskeln: M. scalenus medius u. M. scalenus dorsalis, M. longissimus capitis u. M. long. cervicis, M. iliocostalis cervicis, M. splenius capitis u. M. splenius cervicis, M. transversooccipitalis.

Anmerkung: Beide Mm. sternocleido-mastoidei sind beteiligt an der Rotation des Halses nach links oder rechts. Wird der Hals von links nach rechts gedreht, kontrahiert sich der rechte Muskel zuerst. Nähert sich der Kopf der Mittellinie des Körpers, spannt sich auch der linke Muskel an und hält den Kopf in der Rotation nach rechts. Die Rotation kann nicht von den großen Flexions- und Extensionsbewegungen der Wirbelsäule getrennt werden. Daher ist auch die Ausgangsstellung dieses Musters in der Flexion-Rotation und die Endstellung in der Extension-Rotation. Es ist das wirksamste Bewegungsmuster für die rotierende Komponente, aber nicht für die Flexion oder Estension. Das Retroversions-Abduktions-Innenrotationsmuster der rechten oberen Extremität und das Elevations-Adduktions-Außenrotationsmuster der linken oberen Extremität sind diesem Muster eng verwandt.

Bewegungshemmende Faktoren: Spannungen oder Kontrakturen in den Halsrotatoren, -flexoren und -extensoren, die nach links ziehen.

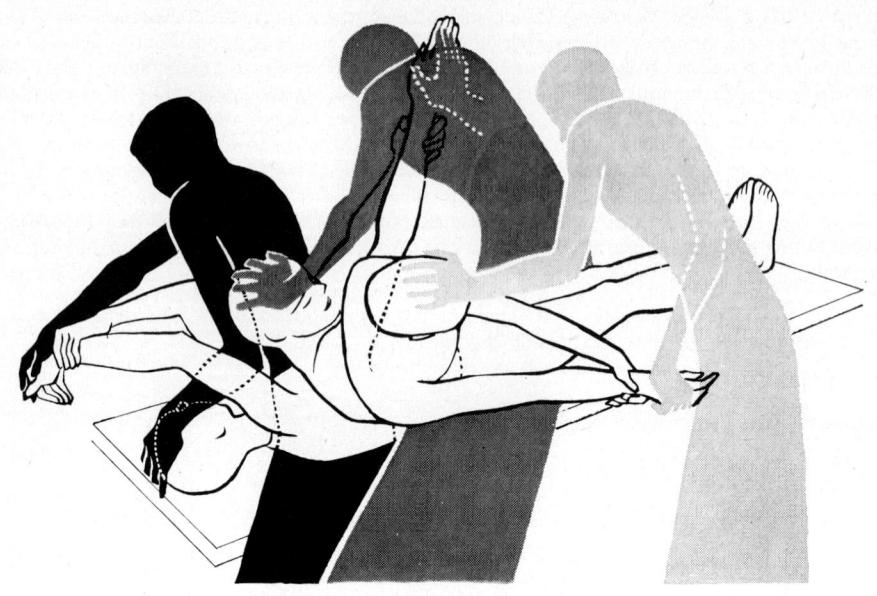

Abb. 4.

Oberer Rumpf

Flexion mit Rotation nach rechts

Antagonistisches Muster: Obere Rumpfextension mit Rotation nach links (Abb. 5).

Bewegungskomponenten: Kopf wird nach rechts gedreht, im Atlanto-Occipitalgelenk wird gebeugt mit Herunterdrücken des Kiefers nach rechts, und die HWS und BWS (Brustwirbelsäule) werden gebeugt und gedreht. Die Stirn nähert sich der rechten Hüfte.

Richtige Muskelaktionsfolge: Die Bewegung verläuft von distal nach proximal: Der Kopf wird gedreht, im Atlanto-Occipitalgelenk wird gebeugt mit Herunterdrücken des Kiefers. Dann kommt es zu einer Drehbeugung der HWS und BWS.

Betonte Muskelaktionsfolge

Drehbeugung der BWS: Einleiten der Bewegung mit Drehbeugung des Halses nach rechts. Die volle Bewegung muß so lange vrehindert werden, bis sich die Bauchmuskeln kontrahieren und es zu einer Drehbeugung der BWS nach rechts kommt.
Anmerkung: Widerstand gegen die kräftigeren Halsflektoren. In Übereinstimmung mit der richtigen Muskelaktionsfolge manuelle Unterstützung der geschwächten Bewegungskomponente zur Erlangung des vollen Bewegungsweges.

Griffe

Linke Hand: Druck der Handinnenfläche und der Finger auf die rechte äußere Hälfte der Stirn des Patienten (Abb. 4).

Rechte Hand: Faßt die Kleinfingerseite und Handgelenk der rechten Hand des Patienten (Abb. 4).

Kommando

Vorbereitungsphase: «Drehen Sie Ihren Kopf und kommen Sie mit Ihrem Oberkörper hoch und herüber in Richtung zur rechten Hüfte.»

Tätigkeitsphase: «Kopf hoch – und hoch und herüber kommen – Kinn herunter – ziehen Sie sich zur rechten Hüfte!»

Zergliederung des Bewegungsmusters

Bewegungskomponenten und wichtigste Muskeln für die Halsflexion und Rotation (Abb. 1).

Drehbeugung der BWS

Wichtigste Muskeln: M. obliquus abdominis ext. li. und M. obliqu. abd. int. re., M. rectus abdominis (re. Anteil), M. transversus thoracis li., Mm. intercostales re., M. quadratus lumborum re.

Anmerkung: Die Bewegungsmuster der Retroversion- Adduktion- Innenrotation der linken oberen Extremität, der Retroversion- Abduktion-Innenrotation der rechten oberen Extremität, der Flexion- Adduktion- Außenrotation der rechten unteren Extremität, der Flexion-Abduktion- Innenrotation der linken unteren Extremität und die untere Rumpfbeugung mit Rotation nach links sind diesem Muster eng verwandt. Wird letzteres kombiniert mit einer Drehbewegung nach rechts im oberen Rumpf, befindet sich der Scheitelpunkt der Bewegung im Übergang von der BWS zur LWS (Lendenwirbelsäule). Bei einer Flexion des gesamten Rumpfes mit Rotation werden sämtliche Bauchmuskeln angespannt.

Anmerkung zur Illustration: In der Illustration wird eine Verstärkung der oberen Rumpfdrehbeuge nach rechts durch eng verwandte Bewegungsmuster der oberen Exrtemität gezeigt. Das Retroversions- Adduktions- Innenrotationsmuster unterstützt die Flexionskomponente im oberen Rumpf, und das Retroversions- Abduktions- Innenrotationsmuster unterstützt die Rotation. Diese Kombination wird die «Hackbewegung» genannt.

Bewegungshemmende Faktoren: Spannungen oder Kontrakturen in den Extensoren mit Rotation im oberen Rumpf (Abb. 5).

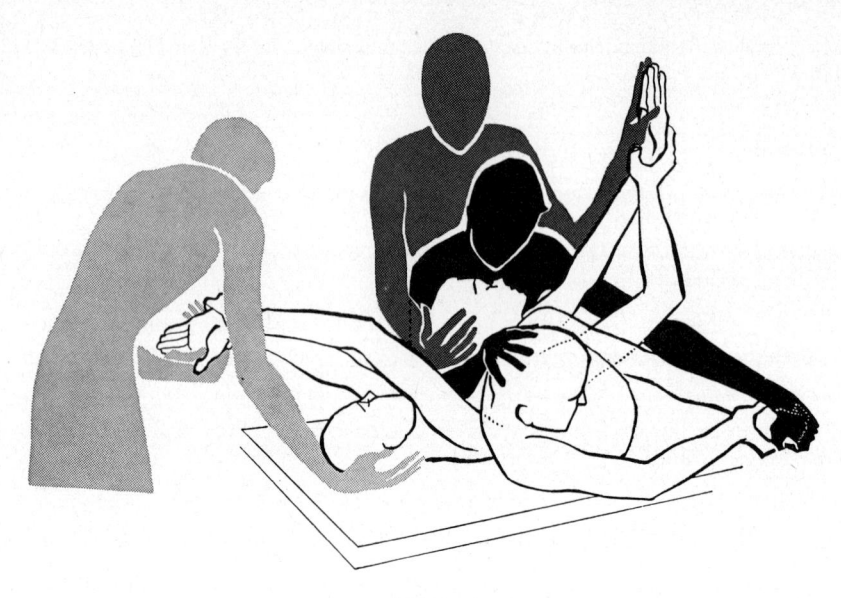

Abb. 5.

Oberer Rumpf

Extension mit Rotation nach links

Antagonistisches Muster: Obere Rumpfflexion mit Rotation nach rechts (Abb. 4).

Bewegungskomponenten: Kopf wird nach links gedreht, im Atlanto-Occipitalgelenk wird gestreckt mit Herausschieben des Kiefers nach links, und die HWS und BWS werden gestreckt und gedreht.

Richtige Muskelaktionsfolge: Die Bewegung verläuft von distal nach proximal: Der Kopf wird gedreht, im Atlanto-Occipitalgelenk wird gestreckt mit einem Herausschieben des Kiefers. Dann kommt es zu einer Drehstreckung in der HWS und BWS.

Betonte Muskelaktionsfolge

Drehstreckung der BWS: Einleiten der Bewegung mit Extension und Rotation des Halses nach links. Die volle Bewegung muß so lange verhindert werden, bis sich die linken Rückenstrecker kontrahieren und es zu einer beginnenden Extension mit Rotation in der BWS kommt.
Anmerkung: Widerstand gegen die kräftigeren Halsextensoren. In Übereinstimmung mit der richtigen Muskelaktionsfolge manuelle Unterstützung der geschwächten Bewegungskomponenten zur Erlangung des vollen Bewegungsweges.

Griffe

Rechte Hand: Druck der Handinnenfläche und Finger links außen am Hinterkopf des Patienten (Abb. 5).

Linke Hand: Faßt die Daumenseite und Handgelenk der linken Hand des Patienten (Abb. 5).

Kommando

Vorbereitungsphase: «Drehen Sie Ihren Kopf und strecken Sie ihn zurück. Die Augen folgen den Händen. Kinn heraus. Sie müssen hoch und über ihre linke Schulter sehen.»

Tätigkeitsphase: «Zurück und herüberkommen – Kopf drehen – Kinn heraus – Kopf zurückstrecken – Rücken strecken!»

Zergliederung des Bewegungsmusters

Bewegungskomponenten und wichtigste Muskeln für die Halsextension mit Rotation nach links (Abb. 2).

Drehstreckung der BWS

Wichtigste Muskeln: M. spinalis li., M. longissimus li., M. iliocostalis thoralis und lumborum li., Mm. interspinales li., M. intertransversarii li., M. serratus posterior superior li., M. semispinalis re., M. multifidus re., Mm. rotatores re., M. serratus posterior superior re., M. transversus abdominis re.

Anmerkung: Die Bewegungsmuster der Elevation- Abduktion- Außenrotation der linken oberen Extremität, der Elevation- Adduktion- Außenrotation der rechten oberen Extremität, der Extension-Abduktion-Innenrotation der linken unteren Extremität und der Extension-Adduktion-Außenrotation der rechten unteren Extremität sind diesem Muster eng verwandt. Wird die obere Rumpfextension mit Rotation nach links mit der unteren Rumpfextension nach rechts kombiniert, befindet sich der Scheitelpunkt der Bewegung im Übergang von BWS zu LWS.

Anmerkung zur Illustration: In der Illustration wird eine Verstärkung der oberen Rumpfextension mit Rotation nach links durch eng verwandte Bewegungsmuster der oberen Extremität gezeigt. Das Elevations-Abduktions-Außenrotationsmuster unterstützt die Extensionskomponente im oberen Rumpf, während das Elevations-Adduktions-Außenrotationsmuster die Rotation unterstützt. Diese Kombination wird als «Ausholbewegung» bezeichnet.

Bewegungshemmende Faktoren: Spannungen oder Kontrakturen in den Flexoren mit Rotation nach links im oberen Rumpf (Abb. 4).

Oberer Rumpf
Rotation nach rechts

Antagonistisches Muster: Obere Rumpfrotation nach rechts (Die Bewegungskomponenten, muskuläre Beteiligung und die Griffe sind genau entgegengesetzt).

Bewegungskomponenten: Kopf wird nach rechts gedreht, Kiefer wird heruntergedrückt und nach rechts gedreht, während im Atlanto-Occipitalgelenk nach rechts gebeugt wird. HWS und BWS rotieren aus der Flexion in die Extension nach rechts.

Richtige Muskelaktionsfolge: Die Bewegung verläuft von distal nach proximal: Der Kopf wird gedreht, während im Atlanto-Occipitalgelenk gebeugt und der Kiefer heruntergedrückt und gedreht wird. In der HWS und BWS erfolgt eine Rotation mit Extension.

Betonte Muskelaktionsfolge

Obere Rumpfrotation nach rechts

Einleiten der Bewegung mit Rotation des Halses nach rechts. Die volle Bewegung muß so lange verhindert werden, bis die Extensoren und die Bauchmuskulatur sich zu kontrahieren beginnen.

Anmerkung: Widerstand gegen die kräftige Rotation des Halses. In Übereinstimmung mit der richtigen Muskelaktionsfolge manuelle Unterstützung der geschwächten Bewegungskomponente zur Erlangung des vollen Bewegungsweges.

Griffe

Für beide Hände wie bei der Kopf- und Halsrotation nach rechts (Abb. 3).

Kommando

Vorbereitungsphase: «Drehen Sie Ihren Kopf und Rumpf nach rechts und sehen Sie hinter Ihrer rechten Schulter herunter.»

Tätigkeitsphase: «Kopf drehen – Rumpf drehen – Kinn herunter auf die Schulter – Kopf zurückdrehen!»

Zergliederung des Bewegungsmusters

Bewegungskomponenten und wichtigste Muskeln für die Halsrotation nach rechts.

Obere Rumpfrotation nach links

Wichtigste Muskeln: Die rotierende Komponente aller Rumpfbeuger = M. obliquus abdominis ext. li. und M. obliqu. abd. int. re., M. transversus abdominis. Die rotierende Komponente aller Rumpfstrecker = M. iliocostalis thoraeis re. und M. iliocostalis lumborum re, M. quadratus lumborum.

Anmerkung: Die Bewegungsmuster der Retroversion-Abduktion-Innenrotation der rechten oberen Extremität, der Elevation-Adduktion-Außenrotation der linken oberen Extremität und der Extension-Abduktion-Innenrotation der rechten unteren Extremität sind diesem Muster eng verwandt und verstärken die rotierende Rumpfbewegung, die in diesem Muster vorherrscht. Die Flexions- und Extensionsbewegungen sind nur gering. Die Griffe können am Kopf und an der oberen Extremität angesetzt werden oder an beiden oberen Extremitäten mit einer freien, aktiven Bewegung des Halses. Dieses ist das günstigste Bewegungsmuster für den M. quadratus lumborum.

Bewegungshemmende Faktoren: Spannungen oder Kontrakturen in allen Muskeln des entgegengesetzten Musters.

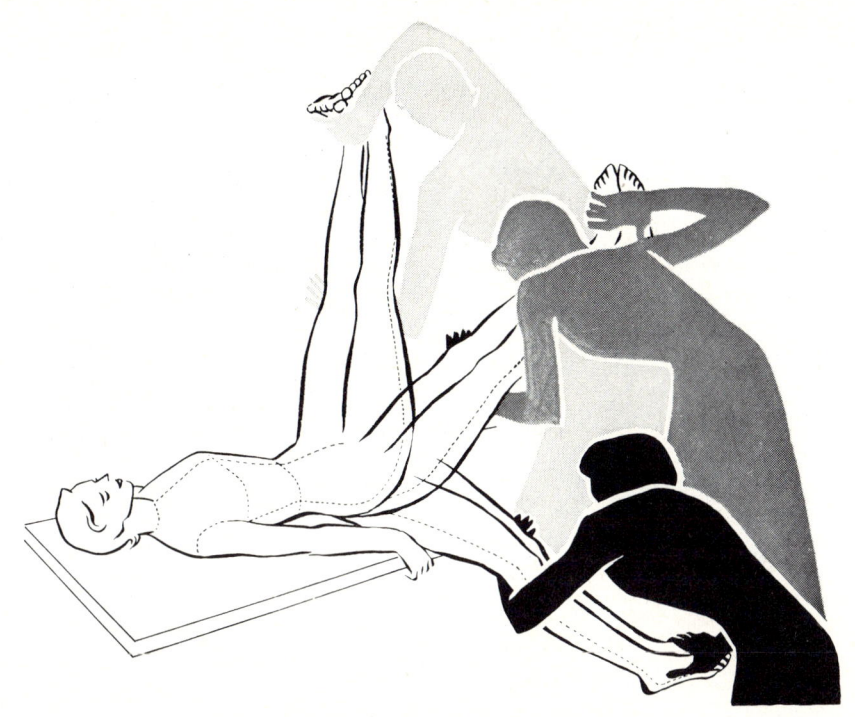

Abb. 6. Mit gestreckten Knien

Unterer Rumpf

Flexion mit Rotation nach links

Antagonistisches Muster: Untere Rumpfextension mit Rotation nach rechts (Abb. 9–11).

Bewegungskomponenten: Als günstigster Hebelarm werden die unteren Extremitäten eingesetzt im Bewegungsmuster der Flexion-Abduktion-Innenrotation für die linke untere Extremität und der Flexion-Adduktion-Außenrotation für die rechte untere Extremität, einschließlich der jeweiligen Bewegungskomponenten. Die Knie bleiben gestreckt oder können gebeugt oder gestreckt werden. Das Becken wird rotiert, der Beckenkamm nach links oben gezogen. Die Lendenwirbelsäule (LWS) beugt und rotiert nach links.

Richtige Muskelaktionsfolge: Die Bewegung verläuft von distal nach proximal: Beginn an den unteren Extremitäten, Zehen-Füße-Knie (wenn dort eine Bewegung erwünscht ist), dann Hüft-Becken-LWS-flexion und -rotation nach links.

Betonte Muskelaktionsfolge

Einleiten der Bewegung an Zehen, Füßen, Knien und Hüften. Der volle Bewegungsweg der unteren Extremitäten muß so lange verhindert werden, bis eine Beckenbewegung und Rotation mit Flexion der LWS erfolgt.
Anmerkung: Wird die Kniebeugung oder -streckung mit eingesetzt, verzögert sich die Becken- und LWS-Bewegung um die Zeit, die die Kniebewegung braucht.

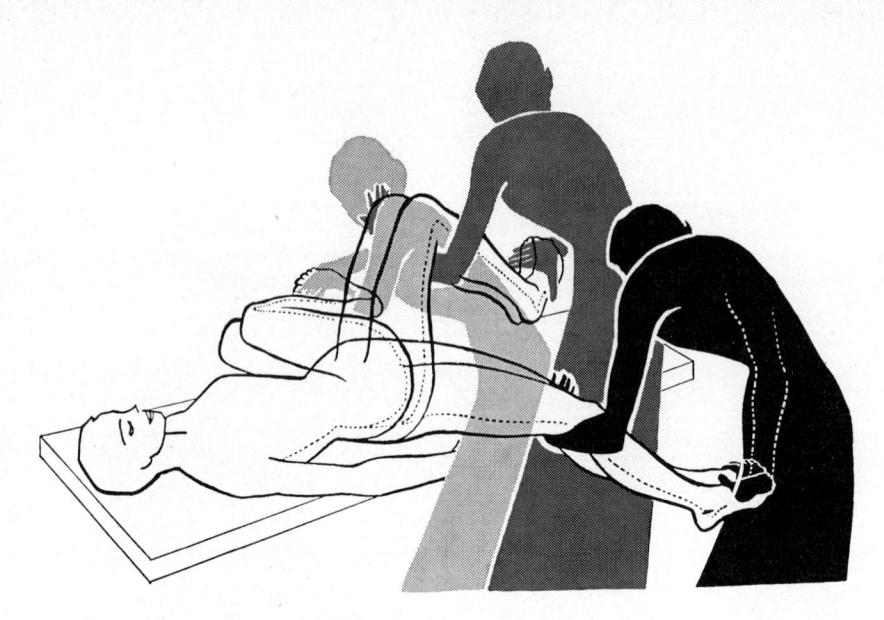

Abb. 7. Mit Knieflexion

Griffe

Rechte Hand: Druck der Handinnenfläche und Finger auf beiden Fußrücken, besonders auf dem linken Fuß. Innere Knöchel dicht beisammen (Abb. 8). Ist eine Fußbewegung nicht möglich, kann mit der Hand auch an die Ferse gefaßt werden, um die Rotation in der Hüfte zu prüfen.

Linke Hand: Druck der Handinnenfläche, Finger und Unterarm auf den Oberschenkeln Knie dicht zusammen (illustriert). Hat der Patient Schwierigkeiten die Hüftbewegung einzuleiten, kann die linke Hand auch unter den Oberschenkel gelegt werden (Abb. 8).

Kommando

Vorbereitungsphase: «Drehen Sie Ihre Fersen von mir weg, ziehen Sie Ihre Füße hoch, Beine hoch und herüber. Knie gerade lassen», oder «Knie beugen», oder «Knie strecken».

Tätigkeitsphase: «Füße hoch – Fersen heraus – Knie gerade (oder beugen, oder strecken) – Beine hoch und rüber!»

Anm. des Übersetzers: Die Krankengymnastin kann auch auf der linken Seite des Patienten stehen und die Bewegung auf sich zukommen lassen (außer bei der Kniestreckung).

Zergliederung der Bewegungsmuster

Untere Extremitäten

Bewegungskomponenten und wichtigste Muskelgruppen sind die gleichen wie bei den Mustern der Flexion-Abduktion-Innenrotation nach links (Abb. 30–32) und der Flexion-Adduktion-Außenrotation nach rechts. (Abb. 24–26).

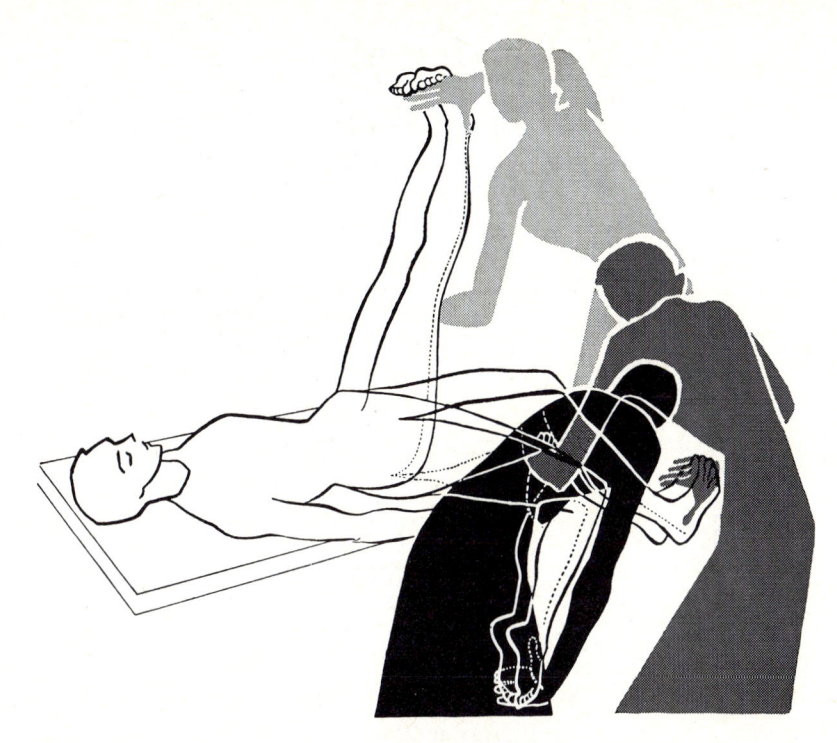

Abb. 8. Mit Knieextension

Beckenrotation und Drehbeuge der LWS nach links

Wichtigste Muskeln: Linker M. obliquus abdominis ext. und rechter M. obl. abd. int. M. rectus abdominis – linker Anteil, M. quadratus lumborum.

Anmerkung: Die Bewegungsmuster der Retroversion- Adduktion- Innenrotation der linken oberen Extremität und der Elevation-Adduktion-Außenrotation der rechten oberen Extremität sind diesem Muster eng verwandt. Ersteres unterstützt die Flexion, letzteres die Rotation. Die obere Rumpfdrehbeuge nach rechts erfordert den Einsatz der gleichen Bauchmuskeln. Die Muster für die Halsdrehbeuge nach rechts oder links sind in der gleichen Weise mit diesem Muster verwandt wie die der oberen Extremitäten.

Bewegungshemmende Faktoren

Spannungen oder Kontrakturen in allen Muskeln des antagonistischen Musters (Abb. 9–11).

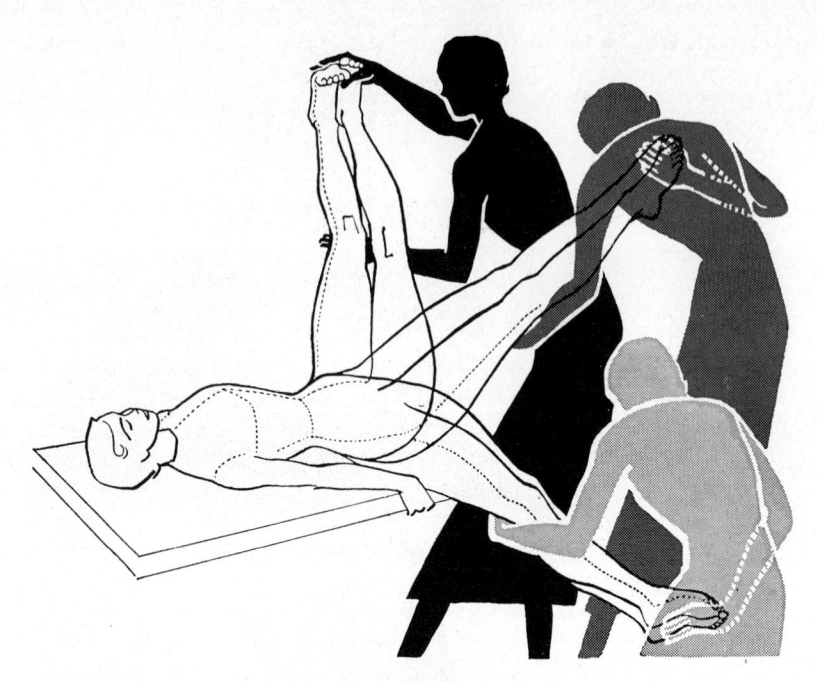

Abb. 9. Mit gestreckten Knien

Unterer Rumpf

Extension mit Rotation nach rechts

Antagonistisches Muster: Untere Rumpfflexion mit Rotation nach links (Abb. 6–8).

Bewegungskomponenten: Als günstigster Hebelarm werden die unteren Extremitäten eingesetzt in dem Bewegungsmuster der Extension-Abduktion-Innenrotation der rechten unteren Extremität und der Extension-Adduktion-Außenrotation der linken unteren Extremität, einschließlich der jeweiligen Bewegungskomponenten. Die Knie bleiben gestreckt oder können gebeugt oder gestreckt werden. Das Becken wird rotiert, der Beckenkamm herunter nach rechts gedrückt. Die LWS streckt und rotiert nach rechts.

Richtige Muskelaktionsfolge: Die Bewegung verläuft von distal nach proximal: Beginn an den unteren Extremitäten, Zehen – Füße – Knie (wenn dort eine Bewegung erwünscht ist), Hüften, Becken, LWS-Extension mit Rotation nach rechts.

Betonte Muskelaktionsfolge: Einleiten der Bewegungen an Zehen – Füßen – Knien und Hüften. Der volle Bewegungsweg der unteren Extremitäten muß so lange verhindert werden, bis eine Beckenbewegung und Rotation mit Extension der LWS erfolgt.
  Anmerkung: Wird die Kniebeugung oder -streckung mit eingesetzt, verzögert sich die Becken- und LWS-Bewegung um die Zeit, die die Kniebewegung benötigt. In Übereinstimmung mit der richtigen Muskelaktionsfolge manuelle Unterstützung der geschwächten Bewegungskomponente zur Erlangung des vollen Bewegungsweges.

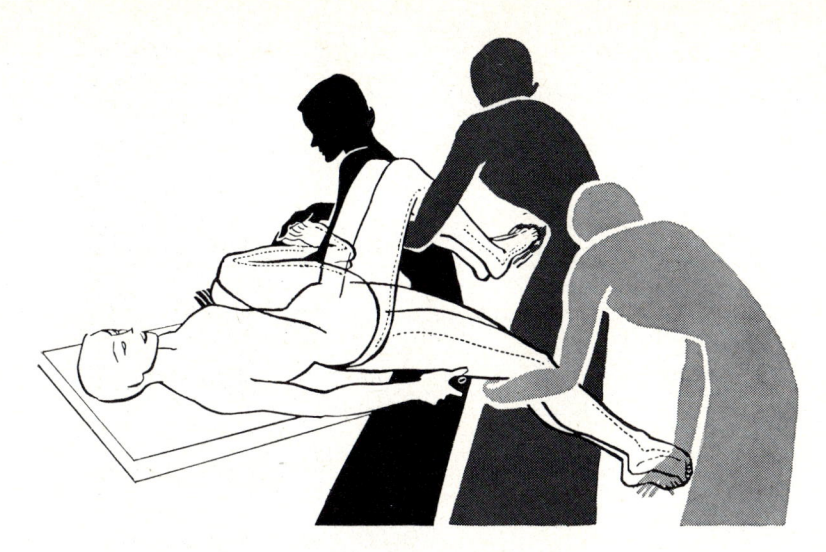

Abb. 10. Mit Knieextension

Griffe

Rechte Hand: Druck der Handinnenfläche und Finger auf beiden Fußsohlen, besonders unter dem rechten Fuß. Innere Knöchel dicht zusammen (Abb. 11). Ist eine Fußbewegung nicht möglich, kann mit der Hand auch an die Ferse gefaßt werden, um die Rotation in der Hüfte zu prüfen.

Linke Hand: Druck der Handinnenfläche, Finger und Unterarm unter den Oberschenkeln, eben oberhalb der Kniegelenke. Knie dicht zusammen (Abb. 11).

Kommando

Vorbereitungsphase: «Drehen Sie Ihre Fersen zu mir, drücken Sie Ihre Füße herunter, Beine herunter und zu mir, Knie gerade lassen (oder: Knie beugen, oder: Knie strecken).»

Tätigkeitsphase: «Füße herunter – Fersen zu mir – Knie gerade (oder beugen, oder strecken) – Beine herunterstoßen zu mir!»

Zergliederung der Bewegungsmuster

Untere Extremitäten

Bewegungskomponenten und wichtigste Muskelgruppen sind die gleichen wie bei den Mustern der Extension-Abduktion-Innenrotation nach rechts (Abb. 27–29) und der Extension-Adduktion-Außenrotation nach links. (Abb 33–35).

Beckenrotation und Extension mit Rotation der LWS nach rechts

Wichtigste Muskeln: M. sacrospinalis re., M. iliocostalis lumborum re., M. quadratus lumborum re., M. interspinalis re., Mm. intertransversarii re., M. longissimus re., M. spinalis

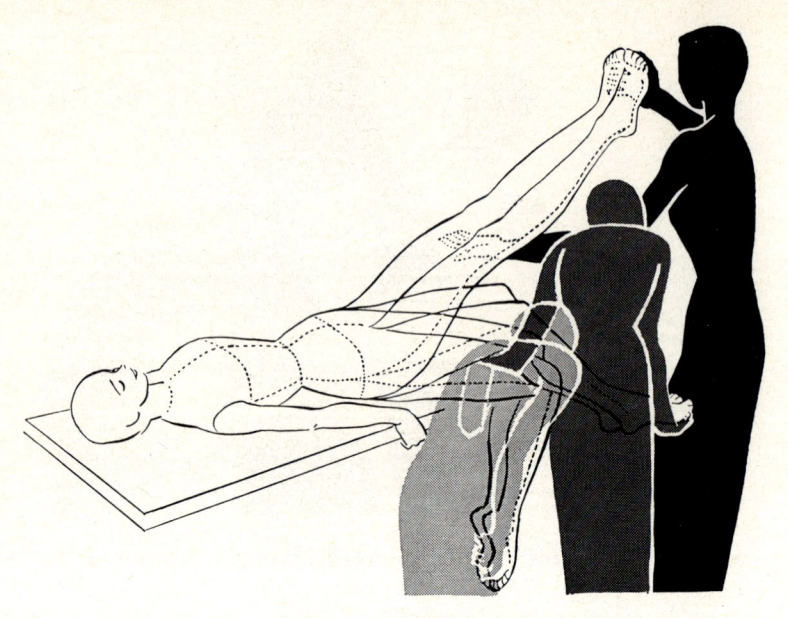

Abb. 11. Mit Knieflexion

thoracis re.; M. multifidus li., Mm. rotatores li. Bei richtigem Einsatz des Bewegungsmusters werden die rechten Rückenextensoren und -rotatoren mit in die Bewegung einbezogen.

Anmerkung: Die Bewegungsmuster der oberen Hals- und Rumpfextension mit Rotation nach rechts, der Elevation-Abduktion-Außenrotation der linken oberen Extremität (unterstützt die Extensionskomponenten) und der Retroversion-Abduktion-Innenrotation der rechten oberen Extremität (verstärkt die Rotationskomponente) sind diesem Muster eng verwandt.

Bewegungshemmende Faktoren: Spannungen oder Kontrakturen in allen Muskeln des antagonistischen Musters (Abb. 6–8).

Anm. des Übersetzers: Die Krankengymnastin kann auch auf der linken Seite des Patienten stehen und die Bewegung von sich weggehen lassen (außer bei der Kniebeugung).

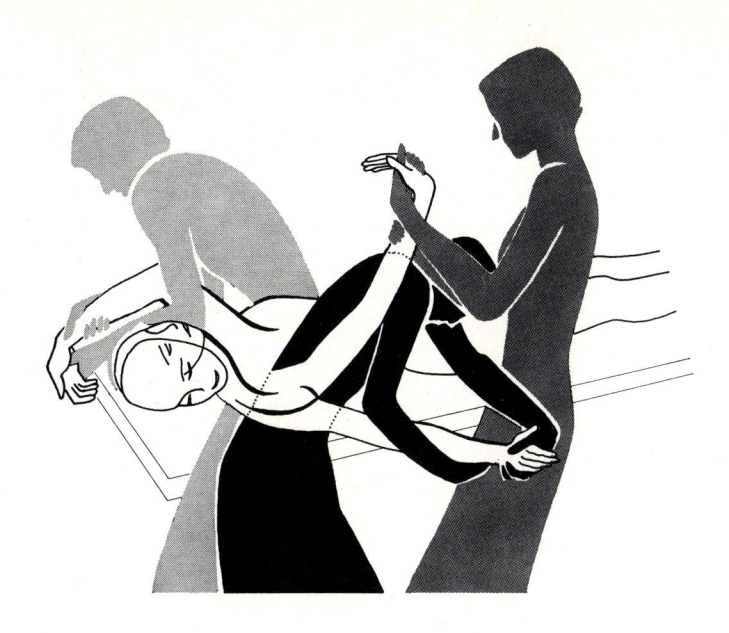

Abb. 12. Mit gestrecktem Ellenbogen

Obere Extremität

Elevation-Adduktions-Außenrotation

Grundbewegungsmuster

Antagonistisches Muster: Retroversion-Abduktion-Innenrotation (mit gestrecktem Ellenbogen) (Abb. 15).

Bewegungskomponenten: Fingerflexion und radiale -adduktion (die lateralen Finger stärker als die medialen), Daumeninnenrotation, -flexion und radiale -adduktion, Supination und Flexion im Handgelenk nach radial, Ellenbogen bleibt gerade, Schulterelevation, -adduktion und -außenrotation mit Schulterblattrotation, -abduktion (Angulus caudalis) und -hebung (Acromion), Rotation und Hebung der Clavicula.

Richtige Muskelaktionsfolge: Die Bewegung verläuft von distal nach proximal: Beginn an Fingern – Daumen – Handgelenk – Unterarm, dann Schulter – Scapula u. Clavicula.

Betonte Muskelaktionsfolge

a) *Schulterblatt und Clavicula:* Einleiten der Bewegung an Fingern, Daumen, Handgelenk, Unterarm und Schulter. Der volle Bewegungsweg in diesen Gelenken muß jedoch so lange zurückgehalten werden, bis eine Rotation, Abduktion und Hebung des Schulterblattes beginnt.

Anmerkung: Wird der normale Bewegungsablauf durch übermäßigen Widerstand gegen die distalen Bewegungskomponenten verhindert, kann die Bewegung proximal nicht stattfinden. In Übereinstimmung mit der richtigen Muskelaktionsfolge muß gegen die kräftigeren distalen Bewegungskomponenten Widerstand gegeben werden; die geschwächten jedoch bedürfen häufig der manuellen Unterstützung zur Erlangung des vollen Bewegungsweges.

b) *Schultergelenk:* Einleiten der Bewegung durch Rotation der Finger, des Daumens, Handgelenkes, Unterarmes und der Schulter. Jedoch muß die volle Fingerbeugung mit radialer Adduktion, die radiale Handgelenkbeugung und Supination so lange verhindert werden, bis die Schulterelevation, -adduktion und -außenrotation beginnt.
Anmerkung: Widerstand gegen die kräftigeren proximalen und distalen Bewegungskomponenten. In Übereinstimmung mit der richtigen Muskelaktionsfolge bedarf es der manuellen Unterstützung der geschwächten Bewegungskomponenten zur Erlangung des vollen Bewegungsweges.

c) *Unterarm:* Einleiten der Bewegung durch die Rotation an Fingern, Daumen, Handgelenk, Unterarm und Schulter. Jedoch muß die volle Flexion und Adduktion in diesen Gelenken so lange verhindert werden, bis es zu einer Supinationsbewegung am Unterarm kommt.
Anmerkung: Wie oben.

d) *Handgelenk:* Einleiten der Bewegung durch die Rotation an Fingern, Daumen, Handgelenk, Unterarm und Schulter. Jedoch muß Flexion und Adduktion in diesen Gelenken so lange verhindert werden, bis es zu einer Flexion nach radial im Handgelenk kommt.
Anmerkung: Wie oben.

e) *Finger:* Einleiten der Bewegung durch die Rotation an Fingern, Daumen, Handgelenk, Unterarm und Schulter. Jedoch muß die volle Flexion und Adduktion in diesen Gelenken so lange verhindert werden, bis es zu einer Flexion und radialen Adduktion in den Fingergelenken kommt.
Anmerkung: Widerstand gegen die kräftigeren proximalen Bewegungskomponenten. Die Betonung kann auf den Fingergrundgelenken oder Mittelgelenken liegen oder auf einem bestimmten Gelenk des einzelnen Fingers.

f) *Daumen:* Einleiten der Bewegung durch die Rotation in allen Gelenken, aber keine volle Flexion und Adduktion, bevor nicht die Flexions- und Adduktionsbewegung im Daumen beginnt. Erst dann die volle Bewegung in Fingern und Handgelenk. Am Ende der Bewegung soll der Daumen gebeugt, adduziert und nach innen rotiert sein.
Anmerkung: Widerstand gegen die kräftigeren Finger-, Handgelenks- und proximalen Bewegungen.

Griffe

Linke Hand: greift die rechte Hand des Patienten, so daß die Handgelenksbeugung nach radial möglich ist (Abb. 12).

Rechte Hand: Zur Betonung der distalen Gelenke: Griff von innen auf die Unterseite des Unterarmes, so daß die Supination und die proximalen Bewegungskomponenten kontrolliert werden können (Abb. 12).
Zur Betonung der Schulter und des Ellenbogens: Griff von medial auf die Unterseite des Oberarmes zur Kontrolle der Außenrotation und der übrigen proximalen Bewegungskomponenten.
Zur Betonung des Schulterblattes: Druck der Handinnenfläche oben außen an der Scapula.
Für den Faustschluß und zur Betonung der Daumenbewegung: Greife den rechten Daumen des Patienten am Grundgelenk mit linken Daumen und Zeigefinger. Die rechte Hand drückt

auf die Innenfläche von Hand und Fingern des Patienten, so daß gegen die Fingerflexion und Daumenflexion und -adduktion Widerstand gegeben werden kann. Mit der rechten Hand werden die proximalen Bewegungen so lange verhindert, bis die Finger adduziert und gebeugt werden.

Kommando

Vorbereitungsphase: «Drücken Sie meine Hand, drehen Sie sie heraus und beugen das Handgelenk, ziehen Sie den Arm hoch und herüber, quer über das Gesicht. Ellenbogen gestreckt lassen.»

Tätigkeitsphase: «Zufassen, drehen, Handgelenk beugen und den Arm hoch und herüberziehen, quer über das Gesicht. Ellenbogen gestreckt lassen.»

Zergliederung der Bewegungsmuster

Schulterblatt

Bewegungen: Rotation, Abduktion (Angulus caudalis), Hebung (Acromion).
Wichtigste Muskeln: M. serratus anterior.

Schultergelenk

Bewegungen: Elevation, Adduktion, Außenrotation.
Wichtigste Muskeln: M. pectoralis major (clavicularer Anteil), M. deltoideus (vorderer Anteil), M. coracobrachialis, M. biceps brachii.

Unterarm

Bewegung: Supination.
Wichtigster Muskel: M. supinator.

Handgelenk

Bewegung: radiale Flexion.
Wichtigste Muskeln: M. flexor carpi radialis, M. palmaris longus.

Finger

Bewegungen: Flexion, Adduktion nach radial.
Wichtigste Muskeln: M. flexor digitorum superficialis, M. flexor digitorum profundus, M. flexor digiti minimi, M. opponens digiti quinti, Mm. interossei palmares und Mm. lumbricales.

Daumen

Bewegungen: Flexion, Adduktion mit Rotation zum 2. Metacarpale.
Wichtigste Muskeln: M. flexor pollicis longus, M. flexor pollicis brevis, M. adductor pollicis.

Bewegungshemmende Faktoren: Spannungen oder Kontrakturen in allen Muskeln des antagonistischen Musters (Abb. 15).

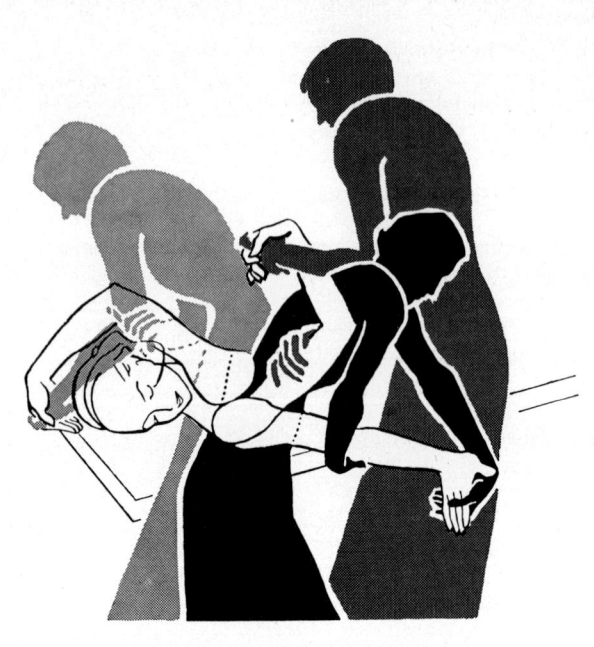

Abb. 13. Mit Ellenbogenflexion

Obere Extremität

Elevation-Adduktion-Außenrotation

Siehe Grundbewegungsmuster einschl. muskulärer Beteiligung (Seite 35).

Zusätzliche Bewegung: Ellenbogenflexion.

Richtige Muskelaktionsfolge: Die Bewegung verläuft von distal nach proximal: Beginn an Fingern – Daumen – Handgelenk – Unterarm – Ellenbogen, anan Schulter – Scapula und Clavicula.

Betonte Muskelaktionsfolge

Ellenbogen: Einleiten der Bewegung durch die Rotation der Finger, des Daumens, Handgelenkes, Unterarmes, Ellenbogens und der Schulter. Jedoch muß die volle Bewegung der Fingerflexion mit Adduktion, Handgelenksflexion, Supination, Schulter- und Scapulabewegung so lange verhindert werden, bis die Flexion im Ellenbogengelenk einsetzt.

Kommando

Tätigkeitsphase: «Zufassen – drehen – Handgelenk beugen – Ellenbogen beugen und den Arm hoch und herüber ziehen!»

Zergliederung des Bewegungsmusters

Ellenbogen

Bewegung: Flexion mit Supination im Unterarm.
Wichtigste Muskeln: M. biceps brachii, M. brachialis.

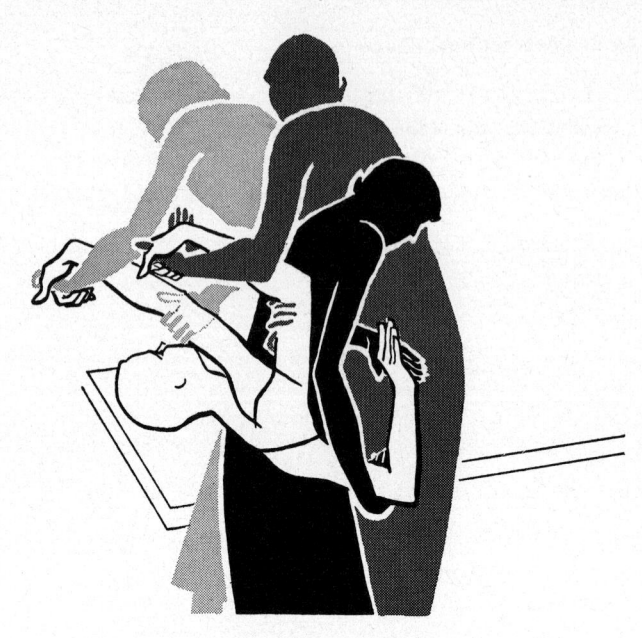

Abb. 14.   Mit Ellenbogenextension

Obere Extremität

Elevation-Adduktion-Außenrotation

Siehe Grundbewegungsmuster einschl. muskulärer Beteiligung (Seite 35)

Zusätzliche Bewegung: Ellenbogenextension

Richtige Muskelaktionsfolge: Die Bewegung verläuft von distal nach proximal: Beginn an Fingern – Daumen – Handgelenk – Unterarm – Ellenbogen, dann Schulter – Scapula und Clavicula.

Betonte Muskelaktionsfolge

Ellenbogen: Einleiten der Bewegung durch die Rotation der Finger, des Daumens, Handgelenkes, Unterarmes, Ellenbogens und der Schulter. Jedoch muß die volle Bewegung der Flexion und Adduktion in allen Gelenken so lange verhindert werden, bis die Extension im Ellenbogengelenk einsetzt.

Kommando

Tätigkeitsphase: «Zufassen – drehen – Handgelenk beugen – Ellenbogen strecken und den Arm hoch und herüber stoßen!»

Zergliederung des Bewegungsmusters

Ellenbogen

Bewegungen: Extension mit Supination im Unterarm.
Wichtigste Muskeln: M. triceps brachii, M. anconaeus.

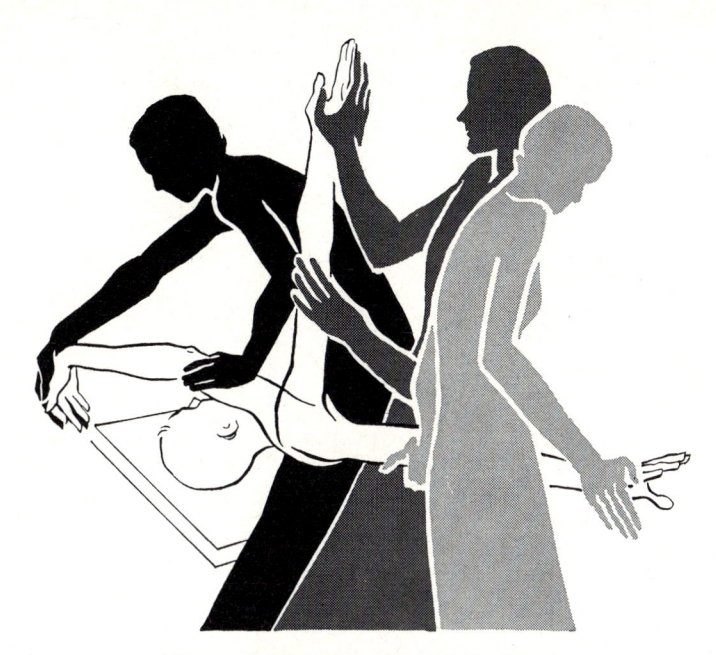

Abb. 15. Mit gestrecktem Ellenbogen

Obere Extremität

Retroversion-Abduktion-Innenrotation

Grundbewegungsmuster

Antagonistisches Muster: Elevation-Adduktion-Außenrotation (mit gestrecktem Ellenbogen) (Abb. 12).

Bewegungskomponenten: Die Finger werden gestreckt und ulnar abduziert (mediale Finger stärker als die lateralen), Daumenextension, -abduktion, -außenrotation nach ulnar (palmare Abduktion), Handgelenksextension nach ulnar und -pronation, Unterarmpronation, Ellenbogen bleibt gestreckt, Schulterretroversion, - -abduktion, -innenrotation mit Schulterblattrotation, -adduktion (Angulus caudalis) und -senkung (Acromion), Rotation und Senkung der Clavicula.

Richtige Muskelaktionsfolge: Die Bewegung verläuft von distal nach proximal: Beginn an Fingern – Daumen – Handgelenk – Unterarm, dann Schulter – Schulterblatt und Clavicula.

Betonte Muskelaktionsfolge

a) *Schulterblatt und Clavicula:* Einleiten der Bewegung durch die Rotation der Finger, des Daumens, Handgelenkes, Unterarmes und der Schulter. Der volle Bewegungsweg in diesen Gelenken muß jedoch so lange zurückgehalten werden, bis eine Rotation, Adduktion und Senkung des Schulterblattes beginnt.
Anmerkung: Wird der normale Bewegungsablauf durch übermäßigen Widerstand gegen die distalen Bewegungskomponenten verhindert, kann die Bewegung proximal nicht statt-

finden. In Übereinstimmung mit der richtigen Muskelaktionsfolge muß gegen die kräftigen, distalen Bewegungskomponenten Widerstand gegeben werden. Die geschwächten bedürfen jedoch häufig der manuellen Unterstützung zur Erlangung des vollen Bewegungsweges.

b) *Schultergelenk:* Einleiten der Bewegung durch die Rotation der Finger, des Daumens, Handgelenkes, Unterarmes, der Schulter und des Schulterblattes. Jedoch müssen die volle Fingerstreckung mit Abduktion nach ulnar, die Pronation und die Handgelenksstreckung nach ulnar und die Schulterblattrotation so lange verhindert werden, bis die Schulterretroversion, -abduktion und -innenrotation beginnen.

Anmerkung: Widerstand gegen die kräftigeren proximalen und distalen Bewegungskomponenten. In Übereinstimmung mit der richtigen Muskelaktionsfolge bedarf es der manuellen Unterstützung der geschwächten Bewegungskomponenten zur Erlangung des vollen Bewegungsweges.

c) *Unterarm:* Einleiten der Bewegung durch die Rotation der Finger, des Daumens, Handgelenkes, Unterarmes und der Schulter. Die volle Extension und Abduktion in diesen Gelenken muß jedoch so lange zurückgehalten werden, bis es zu einer ulnaren Extension und Pronation im Handgelenk kommt.

Anmerkung: Wie oben.

d) *Handgelenk:* Einleiten der Bewegung durch die Rotation der Finger, des Daumens, Handgelenkes, Unterarmes und der Schulter. Die volle Extension und Abduktion in diesen Gelenken muß so lange zurückgehalten werden, bis es zu einer ulnaren Extension und Pronation im Handgelenk kommt.

Anmerkung: Wie oben.

e) *Finger:* Einleitung der Bewegung durch die Rotation der Finger, des Daumens, Handgelenkes, Unterarmes und der Schulter. Die volle Extension und Abduktion in diesen Gelenken muß so lange zurückgehalten werden, bis es zu einer Extension und ulnaren Abduktion in den Fingergelenken kommt.

Anmerkung: Widerstand gegen die kräftigeren proximalen Bewegungskomponenten. Die Betonung kann auf den Fingergrundgelenken oder Mittelgelenken oder auf einem bestimmten Gelenk eines einzelnen Fingers liegen.

f) *Daumen:* Einleiten der Bewegung durch die Rotation in allen Gelenken. Die volle Extension und Abduktion muß so lange zurückgehalten werden, bis der Daumen gestreckt und abduziert wird. Erst dann die volle Bewegung in Fingern und Handgelenk. Am Ende der Bewegung soll der Daumen gestreckt, abduziert und außenrotiert sein.

Anmerkung: Widerstand gegen die kräftigeren Finger-, Handgelenks- und proximalen Bewegungen.

Griffe

Rechte Hand: Handinnenfläche faßt über den Handrücken der re. Hand des Patienten (Abb. 15).

Linke Hand: Zur Betonung der distalen Gelenke: Griff von außen oben auf den Unterarm, so daß die Pronation und die proximalen Bewegungskomponenten kontrolliert werden können (Abb. 15).

Zur Betonung der Schulter und des Ellenbogens: Griff von außen oben auf den Oberarm, so daß die Innenrotation und die übrigen proximalen Bewegungskomponenten kontrolliert werden können.

Zur Betonung des Schulterblattes: Druck der Handinnenfläche auf das Schulterblatt innen am Angulus caudalis, zur Prüfung der Rotation und Adduktion.

Für die Handöffnung und zur Betonung der Daumenbewegung: Greife den rechten Daumen des Patienten am Grundgelenk mit linkem Daumen und Zeigefinger! Die rechte Hand liegt auf Finger- und Handrücken des Patienten, so daß gegen die Fingerstreckung und ulnare -abduktion und gegen die Handgelenkstreckung nach ulnar Widerstand geleistet werden kann. Die rechte Hand der Krankengymnastin gibt gleichzeitig Widerstand gegen die proximalen Bewegungskomponenten des Retroversions- Abduktions- Innenrotationsmusters.

Kommando

Vorbereitungsphase: «Öffnen Sie Ihre Hand, drehen Sie sie, strecken Sie Ihr Handgelenk, und stoßen Sie Ihren Arm herunter und heraus.»

Tätigkeitsphase: «Hand öffnen und drehen, Handgelenk strecken und den Arm herunter- und herausstoßen. Ellenbogen gerade lassen!»

Zergliederung der Bewegungsmuster

Schulterblatt

Bewegungen: Rotation, Adduktion (Angulus caudalis), Senkung (Acromion).
Wichtigste Muskeln: M. levator scapulae, M. rhomboides.

Schultergelenk:

Bewegungen: Retroversion, Abduktion, Innenrotation.
Wichtigste Muskeln: M. teres major, M. latissimus dorsi, M. deltoideus (hint. Anteil), M. triceps brachii (langer Kopf).

Unterarm

Bewegung: Pronation.
Wichtigster Muskel: M. pronator quadratus.

Handgelenk

Bewegung: Ulnare Extension.
Wichtigster Muskel: M. extensor carpi ulnaris.

Finger

Bewegungen: Extension, ulnare Abduktion.
Wichtigste Muskeln: M. extensor digitorum communis, M. ext. digiti minimi, M. abductor digiti minimi, Mm. interossei dorsales, Mm. lumbricales.

Daumen

Bewegungen: Extension mit Abduktion und Rotation nach ulnar (palmare Abduktion).
Wichtigste Muskeln: M. abductor pollicis, M. extensor pollicis longus.

Bewegungshemmende Faktoren: Spannungen oder Kontrakturen in allen Muskeln des antagonistischen Musters (Abb. 12).

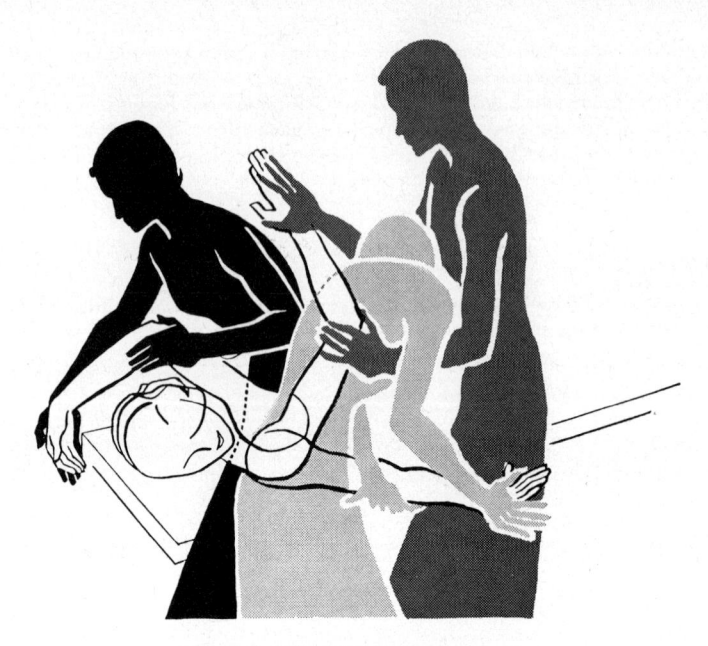

Abb. 16. Mit Ellenbogenextension

Obere Extremität

Retroversion-Abduktion-Innenrotation

Siehe Grundbewegungsmuster einschl. muskulärer Beteiligung (Seite 41).

Zusätzliche Bewegung: Ellenbogenextension.

Richtige Muskelaktionsfolge: Die Bewegung verläuft von distal nach proximal: Beginn an Fingern – Daumen – Handgelenk – Unterarm – Ellenbogen, dann Schulter – Schulterblatt und Clavicula.

Betonte Muskelaktionsfolge

Ellenbogen: Einleiten der Bewegung durch die Rotation der Finger, des Daumens, Handgelenkes, Unterarmes, Ellenbogens und der Schulter. Jedoch muß die volle Extension mit Abduktion in allen Gelenken so lange verhindert werden, bis die Extension im Ellenbogengelenk einsetzt.

Kommando: «Hand öffnen und drehen, Handgelenk strecken, Ellenbogen strecken, und den Arm herunter und heraus stoßen!»

Zergliederung des Bewegungsmusters

Ellenbogen

Bewegung: Extension.
Wichtigste Muskeln: M. triceps brachii, M. anconaeus.

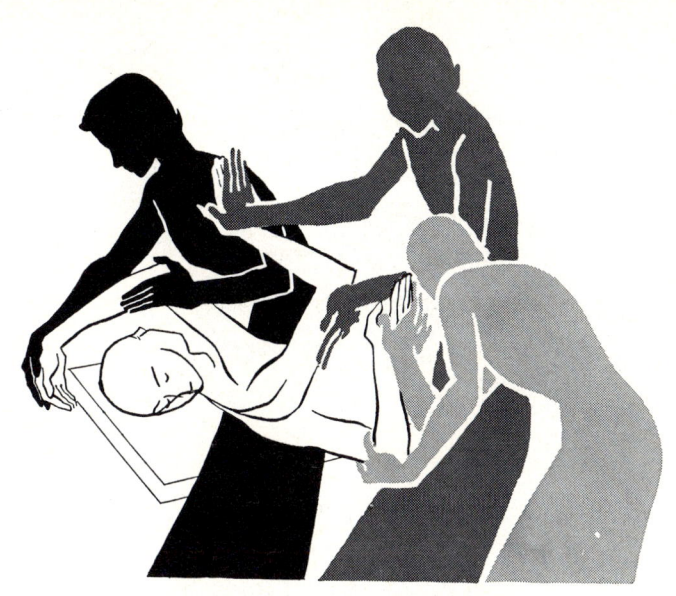

Abb. 17. Mit Ellenbogenflexion

Obere Extremität
Retroversion-Abduktion-Innenrotation

Siehe Grundbewegungsmuster einschl. muskulärer Beteiligung (Seite 41).

Zusätzliche Bewegung: Ellenbogenflexion.

Richtige Muskelaktionsfolge: Die Bewegung verläuft von distal nach proximal: Beginn an Fingern – Daumen – Handgelenk – Unterarm, dann Ellenbogen – Schulter – Schulterblatt und Clavicula.

Betonte Muskelaktionsfolge

Ellenbogen: Einleiten der Bewegung durch die Rotation der Finger, des Daumens, Handgelenkes, Unterarmes, Ellenbogens und der Schulter. Jedoch muß die volle Extension mit Abduktion in allen Gelenken so lange verhindert werden, bis die Flexion im Ellenbogengelenk einsetzt.

Kommando: «Hand öffnen und drehen, Handgelenk strecken, Ellenbogen beugen, und den Arm herunter- und herausdrücken zu mir – Ellenbogen beugen!»

Zergliederung des Bewegungsmusters*

Ellenbogen
Bewegung: Flexion
Wichtigste Muskeln: M. brachialis, M. biceps brachii.

---

* Wird das Retroversions-Abduktions-Innenrotationsmuster nach rückwärts fortgesetzt, verbinden sich die Bewegungskomponenten mit denjenigen des Retroversions-Adduktions-Innenrotationsmusters. Die Finger und das Handgelenk werden zur ulnaren Seite gebeugt, der Ellenbogen kann gestreckt bleiben oder gebeugt werden, im Schultergelenk kommt es zu einer Retroversion, Adduktion und Innenrotation mit einer Rotation, Adduktion (Angulus caudalis) und einem Herunterdrücken (Acromion) des Schulterblattes.

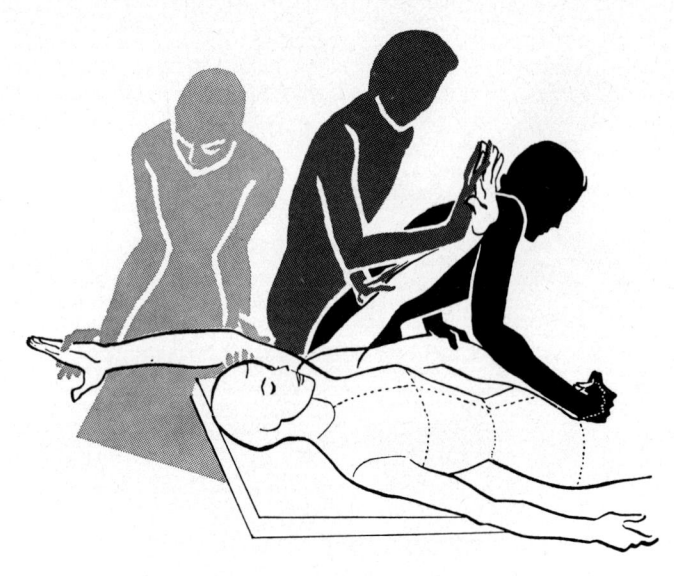

Abb. 18. Mit gestrecktem Ellenbogen

Obere Extremität

Elevation-Abduktion-Außenrotation

Grundbewegungsmuster

Antagonistisches Muster: Retroversion-Adduktion-Innenrotation (mit gestrecktem Ellenbogen) (Abb. 21).

Bewegungskomponenten: Fingerextension und radiale -abduktion (die lateralen Finger stärker als die medialen), radiale Daumenextension, -abduktion und -außenrotation, radiale Extension und Supination im Handgelenk, Supination des Unterarmes, (Ellenbogen bleibt gerade), Schulterelevation, -abduktion und -außenrotation mit Schulterblattrotation, -adduktion (Angulus cranialis) und -hebung (Acromion), Rotation und Hebung der Clavicula.

Richtige Muskelaktionsfolge: Die Bewegung verläuft von distal nach proximal: Beginn an Fingern – Daumen – Handgelenk – Unterarm – Schulter – Schulterblatt – Clavicula.

Betonte Muskelaktionsfolge

a) *Schulterblatt und Clavicula:* Einleiten der Bewegung an Fingern, Handgelenk, Unterarm und Schulter. Der volle Bewegungsweg in diesen Gelenken muß jedoch so lange zurückgehalten werden, bis eine Rotation, Adduktion und Hebung des Schulterblattes einsetzt.
Anmerkung: Wird der normale Bewegungsablauf durch übermäßigen Widerstand gegen die distalen Bewegungskomponenten verhindert, kann die Bewegung proximal nicht stattfinden. In Übereinstimmung mit der richtigen Muskelaktionsfolge muß gegen die kräftigen, distalen Bewegungskomponenten Widerstand gegeben werden. Die geschwächten bedürfen jedoch häufig der manuellen Unterstützung zur Erlangung des vollen Bewegungsweges.

b) *Schultergelenk:* Einleiten der Bewegung durch die Rotation der Finger, des Daumens, Handgelenkes, Unterarmes, der Schulter und des Schulterblattes. Jedoch müssen die volle Fingerstreckung mit Abduktion nach radial, die Handgelenkextension nach radial und die Supination so lange verhindert werden, bis die Schulterelevation und -abduktion bei Außenrotation einsetzen.

Anmerkung: Widerstand gegen die kräftigeren proximalen und distalen Bewegungskomponenten. In Übereinstimmung mit der richtigen Muskelaktionsfolge bedarf es der manuellen Unterstützung der geschwächten Bewegungskomponenten zur Erlangung des vollen Bewegungsweges.

c) *Unterarm:* Einleiten der Bewegung durch die Rotation der Finger, des Daumens, Handgelenkes, Unterarmes und der Schulter. Jedoch muß der volle Bewegungsablauf in diesen Gelenken so lange verhindert werden, bis es zu einer Supination am Unterarm kommt.

Anmerkung: Wie oben.

d) *Handgelenk:* Einleiten der Bewegung durch die Rotation der Finger, des Daumens, Handgelenkes, Unterarmes und der Schulter. Jedoch muß der volle Bewegungsablauf in diesen Gelenken so lange verhindert werden, bis es zu einer radialen Extension und Supination im Handgelenk kommt.

Anmerkung: Wie oben.

e) *Finger:* Einleiten der Bewegung durch die Rotation der Finger, des Daumens, Handgelenkes, Unterarmes und der Schulter. Jedoch muß der volle Bewegungsablauf in diesen Gelenken so lange verhindert werden, bis es zu einer Fingerextension und radialen -abduktion kommt.

Anmerkung: Widerstand gegen die kräftigeren proximalen Bewegungskomponenten. Die Betonung kann auf den Fingergrundgelenken oder den Mittelgelenken liegen oder auch auf einem bestimmten Gelenk eines einzelnen Fingers.

f) *Daumen:* Einleiten der Bewegung durch die Rotation in allen Gelenken. Jedoch muß der volle Bewegungsablauf in diesen Gelenken so lange verhindert werden, bis es zu einer Daumenextension und radialen -abduktion kommt. Erst dann wird die Bewegung in den Fingern und dem Handgelenk beendet. Am Ende der Bewegung soll der Daumen gestreckt, abduziert und außenrotiert sein.

Anmerkung: Widerstand gegen die kräftigeren Finger-, Handgelenks- und proximalen Bewegungen.

Griffe

Rechte Hand: liegt auf der linken Hand des Patienten (Abb. 18).

Linke Hand: Zur Betonung der distalen Gelenke: Druck mit der Handinnenfläche auf die radiale Seite des Unterarmes, so daß die Supination und die proximalen Bewegungskomponenten kontrolliert werden können.

Zur Betonung von Schulter und Ellenbogen: Griff von lateral auf die Oberseite des Oberarmes zur Kontrolle der Rotation und der übrigen proximalen Bewegungskomponenten (Abb. 18).

Zur Betonung des Schulterblattes: Druck der Handinnenfläche innen unten am Schulterblatt zur Kontrolle der Rotation und Adduktion.

Für das Handöffnen und zur Betonung der Daumenbewegung: Greife den linken Daumen des Patienten mit rechtem Daumen und Zeigefinger am Grundgelenk, so daß die Extension-Rotation und Abduktion des Daumens kontrolliert werden kann! Die linke Hand der Krankengymnastin bedeckt den radialen Handrücken und die Finger der linken Hand des Patienten, so daß gegen die radiale Handgelenks- und Fingerextension mit radialer Abduktion Widerstand gegeben werden kann. Mit der rechten Hand werden außerdem die proximalen Bewegungskomponenten kontrolliert.

Kommando

Vorbereitungsphase: «Öffnen Sie Ihre Hand, drehen Sie sie heraus und strecken das Handgelenk, heben Sie Ihren Arm hoch und heraus zu mir. Ellenbogen gestreckt lassen.»

Tätigkeitsphase: «Hand öffnen und drehen – Handgelenk strecken – Arm hoch und heraus – Ellenbogen gerade lassen!»

Zergliederung der Bewegungsmuster

Schulterblatt

Bewegungen: Rotation, Adduktion (Angulus cranialis) Hebung (Acromion).
Wichtigste Muskeln: M. trapecius (alle drei Anteile).

Schultergelenk

Bewegungen: Elevation, Abduktion, Außenrotation.
Wichtigste Muskeln: M. teres minor, M. supraspinatus, M. infraspinatus, M. deltoideus (mittl. Anteil).

Unterarm

Bewegung: Supination.
Wichtigster Muskel: M. brachioradialis.

Handgelenk

Bewegung: Radiale Extension.
Wichtigste Muskeln: M. extensor radialis longus, M. ext. rad. brevis.

Finger

Bewegungen: Extension, radiale Abduktion.
Wichtigste Muskeln: M. extensor digitorum communis, M. extensor indicis proprius, Mm. interossei dorsales, Mm. lumbricales.

Daumen

Bewegungen: Extension mit Abduktion und radialer Rotation.
Wichtigste Muskeln: M. extensor pollicis longus, M. ext. poll. brevis, M. abductor pollicis longus.

Bewegungshemmende Faktoren: Spannungen oder Kontrakturen in allen Muskeln des antagonistischen Musters (Abb. 21).

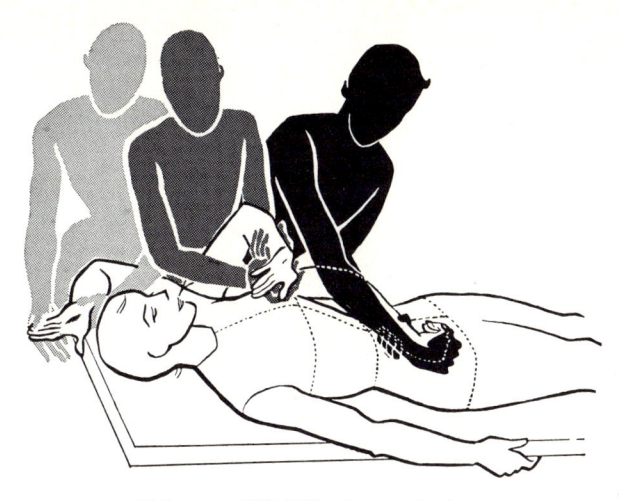

Abb. 19. Mit Ellenbogenflexion

Obere Extremität

Elevation-Abduktion-Außenrotation

Siehe Grundbewegungsmuster einschl. muskulärer Beteiligung (Seite 46)

Zusätzliche Bewegung: Ellenbogenflexion

Richtige Muskelaktionsfolge: Die Bewegung verläuft von distal nach proximal: Beginn an Fingern – Daumen – Handgelenk – Unterarm – Ellenbogen, dann Schulter, Schulterblatt und Clavicula.

Betonte Muskelaktionsfolge

Ellenbogen: Einleiten der Bewegung durch die Rotation der Finger, des Handgelenkes, Unterarmes, Ellenbogens und der Schulter. Jedoch muß die volle Bewegung in allen Gelenken so lange verhindert werden, bis die Flexion im Ellenbogengelenk einsetzt.

Kommando: «Hand öffnen und drehen – Handgelenk strecken! Ellenbogen beugen! Arm hoch und heraus zu mir!»

Zergliederung des Bewegungsmusters

Ellenbogen

Bewegung: Flexion
Wichtigste Muskeln: M. biceps brachii, M. brachioradialis.

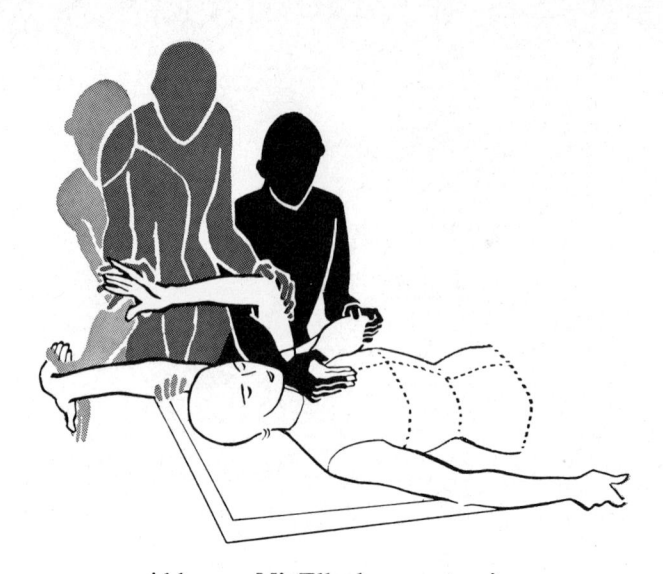

Abb. 20. Mit Ellenbogenextension

Obere Extremität

Elevation-Abduktion-Außenrotation

Siehe Grundbewegungsmuster einschl. muskulärer Beteiligung (Seite 46).

Zusätzliche Bewegung: Ellenbogenextension.

Richtige Muskelaktionsfolge: Die Bewegung verläuft von distal nach proximal: Beginn an Fingern – Handgelenk – Unterarm – Ellenbogen, dann Schulter – Schulterblatt und Clavicula.

Betonte Muskelaktionsfolge

Ellenbogen

Einleiten der Bewegung durch die Rotation der Finger, des Handgelenkes, Unterarmes, Ellenbogens und der Schulter. Jedoch muß die volle Bewegung in allen Gelenken so lange verhindert werden, bis die Extension im Ellenbogen einsetzt.

Kommando: «Hand öffnen und drehen – Handgelenk strecken – Ellenbogen strecken! Arm hoch und herausstoßen zu mir!»

Zergliederung des Bewegungsmusters

Ellenbogen

Bewegung: Extension.
Wichtigste Muskeln: M. triceps brachii, M. anconaeus.

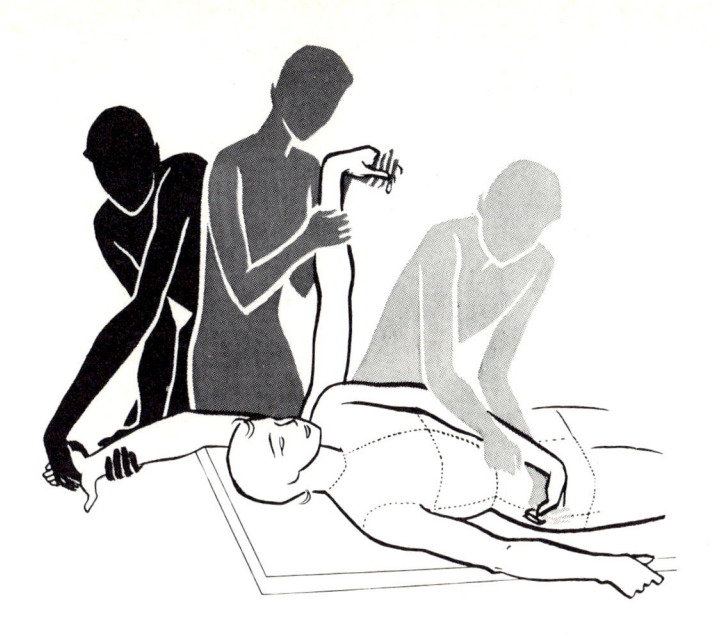

Abb. 21. Mit gestrecktem Ellenbogen

Obere Extremität

Retroversion-Adduktion-Innenrotation

Grundbewegungsmuster

Antagonistisches Muster: Elevation-Abduktion-Außenrotation (mit gestrecktem Ellenbogen) (Abb. 18).

Bewegungskomponenten: Die Finger werden gebeugt und nach ulnar abduziert (die medialen Finger stärker als die lateralen). Daumen wird gestreckt, adduziert und zur ulnaren Seite innenrotiert (Opposition). Ulnare Handgelenksflexion mit -pronation, Pronation im Unterarm, Ellenbogen bleibt gestreckt, Schulterretroversion, -adduktion und -innenrotation mit Schulterblattrotation, -abduktion (Angulus cranialis) und -senkung (Acromion), Rotation und Senkung der Clavicula.

Richtige Muskelaktionsfolge: Die Bewegung verläuft von distal nach proximal: Beginn an Fingern – Daumen – Handgelenk – Unterarm, dann Schulter – Schulterblatt und Clavicula.

Betonte Muskelaktionsfolge:

a) *Schulterblatt und Clavicula:* Einleiten der Bewegung durch die Rotation der Finger, des Daumens, Handgelenkes, Unterarmes und der Schulter. Der volle Bewegungsweg in diesen Gelenken muß jedoch so lange zurückgehalten werden, bis eine Rotation, Abduktion und Senkung des Schulterblattes beginnt.
Anmerkung: Wird der normale Bewegungsablauf durch übermäßigen Widerstand gegen die distalen Bewegungskomponenten verhindert, kann die Bewegung proximal nicht statt-

finden. In Übereinstimmung mit der richtigen Muskelaktionsfolge muß gegen die kräftigen distalen Bewegungskomponenten Widerstand gegeben werden; die geschwächten bedürfen jedoch häufig der manuellen Unterstützung zur Erlangung des vollen Bewegungsweges.

b) *Schultergelenk:* Einleiten der Bewegung durch die Rotation der Finger, des Daumens, Handgelenkes, Unterarmes, der Schulter und des Schulterblattes. Jedoch muß der volle Bewegungsweg in diesen Gelenken so lange zurückgehalten werden, bis die Schulterretroversion und -adduktion bei -innenrotation beginnt.

Anmerkung: Widerstand gegen die kräftigeren distalen Bewegungskomponenten. In Übereinstimmung mit der richtigen Muskelaktionsfolge bedarf es der manuellen Unterstützung der geschwächten Bewegungskomponenten zur Erlangung des vollen Bewegungsweges.

c) *Unterarm:* Einleiten der Bewegung durch die Rotation der Finger, des Daumens, Handgelenkes, Unterarmes und der Schulter. Jedoch muß der volle Bewegungsweg in allen diesen Gelenken so lange zurückgehalten werden, bis es zu einer Pronationsbewegung im Unterarm kommt.

Anmerkung: Wie oben.

d) *Handgelenk:* Einleiten der Bewegung durch die Rotation der Finger, des Daumens, Handgelenkes, Unterarmes und der Schulter. Die volle Bewegung in allen diesen Gelenken muß jedoch so lange zurückgehalten werden, bis es zu einer ulnaren Flexion und Pronation im Handgelenk kommt.

Anmerkung: Wie oben.

e) *Finger:* Einleiten der Bewegung durch die Rotation der Finger, des Daumens, Handgelenkes, Unterarmes und der Schulter; jedoch muß die volle Bewegung in allen diesen Gelenken so lange zurückgehalten werden, bis es zu einer Flexion und ulnaren Adduktion in den Fingergelenken kommt.

Anmerkung: Widerstand gegen die kräftigeren proximalen Bewegungskomponenten. Die Betonung kann auf den Fingergrundgelenken oder Mittelgelenken liegen oder auf einem bestimmten Gelenk des einzelnen Fingers.

f) *Daumen:* Einleiten der Bewegung durch die Rotation in allen Gelenken. Jedoch muß die volle Bewegung in diesen Gelenken so lange zurückgehalten werden, bis die Daumenflexion und ulnare -adduktion beginnt; erst dann volle Bewegung in Fingergelenken und im Handgelenk. Am Ende der Bewegung soll der Daumen opponiert sein.

Anmerkung: Widerstand gegen die kräftigeren Finger-, Handgelenks- und proximalen Bewegungen.

Griffe

Linke Hand: faßt in die linke Hand des Patienten, so daß Finger, Daumen und Handgelenk gebeugt werden können (Abb. 21).

Rechte Hand: Zur Betonung der distalen Gelenke: Griff von innen unter den Unterarm, so daß die Pronation und die übrigen proximalen Bewegungskomponenten kontrolliert werden können (Abb. 21).
Zur Betonung von Schulter und Ellenbogen: Griff von innen unter den Oberarm, so daß die Innenrotation und die übrigen proximalen Bewegungskomponenten kontrolliert werden können.
Zur Betonung des Schulterblattes: Druck der Handinnenfläche oben außen am Schulterblatt.
Für den Faustschluß und zur Betonung der Daumenbewegung:
Greife den linken Daumen des Patienten am Grundgelenk mit rechtem Daumen und Zeigefinger, so daß sämtliche Daumenbewegungen kontrolliert werden können! Die linke Hand

greift in die linke Hand des Patienten und hält proximale Bewegungsabläufe so lange zurück, bis eine ulnare Finger- und Handgelenksflexion einsetzt. Widerstand gegen die Finger- und Daumenbewegungen.

Kommando

Vorbereitungsphase: «Drücken Sie meine Hand, drehen Sie Ihre Hand herein, und beugen Sie im Handgelenk. Nun ziehen Sie Ihren Arm herunter und herüber zur rechten Hüfte, Ellenbogen gerade lassen.»

Tätigkeitsphase: «Hand schließen und hereindrehen – Handgelenk beugen – Arm herunter- und herüberziehen – Ellenbogen gestreckt lassen!»

Zergliederung des Bewegungsmusters

Schulterblatt

Bewegungen: Rotation, Abduktion (Angulus cranialis), Senkung (Acromion).
Wichtigste Muskeln: M. pectoralis minor, M. subclavius.

Schultergelenk

Bewegungen: Retroversion, Adduktion, Innenrotation.
Wichtigste Muskeln: M. subscapularis, M. pectoralis maior (sternaler Anteil).

Unterarm

Bewegung: Pronation.
Wichtigster Muskel: M. pronator teres.

Handgelenk

Bewegungen: Pronation, ulnare Flexion.
Wichtigste Muskeln: M. flexor carpi ulnaris, M. palmaris longus.

Finger

Bewegungen: Flexion mit ulnarer Adduktion.
Wichtigste Muskeln: M. flexor digitorum superficialis, M. digitorum profundus, Mm. interossei palmares, Mm. lumbricales.

Daumen

Bewegungen: Flexion, Adduktion, Rotation (weg vom 2. Metacarpale).
Wichtigste Muskeln: M. flexor pollicis longus u. M. flexor poll. brevis, M. opponens, M. palmaris brevis.

Bewegungshemmende Faktoren: Spannungen oder Kontrakturen in allen Muskeln des antagonistischen Musters (Abb. 18).

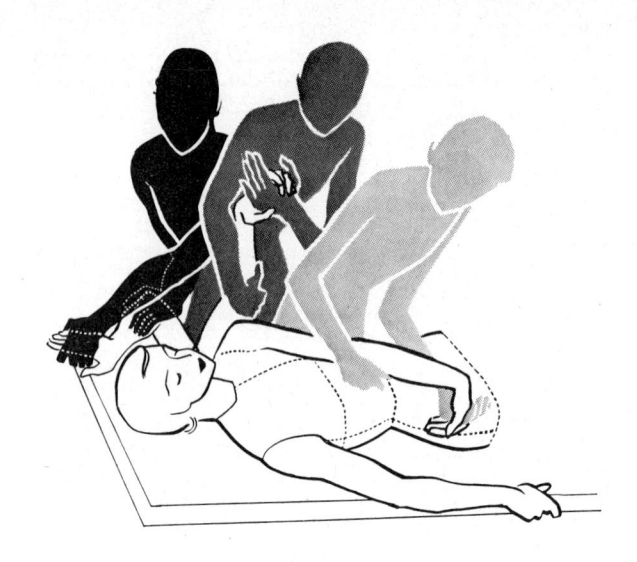

Abb. 22. Mit Ellenbogenextension

Obere Extremität

Retroversion-Adduktion-Innenrotation

Siehe Grundbewegungsmuster einschl. muskulärer Beteiligung (Seite 51).

Zusätzliche Bewegung: Ellenbogenextension.

Richtige Muskelaktionsfolge: Die Bewegung verläuft von proximal nach distal: Beginn an Fingern – Daumen – Handgelenk – Unterarm – Ellenbogen, dann Schulter – Schulterblatt und Clavicula.

Betonte Muskelaktionsfolge

Ellenbogen: Einleiten der Bewegung durch die Rotation der Finger, des Daumens, Handgelenkes, Unterarmes, Ellenbogens und der Schulter. Jedoch muß die volle Bewegung in allen Gelenken so lange zurückgehalten werden, bis die Extension im Ellenbogengelenk einsetzt.

Kommando: «Hand schließen und hereindrehen – Handgelenk beugen – Ellenbogen strecken und den Arm herunter- und herüberstoßen!»

Zergliederung des Bewegungsmusters

Ellenbogen

Bewegung: Extension.
Wichtigste Muskeln: M. triceps brachii, M. anconaeus, M. subanconaeus.

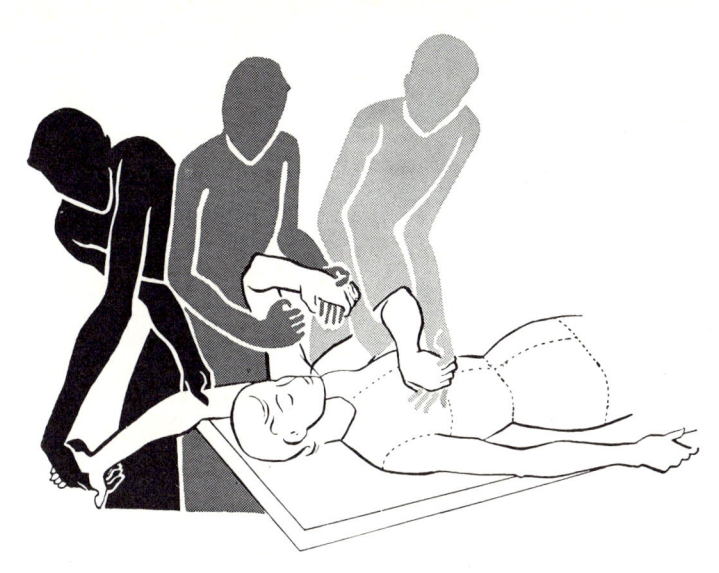

Abb. 23. Mit Ellenbogenflexion

Obere Extremität

Retroversion-Adduktion-Innenrotation

Siehe Grundbewegungsmuster einschl. muskulärer Beteiligung (Seite 55)

Zusätzliche Bewegung: Ellenbogenflexion.

Richtige Muskelaktionsfolge: Die Bewegung verläuft von distal nach proximal: Beginn an Fingern – Daumen – Handgelenk – Unterarm, dann Ellenbogen – Schulter – Schulterblatt und Clavicula.

Betonte Muskelaktionsfolge

Ellenbogen: Einleiten der Bewegung durch die Rotation der Finger, des Daumens, Handgelenkes, Unterarmes, Ellenbogens und der Schulter. Jedoch muß die volle Bewegung in allen Gelenken so lange zurückgehalten werden, bis die Flexion im Ellenbogengelenk einsetzt.

Kommando: «Hand schließen und hereindrehen – Handgelenk beugen – Ellenbogen beugen und den Arm herunter- und herüberziehen!»

Zergliederung des Bewegungsmusters

Ellenbogen

Bewegung: Flexion.
Wichtigste Muskeln: M. biceps brachii, M. brachialis.

Bewegungsmuster der oberen Extremität

Verschiedene Stoßbewegungen

Stoßbewegungen der oberen Extremität sind primitive Bewegungen und eng verwandt mit der Kriechbewegung, wenn die Ellenbogen voll gestreckt sind und das Gewicht auf den Händen getragen wird. Diese Bewegungen sind ein Teil des «Hochstoßens» und unterstützen auch die Bewegung des Ausreichens mit gestrecktem Ellenbogen und geöffneter Hand, um einen Gegenstand zu ergreifen. So wie bei allen Bewegungsmustern, kann auch die Stoßbewegung in jeder beliebigen Stellung ausgeführt werden, in der die gewünschte Reichweite möglich ist. Die Stoßbewegungen können unter Zuhilfenahme des Dehnungsreflexes eingeleitet werden; die Reaktion ist eine schnelle und kraftvolle Bewegung. Aus der Annäherung heraus, mit Druck auf den Handteller, wird das Kommando «Stoßen» scharf gegeben im Augenblick, wo der Dehnungsreflex ausgelöst wird; es kann auch ein Haltekommando gegeben werden.
Die Stoßbewegung ist eine Variation der Bewegungsmuster der oberen Extremität. Während bei den typischen Komplexbewegungen das Öffnen der Hand einhergeht mit der Abduktion des Armes, ist es bei der Stoßbewegung die Adduktion. Die Rotation von Schulter und Unterarm verläuft entgegengesetzt. Handgelenk und Ellenbogen werden immer gestreckt. Das Schulterblatt bewegt sich in Richtung der Stoßbewegung und ist so geschützt. Der M. serratus anterior ist hauptsächlich verantwortlich für die Schulterblattbewegung, während die Mm. pectorales die Schultergelenkbewegung unterstützen. Die Stoßbewegungen können auch entgegengesetzt durchgeführt werden. Die Bewegungskomponenten sind dann genau umgekehrt.

Ulnare Stoßbewegung

Die Bewegungsrichtung der Proximalen- und Mittelgelenke ist die des Elevations-Adduktions-Außenrotationsmusters mit Ellenbogenstreckung. Die distale Bewegungskomponente ist die des Retroversions- Abduktions-Innenrotationsmusters. In der dehnenden Ausgangsstellung ist die Hand geschlossen und das Handgelenk nach radial gebeugt; der Unterarm ist supiniert, der Ellenbogen völlig gebeugt, und die Schulter ist in Retroversion- und Abduktionsstellung. Indem gestoßen wird, öffnet sich die Hand, das Handgelenk wird zur Ulnarenseite gestreckt, der Unterarm proniert, Ellenbogen gestreckt und der Arm eleviert und adduziert, so daß die geöffnete Hand quer über Nase und Augen nach oben reicht.
Der Griff an der Hand ist wichtig und der gleiche wie bei dem Retroversions-Abduktions-Innenrotationsmuster. D. h. die re. Hand der Therapeutin liegt auf der re. ulnaren Handseite des Patienten und beugt die Finger zur radialen Seite, während die li. Hand gleich oberhalb des Handgelenkes um den Unterarm faßt, um Dehnung und Widerstand für Ellenbogen- und Schulterbewegung geben zu können. Auch der M. serratus anterior wird hierbei gedehnt. Bei der Bewegungsumkehr greift der Patient die Hand der Therapeutin, beugt das Handgelenk nach radial und zieht mit gebeugtem Ellenbogen und supiniertem Unterarm zurück in die Retroversion-Abduktionsstellung des Schultergelenkes.

Radiale Stoßbewegung

Die Bewegungsrichtung der Proximalen- und Mittelgelenke ist die des Retroversions-Adduktions-Innenrotationsmusters mit Ellenbogenstreckung. Die distale Bewegungskomponente ist die des Elevations-Abduktions-Außenrotationsmusters. In der dehnenden Ausgangsstellung ist die Hand geschlossen und das Handgelenk nach ulnar gebeugt; der Unterarm ist proniert, der Ellenbogen völlig gebeugt; der Arm ist in Elevations- und Abduktionsstellung. Indem gestoßen wird, öffnet sich die Hand, das Handgelenk wird zur

Radialseite gestreckt, der Unterarm supiniert, Ellenbogen gestreckt und der Arm retrovertiert und adduziert, so daß die geöffnete Hand quer über den Rumpf in Richtung gegenüberliegende Hüfte reicht.

Der Griff an der Hand ist wichtig und der gleiche wie bei dem Elevations-Abduktions-Außenrotationsmuster. D.h. die re. Hand der Therapeutin liegt auf der li. radialen Handseite des Patienten und beugt die Finger zur ulnaren Seite, während die li. Hand gleich oberhalb des Handgelenkes um den Unterarm faßt, um Dehnung und Widerstand für Ellenbogen- und Schulterbewegung wie für den M. serratus anterior geben zu können. Bei der Bewegungsumkehr greift der Patient die Hand der Therapeutin, beugt das Handgelenk nach ulnar und zieht mit proniertem Unterarm und gebeugtem Ellenbogen zurück in die Elevation-Abduktionsstellung des Schultergelenkes.

Die Stoßbewegung kann in jeder beliebigen Stellung ausgeführt werden, in der die gewünschte Reichweite möglich ist. Durch das Arbeiten gegen Widerstand kann es zu einer besseren Armfunktion bei den Kriechübungen kommen. Ein Arm kann beispielsweise beübt werden, während der Patient sich auf den anderen Ellenbogen aufstützt. Oder beide Arme können in wechselnden reziproken Bewegungen beübt werden, wobei der Widerstand dem Patienten hilft, den Rumpf auf der Matte vorzuschieben.

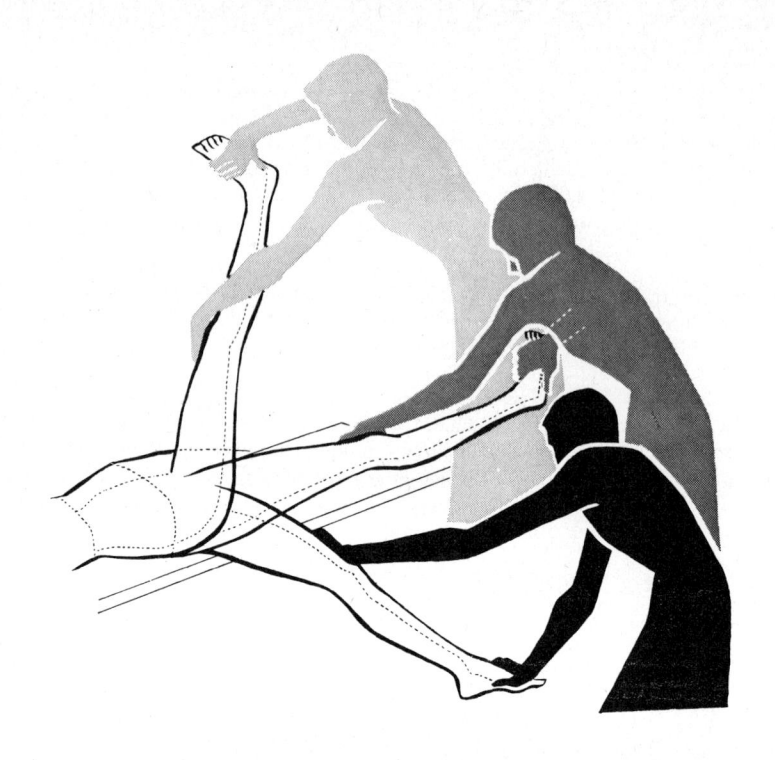

Abb. 24. Mit gestrecktem Knie

Untere Extremität

Flexion-Adduktion-Außenrotation

Grundbewegungsmuster

Antagonistisches Muster: Extension-Abduktion-Innenrotation (mit gestrecktem Knie) Abb. 27.

Bewegungskomponenten: Zehenextension und -abduktion zur tibialen Seite (mediale Zehen stärker als die lateralen), Dorsalextension mit Supination im Fußgelenk, Hüftgelenksflexion, -adduktion und -außenrotation.

Richtige Muskelaktionsfolge: Die Bewegung verläuft von distal nach proximal: Beginn an den Zehen, dann Fußgelenk – Hüfte.

Betonte Muskelaktionsfolge

a) *Hüfte:* Einleiten der Bewegung durch die Rotation der Zehen, des Fußgelenkes und der Hüfte. Die volle Bewegung in diesen Gelenken muß jedoch so lange zurückgehalten werden, bis eine Hüftflexionadduktion mit Außenrotation beginnt.
Anmerkung: Wird der normale Bewegungsablauf durch übermäßigen Widerstand gegen die schwächeren distalen Bewegungskomponenten verhindert, kann die Bewegung proximal nicht stattfinden. In Übereinstimmung mit der richtigen Muskelaktionsfolge muß gegen

die kräftigen distalen Bewegungskomponenten Widerstand gegeben werden; die geschwächten bedürfen jedoch häufig der manuellen Unterstützung zur Erlangung des vollen Bewegungsweges.

b) *Fußgelenk:* Einleiten der Bewegung durch die Rotation der Zehen, des Fußgelenkes und der Hüfte. Der volle Bewegungsweg in diesen Gelenken muß jedoch so lange zurückgehalten werden, bis die Dorsalextension und Supination im Fußgelenk einsetzt.
Anmerkung: Widerstand gegen die kräftigen distalen und proximalen Bewegungskomponenten. Jedoch müssen in Übereinstimmung mit der richtigen Muskelaktionsfolge die geschwächten distalen Bewegungskomponenten manuell unterstützt werden zur Erlangung des vollen Bewegungsweges.

c) *Zehen:* Einleiten der Bewegung durch die Rotation der Zehen, des Fußgelenkes und der Hüfte. Der volle Bewegungsweg in diesen Gelenken muß jedoch so lange zurückgehalten werden, bis die Zehenextension und tibiale -abduktion beginnt.
Anmerkung: Widerstand gegen die kräftigeren proximalen Bewegungskomponenten. Die Betonung kann auf den Zehengrund- oder -mittelgelenken liegen oder auf einem bestimmten Gelenk eines einzelnen Zehes.

Griffe

1. Der Patient ist in der Lage, den vollen Bewegungsweg auszuführen

Rechte Hand greift auf den Fußrücken des Patienten, möglichst medial und distal. Unnötiger Druck auf der Fußsohle sollte vermieden werden. Abb. 24.
Linke Hand greift oben innen auf den Oberschenkel des Patienten, eben oberhalb vom Kniegelenk. Abb. 24.

2. Der Patient hat Schwierigkeiten mit dem Bewegungseinsatz

Rechte Hand: wie unter 1.
Linke Hand greift oben innen auf den Oberschenkel des Patienten, eben oberhalb des Kniegelenkes oder an die Innenseite der rechten Ferse.

Kommando

Vorbereitungsphase: «Ziehen Sie Ihren Fuß hoch und herein, und drehen Sie Ihre Ferse herein – nun das Bein hoch- und herüberziehen.»
Tätigkeitsphase: «Fuß hoch und hereinziehen! Ferse herein! Bein hoch und herüberziehen!»

Zergliederung der Bewegungsmuster

Hüfte

Bewegungen: Flexion, Adduktion, Außenrotation.
Wichtigste Muskeln: M. psoas maior und M. psoas minor, M. iliacus, M. obturator externus, M. pectineus, M. gracilis, M. adductor longus und M. add. brevis, M. sartorius, M. rectus femoris (als Hüftbeuger).

Fußgelenk und Zehen

Bewegungen: Dorsalextension, Supination, Zehenextension mit -abduktion zur tibialen Seite.

Wichtigste Muskeln: M. tibialis anterior, M. extensor dig. longus und M. ext. dig. brevis, M. extensor hallucis longus, M. abductor hallucis, Mm. interossei, Mm. lumbricales.

Bewegungshemmende Faktoren: Spannungen oder Kontrakturen in allen Muskeln des antagonistischen Musters. Abb. 27.

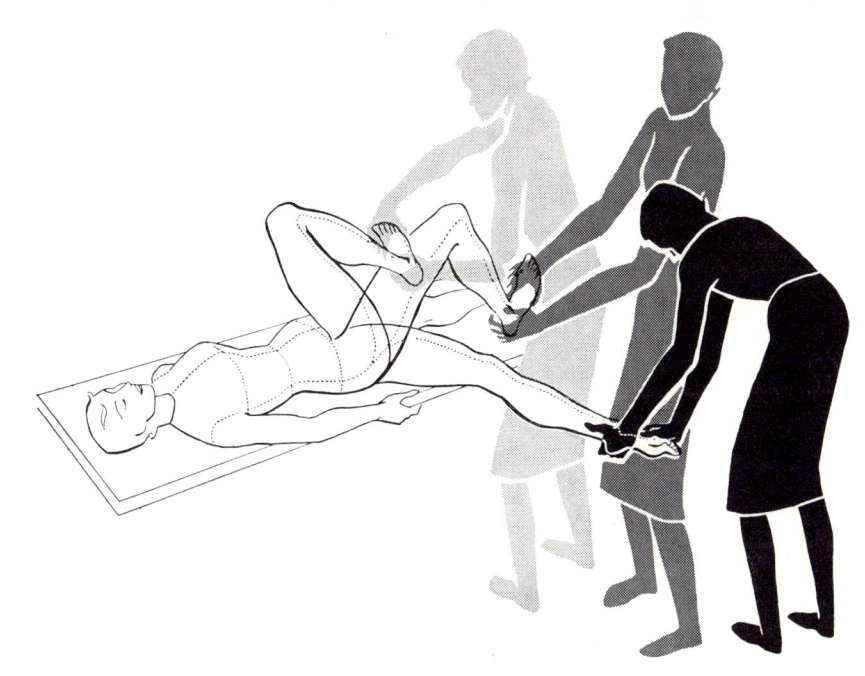

Abb. 25. Mit Knieflexion

Untere Extremität

Flexion-Adduktion-Außenrotation

Siehe Grundbewegungsmuster einschl. muskulärer Beteiligung (Seite 58)
Zusätzliche Bewegung: Knieflexion mit Außenrotation.
Richtige Muskelaktionsfolge: Die Bewegung verläuft von distal nach proximal: Beginn an den Zehen, dann Fußgelenk – Kniegelenk – Hüfte.

Betonte Muskelaktionsfolge

Kniegelenk: Einleiten der Bewegung durch die Rotation der Zehen, des Fußgelenkes und der Hüfte. Die volle Bewegung in diesen Gelenken muß jedoch so lange zurückgehalten werden, bis die Flexion und Außenrotation im Kniegelenk beginnen.

Griffe: Günstigster Griff wie unter 1. bei den Grundbewegungsmustern (Anm. des Übersetzers).

Kommando: «Fuß hoch und herein und Ferse herein! Bein hoch und herüber – Knie beugen – Unterschenkel herüber!»

Zergliederung des Bewegungsmusters

Kniegelenke
Bewegungen: Flexion mit Außenrotation.
Wichtigste Muskeln: M. biceps femoris, M. sartorius, M. gracilis (als Kniebeuger).

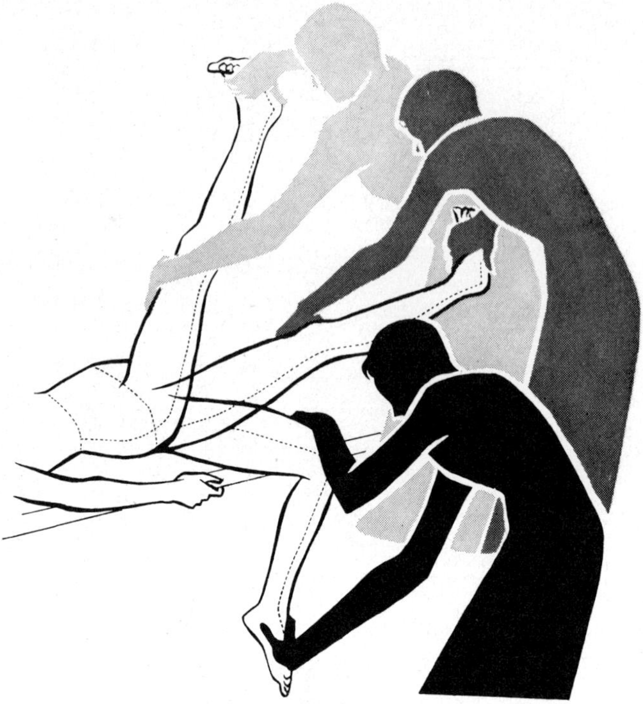

Abb. 26. Mit Knieextension

Untere Extremität

Flexion-Adduktion-Außenrotation

Siehe Grundbewegungsmuster einschl. muskulärer Beteiligung (Seite 58)

Zusätzliche Bewegung: Knieextension mit Außenrotation.

Richtige Muskelaktionsfolge: Die Bewegung verläuft von distal nach proximal: Beginn an den Zehen, dann Fußgelenk – Kniegelenk – Hüfte.

Betonte Muskelaktionsfolge

Kniegelenk: Einleiten der Bewegung durch die Rotation der Zehen, des Fußgelenkes, Kniegelenkes und der Hüfte. Der volle Bewegungsweg in diesen Gelenken muß jedoch so lange zurückgehalten werden, bis die Extension mit Außenrotation im Knie einsetzt.

Griffe: Günstigster Griff wie unter 1. bei den Grundbewegungsmustern (Anm. des Übersetzers).

Kommando: «Fuß hoch und herein und Ferse herein! Bein hoch und herüber – Knie strecken!»

Zergliederung des Bewegungsmusters

Kniegelenk
Bewegungen: Extension mit Außenrotation.
Wichtigste Muskeln: M. rectus femoris, M. vastus medialis, M. articularis genus.

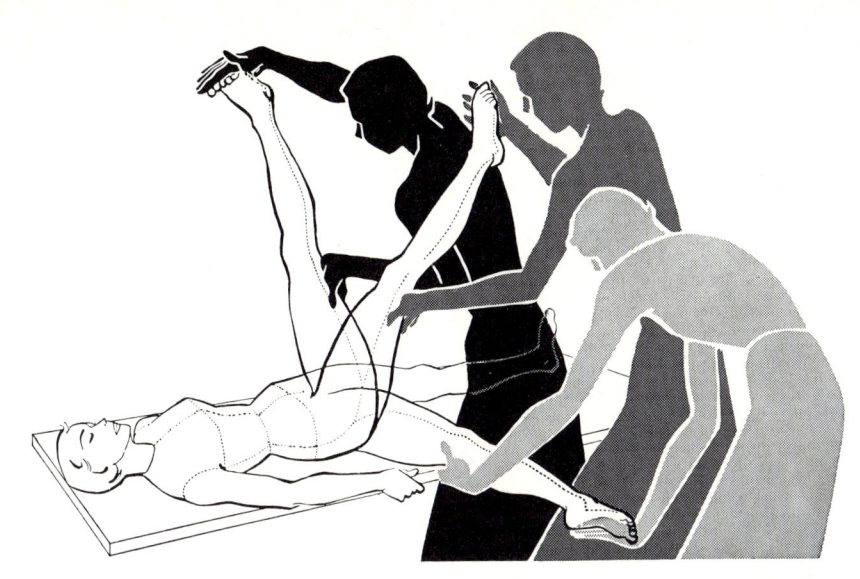

Abb. 27. Mit gestrecktem Kniegelenk

Extension-Abduktion-Innenrotation

Grundbewegungsmuster

Antagonistisches Muster: Flexion-Adduktion-Außenrotation (mit gestrecktem Kniegelenk). Abb. 24.

Bewegungskomponenten: Zehenflexion und -adduktion zur fibularen Seite (die lateralen Zehen stärker als die medialen), Plantarflexion und Pronation im Fußgelenk, Hüftextension, -abduktion und -innenrotation.

Richtige Muskelaktionsfolge: Die Bewegung verläuft von distal nach proximal: Beginn an den Zehen, dann Fußgelenk und Hüfte.

Betonte Muskelaktionsfolge

a) *Hüfte:* Einleiten der Bewegung durch die Rotation der Zehen, des Fußgelenkes und der Hüfte. Der volle Bewegungsweg in diesen Gelenken muß jedoch so lange zurückgehalten werden, bis die Hüftextension und -abduktion mit Innenrotation beginnt.
Anmerkung: Wird der normale Bewegungsablauf durch übermäßigen Widerstand gegen die schwächeren distalen Bewegungskomponenten verhindert, kann die Bewegung proximal nicht stattfinden. In Übereinstimmung mit der richtigen Muskelaktionsfolge muß gegen die kräftigen distalen Bewegungskomponenten Widerstand gegeben werden. Die geschwächten bedürfen jedoch häufig der manuellen Unterstützung zur Erlangung des vollen Bewegungsweges.

b) *Fußgelenk:* Einleiten der Bewegung durch die Rotation der Zehen, des Fußgelenkes und der Hüfte. Der volle Bewegungsweg in diesen Gelenken muß jedoch so lange zurückgehalten werden, bis die Plantarflexion und Pronation im Fußgelenk einsetzen.
Anmerkung: Widerstand gegen die kräftigen distalen und proximalen Bewegungs-

komponenten. In Übereinstimmung mit der richtigen Muskelaktionsfolge müssen jedoch die geschwächten distalen Bewegungskomponenten zur Erlangung des vollen Bewegungsweges manuell unterstützt werden.

c) *Zehen:* Einleiten der Bewegung durch die Rotation der Zehen, des Fußgelenkes und der Hüfte. Der volle Bewegungsweg in diesen Gelenken muß jedoch so lange zurückgehalten werden, bis die Zehenflexion und die fibulare -adduktion beginnen.

Anmerkung: Widerstand gegen die kräftigeren proximalen Bewegungskomponenten. Die Betonung kann auf den Zehengrund- oder -mittelgelenken liegen oder auf einem bestimmten Gelenk eines einzelnen Zehes.

Griffe

1. *Der Patient ist in der Lage, den vollen Bewegungsweg auszuführen*

Rechte Hand greift auf die Fußsohle des Patienten, möglichst lateral (Abb. 27).
Linke Hand greift unten, außen am Oberschenkel, eben oberhalb des Kniegelenkes (Abb. 27).

2. *Der Patient hat Schwierigkeiten mit dem Bewegungseinsatz*

Rechte Hand: wie unter 1.).
Linke Hand: wie unter 1.) oder an der Ferse.

Kommando

Vorbereitungsphase: «Zehen und Fuß herunter- und herausdrücken – Ferse herausdrehen. Nun das Bein herunter- und herausstoßen zu mir. Ferse gut herausdrehen.»

Tätigkeitsphase: «Zehen und Fuß herunter und heraus – Ferse heraus – Bein herunter und herausstoßen zu mir! Knie gerade lassen!»

Zergliederung des Bewegungsmusters

Hüfte

Bewegungen: Extension, Abduktion, Innenrotation.
Wichtigste Muskeln: M. glutaeus medius und M. glutaeus minimus, M. biceps femoris (als Hüftstrecker).

Fußgelenk und Zehen

Bewegungen: Plantarflexion, Pronation, Zehenflexion mit -adduktion zur fibularen Seite.
Wichtigste Muskeln: M. gastrocnemius, M. soleus, M. peronaeus longus und M. peronaeus brevis, M. flexor digitorum longus und M. flex. digit. brevis, M. flexor hallucis brevis, M. adductor hallucis, M. flexor digiti quinti brevis, M. quadratus plantae, Mm. interossei und Mm. lumbricales.

Bewegungshemmende Faktoren: Spannungen oder Kontraktionen in allen Muskeln des antagonistischen Musters (Abb. 24).

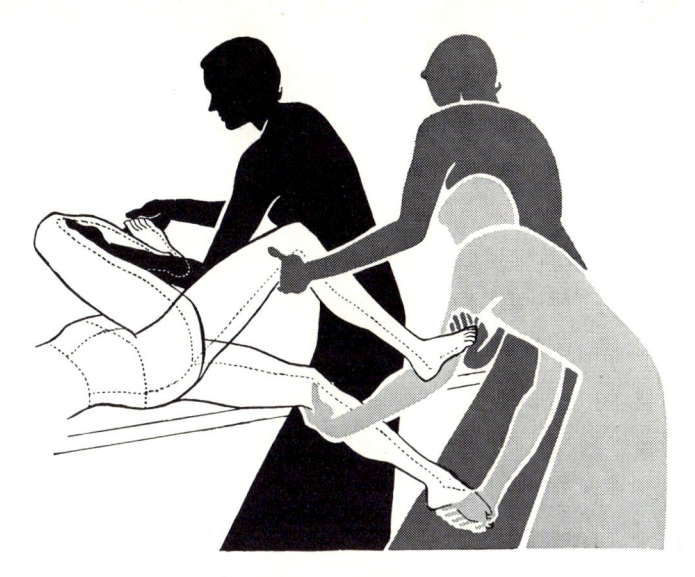

Abb. 28. Mit Knieextension

Untere Extremität

Extension-Abduktion-Innenrotation

Siehe Grundbewegungsmuster einschl. muskulärer Beteiligung (Seite 63)

Zusätzliche Bewegung: Knieextension mit Innenrotation.

Richtige Muskelaktionsfolge: Die Bewegung verläuft von distal nach proximal: Beginn an den Zehen, dann Fußgelenk – Kniegelenk – Hüfte.

Betonte Muskelaktionsfolge

Kniegelenk: Einleiten der Bewegung durch die Rotation der Zehen, des Fußgelenkes, Kniegelenkes und der Hüfte. Die volle Bewegung in diesen Gelenken muß jedoch so lange zurückgehalten werden, bis die Extension mit Innenrotation im Kniegelenk beginnt.

Kommando: «Zehen und Fuß herunter und heraus, Ferse heraus! Das Bein herunter- und herausstoßen! Knie strecken!»

Zergliederung des Bewegungsmusters

Kniegelenk

Bewegungen: Extension, Innenrotation.
Wichtigste Muskeln: M. vastus intermedius und M. vastus lateralis, M. articularis genus.

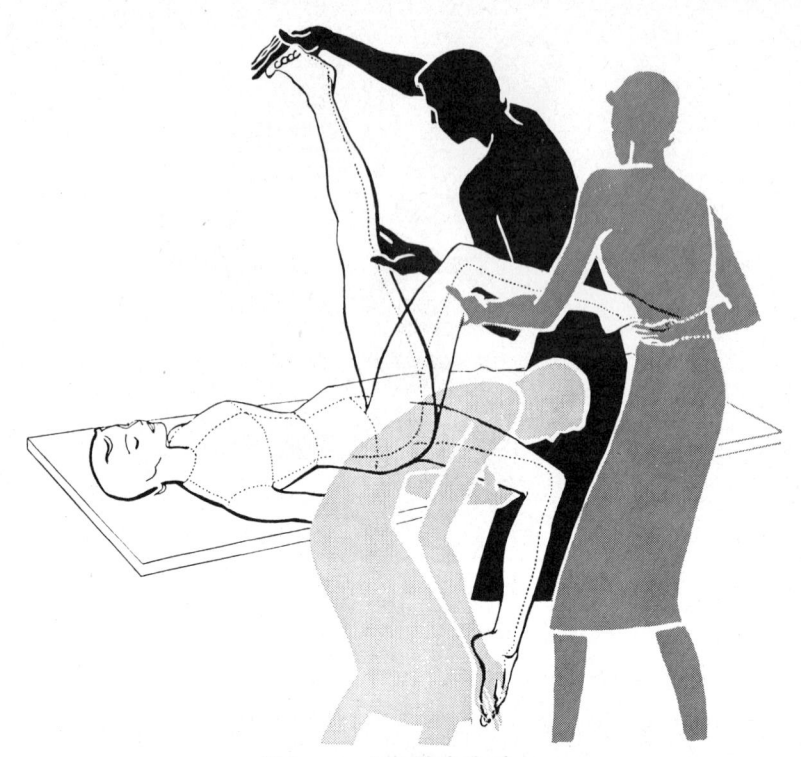

Abb. 29. Mit Knieflexion

Untere Extremität

Extension-Abduktion-Innenrotation

Siehe Grundbewegungsmuster einschl. muskulärer Beteiligung (Seite 63)

Zusätzliche Bewegung: Knieflexion mit Innenrotation.

Richtige Muskelaktionsfolge: Die Bewegung verläuft von distal nach proximal: Beginn an den Zehen, dann Fußgelenk – Kniegelenk – Hüfte.

Betonte Muskelaktionsfolge

Kniegelenk: Einleiten der Bewegung durch die Rotation der Zehen, des Fußgelenks und der Hüfte. Die volle Bewegung in diesen Gelenken muß jedoch so lange zurückgehalten werden, bis die Flexion mit Innenrotation im Kniegelenk beginnt.

Kommando: «Zehen und Fuß herunter und heraus – Ferse heraus! Bein herunter und heraus und beugen im Kniegelenk!»

Zergliederung des Bewegungsmusters

Kniegelenk

Bewegungen: Flexion, Innenrotation.
Wichtigste Muskeln: M. semitendinosus und M. semimenbranosus, M. popliteus, M. gastrocnemeus.

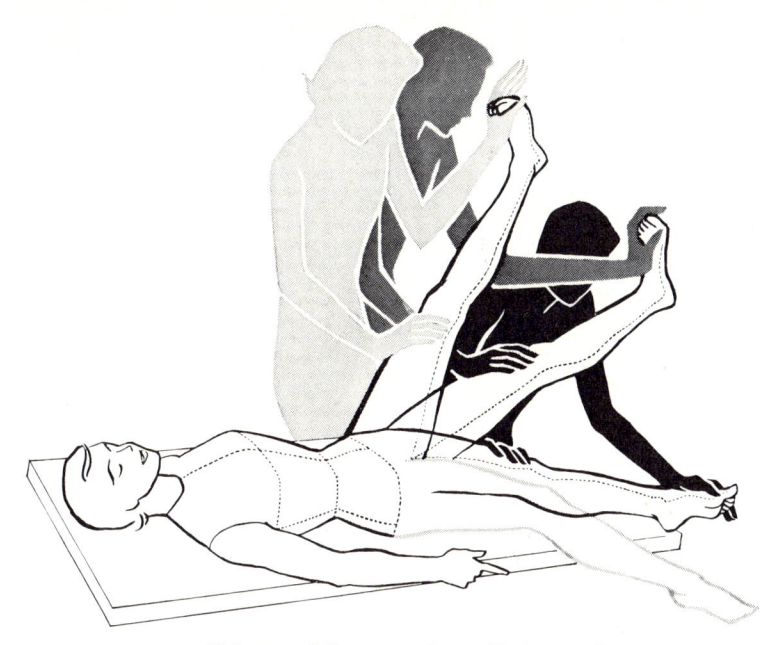

Abb. 30. Mit gestrecktem Kniegelenk

Untere Extremität

Flexion-Abduktion-Innenrotation

Grundbewegungsmuster

Antagonistisches Muster: Extension-Adduktion-Außenrotation (mit gestrecktem Knie). Abb. 33.

Bewegungskomponenten: Zehenextension und -abduktion zur fibularen Seite (die lateralen Zehen stärker als die medialen), Dorsalextension und Pronation im Fußgelenk, Hüftflexion, -abduktion und -innenrotation.

Richtige Muskelaktionsfolge: Die Bewegung verläuft von distal nach proximal: Beginn an den Zehen, dann Fußgelenk und Hüfte.

Betonte Muskelaktionsfolge

a) *Hüfte:* Einleiten der Bewegung durch die Rotation der Zehen, des Fußgelenkes und der Hüfte. Der volle Bewegungsweg in diesen Gelenken muß jedoch so lange zurückgehalten werden, bis eine Hüftbeugung und -abduktion mit -innenrotation beginnen.

Anmerkung: Wird der normale Bewegungsablauf durch übermäßigen Widerstand gegen die schwächeren distalen Bewegungskomponenten verhindert, kann die Bewegung proximal nicht stattfinden. In Übereinstimmung mit der richtigen Muskelaktionsfolge muß gegen die kräftigen distalen Bewegungskomponenten Widerstand gegeben werden; die geschwächten bedürfen jedoch häufig der manuellen Unterstützung zur Erlangung des vollen Bewegungsweges.

b) *Fußgelenk:* Einleiten der Bewegung durch die Rotation der Zehen, des Fußgelenkes und der Hüfte. Der volle Bewegungsweg in diesen Gelenken muß jedoch so lange zurückgehalten werden, bis die Dorsalextension und Pronation im Fußgelenk einsetzen.

Anmerkung: Widerstand gegen die kräftigen distalen und proximalen Bewegungskomponenten, jedoch müssen in Übereinstimmung mit der richtigen Muskelaktionsfolge die geschwächten distalen Bewegungskomponenten manuell unterstützt werden zur Erlangung des vollen Bewegungsweges.

c) *Zehen:* Einleiten der Bewegung durch die Rotation der Zehen, des Fußgelenkes und der Hüfte. Der volle Bewegungsweg in diesen Gelenken muß jedoch so lange zurückgehalten werden, bis die Zehenextension und fibulare -abduktion beginnen.

Anmerkung: Widerstand gegen die kräftigeren proximalen Bewegungskomponenten. Die Betonung kann auf den Zehengrund- oder -mittelgelenken liegen oder auch auf einem bestimmten Gelenk eines einzelnen Zehes.

Griffe

1. *Der Patient ist in der Lage, den vollen Bewegungsweg auszuführen*

Linke Hand greift auf den Fußrücken des Patienten, möglichst lateral und distal. Unnötiger Druck auf der Fußsohle sollte vermieden werden. Abb. 30.

Rechte Hand greift oben, außen auf den Oberschenkel des Patienten, eben oberhalb vom Kniegelenk. Abb. 30.

2. *Der Patient hat Schwierigkeiten mit dem Bewegungseinsatz*

Linke Hand: wie unter 1).

Rechte Hand greift oben, außen auf den Oberschenkel des Patienten, eben oberhalb vom Knie oder an der Außenseite der linken Ferse.

Kommando

Vorbereitungsphase: «Ziehen Sie Ihren Fuß hoch und heraus, und drehen Sie Ihre Ferse heraus. Nun das Bein hoch- und herausziehen, soweit wie möglich.»

Tätigkeitsphase: «Fuß hoch und heraus – Ferse heraus – Bein hoch und heraus zu mir!»

Zergliederung der Bewegungsmuster

Hüfte

Bewegungen: Flexion-Abduktion, Innenrotation.

Wichtigste Muskeln: M. tensor fasciae latae, M. rectus femoris (als Hüftbeuger).

Fußgelenk und Zehen

Bewegungen: Dorsalextension, Pronation, Zehenextension mit -abduktion zur fibularen Seite.

Wichtigste Muskeln: M. extensor digitorum longus und M. ext. digit. brevis, M. extensor hallucis longus, M. peronaeus brevis und M. peronaeus tertius, M. abductor digiti quinti, Mm. interossei und Mm. lumbricales.

Bewegungshemmende Faktoren: Spannungen oder Kontrakturen in allen Muskeln des antagonistischen Musters. (Abb. 33).

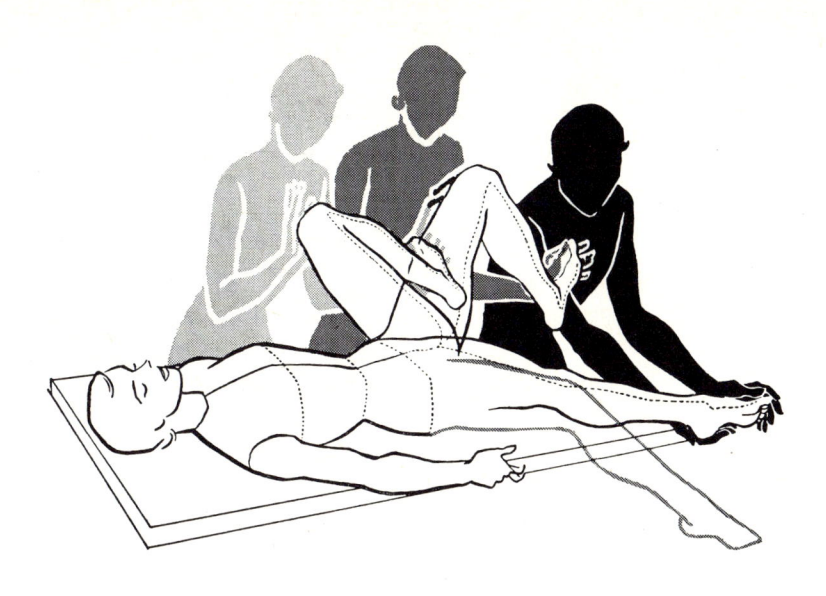

Abb. 31. Mit Knieflexion

Untere Extremität

Flexion-Abduktion-Innenrotation

Siehe Grundbewegungsmuster einschl. muskulärer Beteiligung (Seite 67)

Zusätzliche Bewegung: Knieflexion mit Innenrotation.

Richtige Muskelaktionsfolge: Die Bewegung verläuft von distal nach proximal: Beginn an den Zehen, dann Fußgelenk – Kniegelenk – Hüfte.

Betonte Muskelaktionsfolge

Kniegelenk: Einleiten der Bewegung durch die Rotation der Zehen, des Fußgelenkes und der Hüfte. Die volle Bewegung in diesen Gelenken muß jedoch so lange zurückgehalten werden, bis die Flexion mit Innenrotation im Kniegelenk beginnt.

Kommando: «Fuß hoch und heraus – Ferse heraus! Bein hoch und heraus und beugen im Knie! Unterschenkel heraus zu mir!»

Zergliederung des Bewegungsmusters

Bewegung: Flexion mit Innenrotation.

Wichtigste Muskeln: M. semitendinosus, M. semimembranosus, M. popliteus, M. gastrocnemeus.

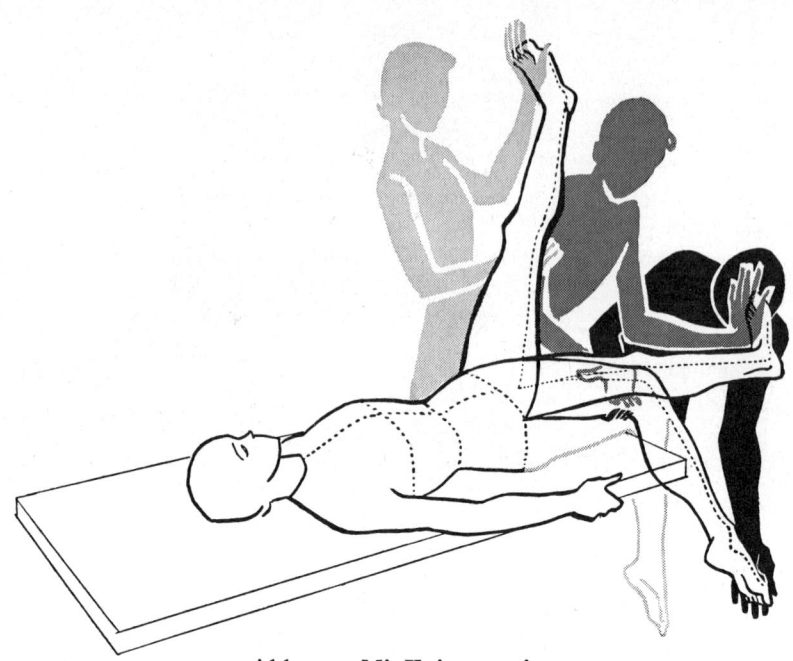

Abb. 32. Mit Knieextension

Untere Extremität

Flexion-Abduktion-Innenrotation

Siehe Grundbewegungsmuster einschl. muskulärer Beteiligung (Seite 67)

Zusätzliche Bewegung: Knieextension mit Innenrotation.

Richtige Muskelaktionsfolge: Die Bewegung verläuft von distal nach proximal: Beginn an den Zehen, dann Fußgelenk – Kniegelenk – Hüfte.

Betonte Muskelaktionsfolge

Kniegelenk: Einleiten der Bewegung durch die Rotation der Zehen, des Fußgelenkes, Kniegelenkes und der Hüfte. Die volle Bewegung in diesen Gelenken muß jedoch so lange zurückgehalten werden, bis die Extension mit Innenrotation im Kniegelenk beginnt.

Kommando

«Fuß hoch und heraus, Ferse heraus! Bein hoch und heraus und strecken im Knie!»

Zergliederung des Bewegungsmusters

Kniegelenk

Bewegung: Extension mit Innenrotation.
Wichtigste Muskeln: M. vastus intermedius und M. vastus lateralis, M. rectus femoris, M. articularis genus.

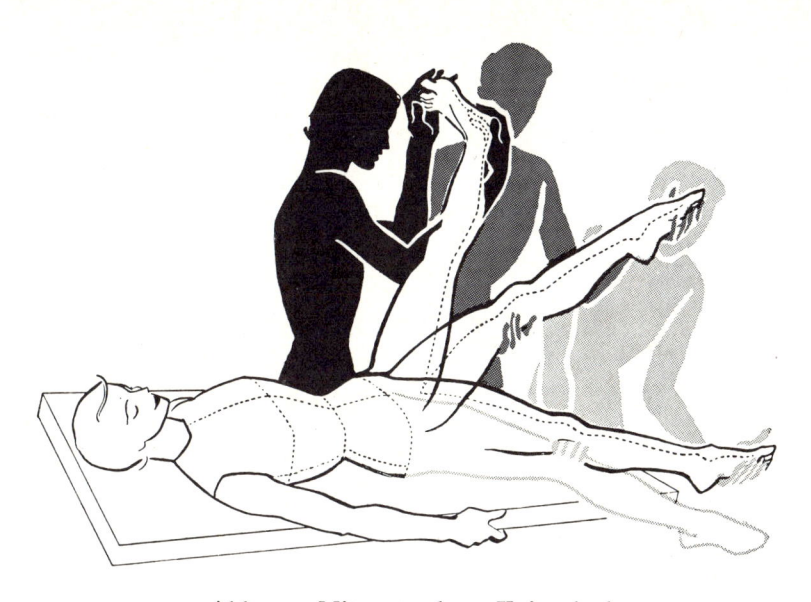

Abb. 33. Mit gestrecktem Kniegelenk

Untere Extremität

Extension-Adduktion-Außenrotation

Grundbewegungsmuster

Antagonistisches Muster: Flexion-Abduktion-Innenrotation (mit gestrecktem Knie). Abb. 30.

Bewegungskomponenten: Zehenflexion und -adduktion zur tibialen Seite (die medialen Zehen stärker als die lateralen), Plantarflexion und Supination im Fußgelenk, Hüftextension, -adduktion und -außenrotation.

Richtige Muskelaktionsfolge: Die Bewegung verläuft von distal nach proximal: Beginn an den Zehen, dann Fußgelenk und Hüfte.

Betonte Muskelaktionsfolge

a) *Hüfte:* Einleiten der Bewegung durch die Rotation der Zehen, des Fußgelenkes und der Hüfte. Der volle Bewegungsweg in diesen Gelenken muß jedoch so lange zurückgehalten werden, bis die Hüftextension und -adduktion mit Außenrotation beginnen.
Anmerkung: Wird der normale Bewegungsablauf durch übermäßigen Widerstand gegen die schwächeren distalen Bewegungskomponenten verhindert, kann die Bewegung proximal nicht stattfinden. In Übereinstimmung mit der richtigen Muskelaktionsfolge muß gegen die kräftigen distalen Bewegungskomponenten Widerstand gegeben werden. Die geschwächten bedürfen jedoch häufig der manuellen Unterstützung zur Erlangung des vollen Bewegungsweges.

b) *Fußgelenk:* Einleiten der Bewegung durch die Rotation der Zehen, des Fußgelenkes und der Hüfte. Der volle Bewegungsweg in diesen Gelenken muß jedoch so lange zurückgehalten werden, bis die Plantarflexion und Supination im Fußgelenk einsetzen.
Anmerkung: Widerstand gegen die kräftigeren distalen und proximalen Bewegungskomponenten. In Übereinstimmung mit der richtigen Muskelaktionsfolge müssen jedoch die geschwächten distalen Bewegungskomponenten zur Erlangung des vollen Bewegungsweges manuell unterstützt werden.
c) *Zehen:* Einleiten der Bewegung durch die Rotation der Zehen, des Fußgelenkes und der Hüfte. Der volle Bewegungsweg in diesen Gelenken muß jedoch so lange zurückgehalten werden, bis die Zehenflexion und tibiale -adduktion beginnen.
Anmerkung: Widerstand gegen die kräftigeren proximalen Bewegungskomponenten. Die Betonung kann auf den Zehengrund- oder -mittelgelenken liegen oder auf einem bestimmten Gelenk eines einzelnen Zehes.

Griffe

1. *Der Patient ist in der Lage, den vollen Bewegungsweg auszuführen*

Linke Hand greift auf die Fußsohle des Patienten, möglichst medial (Abb. 33).
Rechte Hand greift unten innen am Oberschenkel, eben oberhalb des Kniegelenkes (Abb. 33 in der 2. und 3. Arbeitsphase).

2. *Der Patient hat Schwierigkeiten mit dem Bewegungseinsatz*

Linke Hand: wie unter 1.
Rechte Hand: wie unter 1. oder an der Ferse (illustriert in der Ausgangsstellung).

Kommando

Vorbereitungsphase: «Zehen und Fuß herunter- und hereindrücken, Ferse hereindrehen. Nun das Bein herunter- und hereinstoßen. Ferse gut hereindrehen.»
Tätigkeitsphase: «Zehen und Fuß herunter und herein, Ferse herein! Bein herunter- und hereinstoßen! Knie gerade lassen!»

Zergliederung der Bewegungsmuster

Hüfte

Bewegungen: Extension, Adduktion, Außenrotation.
Wichtigste Muskeln: M. glutaeus maximus, M. piriformis, Mm. gemelli, M. obturator internus, M. quadratus femoris, M. adductor magnus, M. semimembranosus und M. semitendinosus (als Hüftstrecker).

Fußgelenk und Zehen

Bewegungen: Plantarflexion, Supination, Zehenflexion mit -adduktion zur tibialen Seite.
Wichtigste Muskeln: M. gastrocnemeus, M. soleus, M. plantaris, M. tibialis post., M. flexor digitorum longus und M. flexor digitorum brevis, M. flexor hallucis longus und M. flexor hall. brevis, M. quadratus plantae, Mm. interossei und Mm. lumbricales.
Bewegungshemmende Faktoren: Spannungen oder Kontrakturen in allen Muskeln des antagonistischen Musters (Abb. 30).

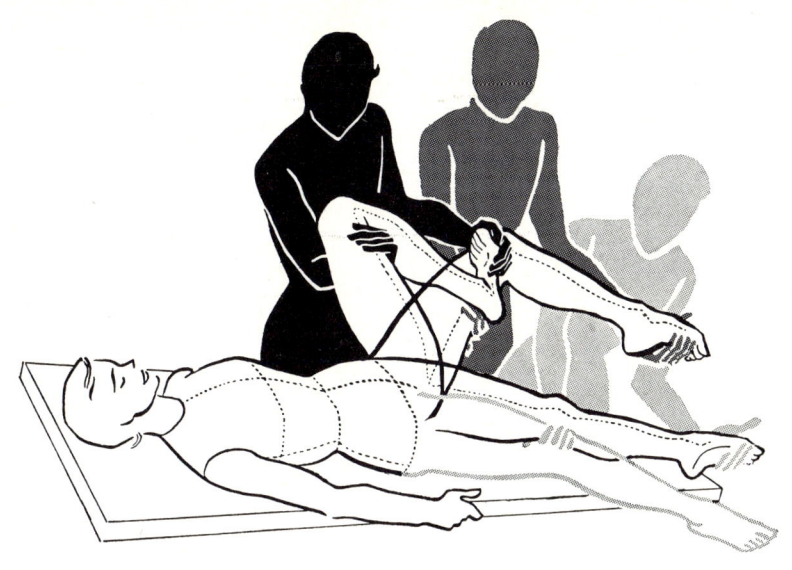

Abb. 34. Mit Knieextension

Untere Extremität

Extension-Adduktion-Außenrotation

Siehe Grundbewegungsmuster einschl. muskulärer Beteiligung (Seite 71)

Zusätzliche Bewegung: Knieextension mit Außenrotation.

Richtige Muskelaktionsfolge: Die Bewegung verläuft von distal nach proximal: Beginn an den Zehen, dann Fußgelenk – Kniegelenk – Hüfte.

Betonte Muskelaktionsfolge

Kniegelenk: Einleiten der Bewegung durch die Rotation der Zehen, des Fußgelenkes, Kniegelenkes und der Hüfte. Die volle Bewegung in diesen Gelenken muß jedoch so lange zurückgehalten werden, bis die Extension mit Außenrotation im Kniegelenk beginnt.

Kommando: «Zehen und Fuß herunter und herein, Ferse herein! Bein herunter- und hereinstoßen und strecken im Knie!»

Zergliederung des Bewegungsmusters

Kniegelenk

Bewegungen: Extension, Außenrotation.
Wichtigste Muskeln: M. vastus medialis, M. articularis genus.

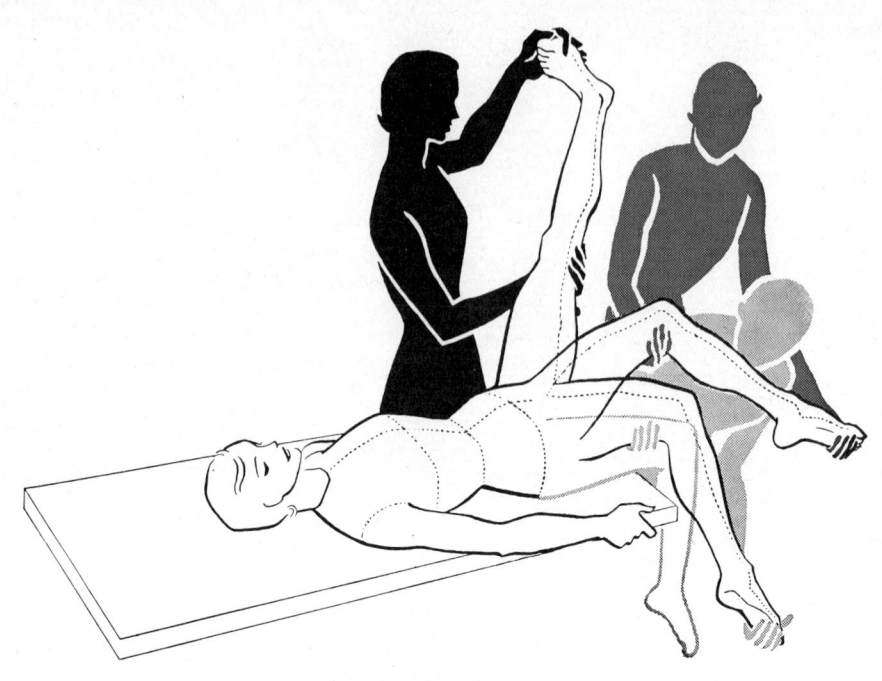

Abb. 35. Mit Knieflexion

Untere Extremität

Extension-Adduktion-Außenrotation

Siehe Grundbewegungsmuster einschl. muskulärer Beteiligung (Seite 71)

Zusätzliche Bewegung: Knieflexion mit Außenrotation.

Richtige Muskelaktionsfolge: Die Bewegung verläuft von distal nach proximal: Beginn an den Zehen, dann Fußgelenk – Kniegelenk – Hüfte.

Betonte Muskelaktionsfolge

Kniegelenk: Einleiten der Bewegung durch die Rotation der Zehen, des Fußgelenkes und der Hüfte. Die volle Bewegung in diesen Gelenken muß jedoch so lange zurückgehalten werden, bis die Flexion mit Außenrotation im Kniegelenk beginnt.

Kommando: «Zehen und Fuß herunter und herein, Ferse herein! Bein herunter- und hereinziehen und beugen im Knie!»

Zergliederung des Bewegungsmusters

Kniegelenk

Bewegungen: Flexion, Außenrotation.
Wichtigste Muskeln: M. biceps femoris, M. gastrocnemeus, M. plantaris.

BETONTE MUSKELAKTIONSFOLGE UND VARIATIONEN IM BEWEGUNGSAUSMASS

Die betonte Muskelaktionsfolge für die verschiedenen Drehpunkte ist bei jedem Komplexbewegungsmuster beschrieben worden. Wird der betonte Bewegungsablauf als Technik angewandt, variiert das Bewegungsausmaß je nach Betonung des Drehpunktes. Liegt die Betonung auf einem proximalen Drehpunkt, so ist das volle Bewegungsausmaß nötig; liegt die Betonung auf einem distalen Drehpunkt, so kann der volle Bewegungsweg im proximalen Gelenk durch Widerstand verhindert werden, um die distale Bewegung anzuregen oder die Reaktion zu erhöhen. Die Figuren auf dieser und der nächsten Seite zeigen Beispiele verschiedener Variationen im Bewegungsausmaß. Die Bewegungskomponenten und die wichtigsten Muskeln bleiben in allen Drehpunkten die gleichen wie bei dem vollen Bewegungsweg.

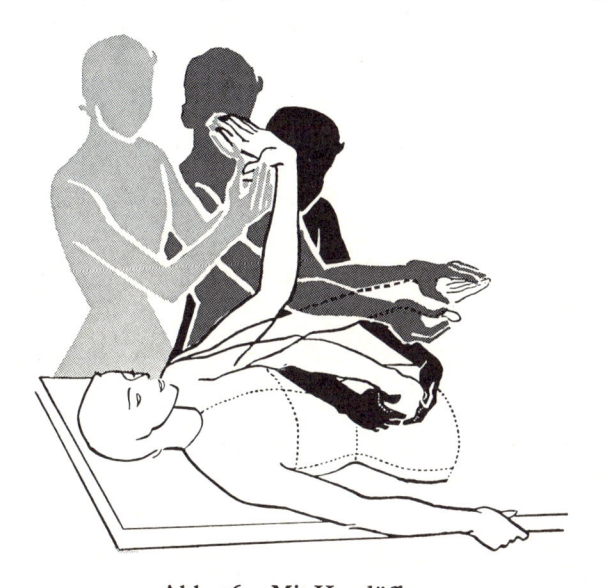

Abb. 36. Mit Handöffnen

Obere Extremität

Elevation-Abduktion-Außenrotation

Die Benotung der distalen Drehpunkte – Handgelenk und Finger – verhindert den vollen Bewegungsweg in der Schulter. Siehe auf Abb. 46, den vollen Bewegungsweg des Elevations-Abduktion-Außenrotationsmusters (mit gestrecktem Ellenbogen).

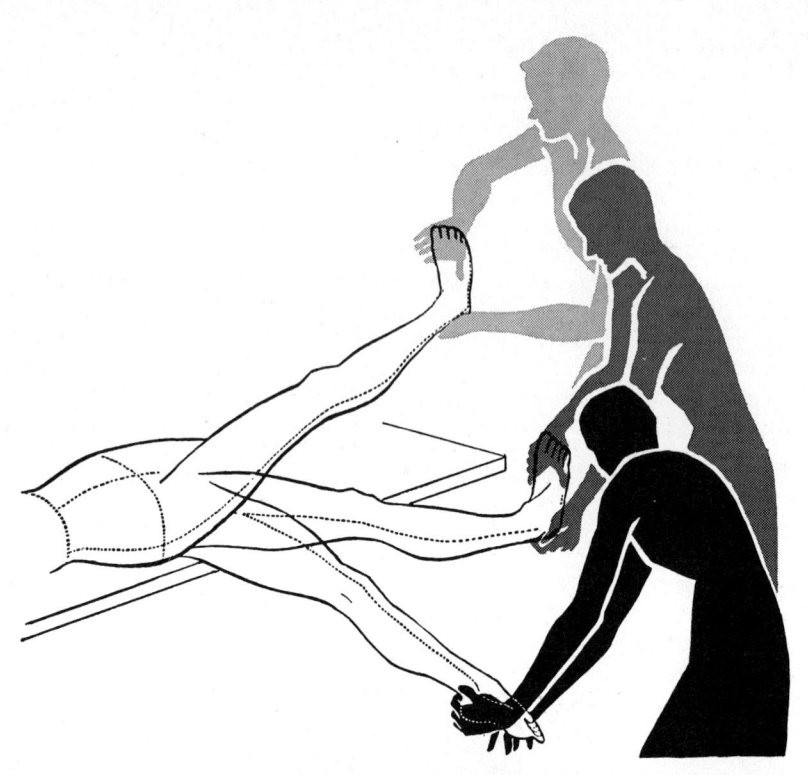

Abb. 37. **Dorsalflexion und Supination im Fußgelenk**

Untere Extremität

Flexion-Adduktion-Außenrotation

Die Betonung der distalen Drehpunkte – oberes und unteres Sprunggelenk – verhindert den vollen Bewegungsweg in der Hüfte. Siehe auf Abb. 58 den vollen Bewegungsweg des Flexions-Adduktions-Außenrotationsmusters (mit gestrecktem Knie).

2. Techniken zur Bewegungsbahnung

EINLEITUNG

Innerhalb des Repertoirs von Techniken, die zur Bahnung oder Förderung der Bewegung und Haltung angewandt werden, gibt es gewisse grundsätzliche Möglichkeiten. Diese werden Teil der Behandlung von jedem Patienten, soweit das Krankheitsbild die Anwendung zuläßt. Diese Techniken können im weitesten Sinne mit und auch ohne die völlige Mitarbeit des Patienten angewandt werden; wenn der Patient sich bewegt, leitet die Krankengymnastin ihn und beeinflußt seine Reaktion. Es kommt darauf an, wie die Therapeutin dem Patienten gegenübertritt, wie wirksam die Griffe sind, wie sich die Krankengymnastin mit dem Patienten verständigt, wie sie auf die Bemühungen des Patienten reagiert und ein Teil seiner Bemühungen wird, wie es durch richtige Muskelaktionsfolgen zu einer Koordination kommt und durch Bekräftigung die Reaktion zunimmt und die Ermüdung verhindert wird. Somit gehören dazu: Die Griffe, das Kommando und die Verständigung, die Dehnung, Zug und Annäherung, maximaler Widerstand, normale Muskelaktionsfolge und Verstärkungsmuster mit betonter Muskelaktionsfolge, kombinierte Bewegungsmuster und Bewegungen mit Erholungsphasen.

Außer diesen grundsätzlichen Möglichkeiten, gibt es eine große Anzahl spezifischer Techniken, die zum größten Teil von der Mitarbeit des Patienten und seinen willkürlichen Anstrengungen abhängt. Wann und wo immer möglich, wird versucht, die willkürliche Kontrolle von Bewegung und Haltung zu fördern. Die aktive Mitarbeit des Patienten, zusammen mit wohldosiertem Widerstand von seiten der Krankengymnastin, ermöglicht die Anwendung bestimmter Techniken zur Stimulierung und Förderung und zur Entspannung und Hemmung. Förderung und Hemmung sind nicht voneinander zu trennen. Eine Technik, die die Reaktion des Agonisten unterstützt oder fördert, fördert gleichzeitig die Entspannung oder Hemmung des Antagonisten.

Diese spezifischen Techniken können folgendermaßen zergliedert werden: Sollen sie in erster Linie auf den Agonisten wirken, soll der Antagonist hauptsächlich eingesetzt werden, um den Agonisten zu fördern, oder soll es zu einer Entspannung und Hemmung des Antagonisten kommen? Da Förderung und Hemmung nicht zu trennen sind, gibt es Wirkungen, die sich überlappen.

Techniken, die sich hauptsächlich auf den Agonisten beziehen, sind die «wiederholten Kontraktionen» und die «rhythmische Bewegungseinleitung»; «Wiederholung von Bewegungen in der gewünschten Richtung». Techniken, bei denen der Antagonist eingesetzt wird zur Förderung des Agonisten, sind die «Techniken der antagonistischen Umkehr», «langsame Umkehr», «langsame Umkehr mit Halten» und «rhythmische Stabilisation». Wird der Antagonist eingesetzt zur Förderung des Agonisten, muß eine aktive Wechselwirkung vorhanden sein. Die Techniken, die sich hauptsächlich auf die Entspannung und Hemmung des Antagonisten beziehen, sind die Entspannungstechniken wie Anspannen – Entspannen, Halten – Entspannen und langsame Bewegungsumkehr – Halten – Entspannen. Während es durch eine Technik, mit der die Entspannung des Antagonisten erreicht wird, vermutlich sekundär zu einer Förderung des Agonisten kommt, sind diese Techniken höchst wertvoll zur Anbahnung von Entspannungen. Sie sind ein Ersatz für das «passive Dehnen», das üblicherweise angewandt wurde, um das passive Bewegungsausmaß zu vergrößern, wodurch aber nicht die Entwicklung von Kraft und Ausdauer des Agonisten unterstützt wird.

Diese spezifischen Techniken werden selten einzeln angewandt, üblicherweise werden sie kombiniert zur Unterstützung des gewünschten Ziels. Werden Techniken der «antagonistischen Umkehr und Entspannung» angewandt, werden meistens anschließend wiederholte Kontraktionen durchgeführt zur Betonung der gewünschten Bewegungsrichtung. Eine willkürliche Aufstellung von ausgewählten Techniken kann nicht gegeben werden. Die verschiedenen Probleme des Patienten, der Grad der Behinderung und Schmerzen sind Faktoren, die die Behandlung und die Auswahl beeinflussen. Die Zusammenfassung von Techniken in Tabelle 1 gibt gewisse Richtlinien bezüglich Indikation und Kontraindikation.

Aus der großen Anzahl spezifischer Techniken kann eine Auswahl getroffen werden, so daß die Grundübungen ergänzt und angepaßt werden an die Bedürfnisse des Patienten. Wird nun noch der diagonal-spiralförmige Bewegungsablauf beachtet, sowohl bei den einzelnen wie bei den kombinierten Bewegungsabläufen und den Techniken für Bewegung und Haltung, so wird die Übungsbehandlung noch wirksamer.

GRUNDSÄTZLICHES

Grifftechnik

Die Behandlung eines Patienten erfordert die richtigen und sicheren Griffe der Krankengymnastin. Der durch den Griff ausgeübte Druck kann als förderndes Moment wirken (Lit. 8). Diese Tatsache kann sehr einfach an gesunden Menschen demonstriert werden. Wird z. B. der Ellenbogen gegen Widerstand mit Druck auf den M. biceps brachii gebeugt, wird der Betreffende in der Lage sein, die Bewegung kräftig durchzuführen und einen entsprechend starken Widerstand in der Annäherung zu halten. Wird dagegen ein gleich starker Druck auf den M. triceps ausgeübt, während der Ellenbogen gebeugt wird, so wird der Betreffende nur schwerlich den M. biceps brachii so wirkungsvoll anspannen und kräftig halten können. Dieser Test ist besonders überzeugend, wenn der Patient nur unter Einsatz seiner maximalen Kraft in der Lage ist, den vollen Bewegungsweg auszuführen.
Durch den Griff muß ein Druck auf die für das Muster verantwortlichen Muskelgruppen, Sehnen und Gelenke ausgeübt werden, der als Widerstand in der Bewegungsrichtung wirkt. Der Griff der Krankengymnastin muß zweckmäßig sein, darf aber keinen schmerzhaften Reiz setzen, durch den eine Fluchtreaktion hervorgerufen werden könnte, die die geforderten bewußten und kontrollierten Bewegungen hindert. Der Griff muß etwas variiert werden bei Änderung des betonten Drehpunktes und bei speziellem Druck auf einen Muskel oder eine Muskelgruppe. Der Griff kann eine Forderung bedeuten oder aber auch dem Patienten Sicherheit geben. Letzteres besonders dann, wenn der Patient Schmerzen hat. In diesem Fall sollte dann der Druck auf Agonist und Antagonist gleichmäßig sein.
Der Druck kann auch eine Hilfe für den Patienten bedeuten, um ihm verständlich zu machen, in welche Bewegungsrichtung er ziehen soll. Wenn z. B. der Patient seinen Kopf beugt mit einer Rotation nach li., wird ein festes Klopfen an seiner li. Brustseite ein Hinweis für die Bewegungsrichtung sein.

Vorschläge zum Erlernen der Griffe

1. Übe das richtige Anlegen der Hände bei einem bestimmten Muster. Lasse eine Versuchsperson den vollen Bewegungsweg aktiv zurücklegen.

a) Konnte der volle Bewegungsweg ausgeführt werden, oder wurde er durch die Hände verhindert?

b) Waren die Hände so angelegt, daß ein Druck auf die Muskelgruppen, Sehnen und Gelenke, die an der Bewegung beteiligt waren, ausgeübt wurde?

Kommandos und Verständigung

Die Verständigung mit dem Patienten basiert auf sensorischen Reizen. Die manuelle Berührung der Haut, dem Patienten sagen, was er tun soll, und das Hinsehen, um eine zielgerichtete Bewegung zu erreichen, sind Formen der Verständigung, die die Aufmerksamkeit des Patienten erfordern. Hautreize können sowohl räumlich als auch

in der zeitlichen Folge zugeordnet werden. Das Sehen erfaßt den Raum, während das Hören ein Sinn für zeitliche Differenzierung ist (Lit. 4).
Die Kommandos sind eine Forderung an den Patienten. Um einen ausreichenden Antrieb zu erlangen, müssen Entwicklungsniveau und Fähigkeiten des Patienten beachtet werden. Kommandos für einen aufgeweckten normal innervierten Erwachsenen werden sich z. B. in der Ausdrucksweise von denen für ein sechs Monate altes Kind sehr unterscheiden. Haben wir es mit einer niedrigen Entwicklungsstufe und einer geringen geistigen Mitarbeit zu tun, kann der ausreichende Antrieb eher durch einen Berührungsreiz als durch das gesprochene Wort erreicht werden.
Der Ton der Stimme kann die Qualität der Reaktion erheblich beeinflussen. Starke, scharfe Kommandos lösen eine maximale Aktivierung der Bewegung aus. Zu häufige Anwendung birgt die Gefahr der Gewöhnung in sich. Gemäßigte Tonstärke ist angezeigt, wenn der Patient schon mit größter Anstrengung reagiert und um vorbereitende Kommandos zu geben. Eine sanfte, beruhigende Stimme gibt Patienten mit Schmerzen Mut und Sicherheit.
Die vorbereitenden Kommandos müssen klar und kurz sein. Sie können verständlicher gemacht werden, indem die gewünschte Bewegung demonstriert wird. Wenn der Patient weiß, was er tun soll, und die Bewegungsabläufe kennt, hat er Vertrauen, was besonders bei schmerzhaften Zuständen wichtig ist.
Das Bewegungskommando muß kurz, klar und der Bewegung entsprechend sein. «Stoßen» oder «Ziehen» sind die Kommandos für die isotonischen Kontraktionen, «Halten» für die isometrischen, «Lösen» oder «Locker lassen» die Aufforderung für die bewußte Entspannung. Der genaue zeitliche Einsatz des Übungsauftrages ist von besonderer Wichtigkeit. Durch vorzeitiges Kommando kommt es zu einer schlechten Bewegungseinleitung, und die Krankengymnastin verliert die Kontrolle über die Bewegung. Eine Verzögerung hingegen führt zu einer Verringerung der Reaktion besonders dann, wenn der Dehnungsreflex eingesetzt wird. Der richtige Einsatz des anfeuernden Kommandos erfordert die Aufmerksamkeit von Patient und Krankengymnastin und verbietet unnötiges Reden bei der Arbeit. Eine Unterhaltung in der Arbeitspause kann erholend und anregend wirken.
Die Kommandos, die bei den Bewegungsbeschreibungen angegeben werden, sind Beispiele und können sowohl bei freien aktiven Bewegungen wie bei geführten oder Widerstandsbewegungen gegeben werden. Die Kommandofolge berücksichtigt die richtige Muskelaktionsfolge innerhalb des Bewegungsmusters, die betonten Drehpunkte und die spezielle Technik, die angewandt wird. Die Ansage für die richtige Muskelaktionsfolge sollte zuerst erlernt werden und erst dann für die Aktionsfolge mit Betonung in Verbindung mit der wiederholten Kontraktion angewandt werden. Zum Schluß sind die Kommandos für alle anderen Techniken zu erlernen.
Zur Selbstkontrolle stelle man sich folgende Fragen:

1. Helfen meine Hände und Worte, daß der Patient versteht, was von ihm erwartet wird?
2. Habe ich ihn aufgefordert zu «ziehen» oder zu «stoßen», wenn ich meinte, er soll «halten»?
3. Wurde die richtige Muskelaktionsfolge beachtet
und durch mein Kommando unterstützt?
4. War mein Kommando auf die Betonung des Drehpunktes eingestellt?
5. Wäre die Reaktion des Patienten eine bessere gewesen, wenn ich einen anderen Ton gewählt hätte?

Die Dehnung

Der Reiz

Daß Muskeln, die gedehnt sind mit größerer Kraft reagieren, ist eine physiologische Tatsache (Lit. 10). Aus diesem Grunde kann die Dehnung als Reiz ausgenutzt werden.
Um einen Dehnungsreiz in einem bestimmten Muster zu erhalten, muß der zu beübende Körperteil in eine extreme Dehnlage gebracht werden, d. h. in die völlige Annäherung der Muskulatur des antagonistischen Musters. Die schwarze Figur der Krankengymnastin im Bildteil dieses Buches stellt die Ausgangsstellung für ein Muster dar. Nur bei Berücksichtigung aller Bewegungskomponenten eines Musters wird ein maximaler Dehnungsreiz gesetzt. Hierbei muß der rotierenden Komponente erste und letzte Beachtung geschenkt werden, denn erst durch sie wird die vollständige Dehnung aller beteiligten Muskeln erreicht. In der Ausgangsstellung eines bestimmten Musters sollte soweit gegangen werden, daß eine Spannung in allen beteiligten Muskeln zu spüren ist.

Der Dehnungsreflex

Ist die dehnende Ausgangsstellung eingenommen, kann noch zusätzlich ein Dehnungsreflex vermittelt werden. Der Reflex kann dadurch ausgelöst werden, daß der Behandler den Körperteil «schnell» über den Punkt der Spannung hinaus nimmt, wobei sicher sein muß, daß alle beteiligten Muskeln, unter besonderer Berücksichtigung der rotierenden Komponente, gedehnt sind. Im selben Augenblick, wo der Reflex ausgelöst wird, versucht der Patient zu bewegen. Um sicher zu sein, daß die Dehnung und der Bewegungsimpuls des Patienten gleichzeitig erfolgen, sollte das Kommando sein «Ziehen Sie» oder «Stoßen Sie». So ist der Patient vorbereitet, wann er versuchen soll zu bewegen.
Selbst bei völlig gelähmter Muskulatur kann eine Kontraktion über den Reflexbogen erfolgen, wenn der Dehnungsreflex ausgelöst wird. (Lit. 24) Dieser Kontraktion folgt eine Entspannung der gedehnten Muskeln. Wichtig ist die Wiederholung des Dehnungsreflexes, gekoppelt mit der gleichzeitigen Anstrengung des Patienten sich zu bewegen. Der Dehnungsreflex kann sowohl zum Auslösen einer Willkürbewegung eingesetzt werden wie zur Kraftsteigerung und Verbesserung der Reaktion bei schwachen Bewegungen. Auch dem Patienten mit gesunder Innervation hilft der Dehnungsreflex die Bewegungsmuster müheloser zu erlernen und auszuführen. Schmerzen sollten auf jeden Fall bei der Auslösung des Dehnungsreflexes vermieden werden. Die Technik ist kontraindiziert bei Patienten, die sowieso unter Schmerzen leiden, oder bei solchen, bei denen keine plötzlichen Bewegungen durchgeführt werden dürfen.
Sowohl beim Einsetzen des Dehnungsreizes wie des Dehnungsreflexes wird immer ein Kommando zur Willkürbewegung gegeben. Dadurch kann eine eventuell noch vorhandene willkürliche Kontrolle leichter ausgelöst werden. Der Dehnungsreflex kann wiederholt eingesetzt werden, so wie in der Technik der «Wiederholten Kontraktionen».

Besonders zur Stimulation der Beugeraktivität sollte der Dehnungsreflex überlegt eingesetzt werden. Beim Überwiegen des Beugereflexes kommt es zu einem gestörten Gleichgewicht zwischen Beugern und Streckern.

Vorschläge zum Erlernen

1. Dehnungsreiz
a) Übe die Dehnstellung eines Körperteils in einem Bewegungsmuster, bis zum Punkt der Spannung.
b) Beachte erst die Rotation im proximalen Gelenk und dann die übrigen Komponenten von proximal nach distal.

2. Dehnungsreflex
a) Übe es, einen Körperteil bis an den Punkt der Spannung zu bringen.
b) Bewege den Körperteil «schnell» über den Spannungspunkt hinweg.
c) Synchronisiere das Kommando, so daß Krankengymnastin und Patient zusammenarbeiten.

3. Wurde die Rotation sowohl zuerst wie zuletzt beachtet?

4. Stimmten die Bemühungen vom Patienten und Behandler überein?

5. Wird Schmerz vermieden?

Zug und Druck

Durch den Zug und Druck, d.h. Trennen und Aufeinanderpressen der Gelenkflächen, werden die Gelenkrezeptoren angesprochen. Diese sind verantwortlich für die wechselhaften Gelenkstellungen. Wahrscheinlich hängt der Effekt der Gelenkrezeptoren, ausgelöst durch Motoneuronreaktionen, von der Stellung des Gelenkes und der Art der Gelenkbewegung ab (Lit. 1).
Bei der Behandlung scheint Zug die Bewegung zu fördern, während Druck die Stabilität oder die Aufrechterhaltung einer Stellung unterstützt.
Zug oder Druck, d. h. das Auseinanderziehen der Gelenkflächen oder der Druck auf dieselben, sind ein wichtiges Reizmittel für die propriozeptiven Zentren, die die Gelenke selbst versorgen. Im allgemeinen gilt Zug bei ziehenden Bewegungen und Druck bei Stoßbewegungen. Das entspricht den normalen Verhältnissen. Versucht z. B. jemand ein Gewicht anzuheben, werden die Gelenkflächen durch das Gewicht auseinandergezogen, wenn die Muskeln sich nicht kontrahieren, um das Hochheben auszuführen. Wird ein schwerer Gegenstand geschoben, nähern sich die Gelenkflächen durch den Kontakt mit dem Gegenstand und die Verkürzung der arbeitenden Muskelgruppen.
Besteht eine deutliche Schwäche, sollte Zug oder Druck während der aktiven Bewegung beibehalten werden. Bei Patienten mit akuten Symptomen können Druck oder Zug kontraindiziert sein. Bei Arthritis wird die Bewegungsbreite durch den Zug häufig gefördert.

Druck kann einbesetzt werden, um den Haltungsreflex zu stimulieren. Durch einen plötzlich einsetzenden Druck auf die Schultern kann die Sitzbalance gefördert werden. Diese Technik ist besonders wirkungsvoll bei möglichst gestreckter Wirbelsäule. Indem der Druck ausgeführt wird, wird der Patient aufgefordert zu «Halten», während zur gleichen Zeit an einer Schulter vorn und an der anderen hinten Widerstand gegeben wird. Der Patient versucht sich so starr wie möglich zu halten, damit die Rumpfrotation verhindert wird. Zur Förderung der Balance im Stehen kann der Druck am Becken gegeben werden. Aber auch hier ist wieder die Stellung der Gelenke wichtig. Indem der Beckenkamm an jeder Seite gefaßt wird, sollte das Becken gekippt sein und die Extremitäten gestreckt. Dann wird plötzlich Druck auf Becken und Beine gegeben mit dem Kommando «Halten». Widerstand gegen die Beckenrotation, während der Patient seine Stellung aufrechterhält, fördert die Stabilität.
Bei den Bodenübungen auf der Matte kann die Haltefunktion der Arme dadurch verbessert werden, daß Druck auf die Schulterblätter ausgeübt wird, während der Patient im Vierfüßlerstand steht.
Druck wird immer beim Gehen gegen Widerstand eingesetzt, außer wenn er kontraindiziert ist. Sehr wirkungsvoll ist es, wenn der Druck im Wechsel gegeben wird, und zwar immer auf das Standbein. Dieses kann sowohl durch Druck auf die Schulter wie auf das Becken erfolgen.

Vorschläge zur Erlernung der Anwendung von Zug und Druck

1. Übe das Anwenden von Zug und Druck durch spezielle Griffe.
a) Konnte der Patient mit größerer Leichtigkeit und Kraft üben?
b) Wurden durch den Zug oder Druck keine Schmerzen ausgelöst?

Maximaler Widerstand

Bewegungen gegen wohldosierten Widerstand ausgeführt, so daß es eine maximale Belastung für den Patienten bedeutet, bewirken eine Zunahme an Kraft (Lit. 10). Wenn eine maximale Kraftanstrengung verlangt wird, kann die Stärke des Widerstandes, die eingesetzt wird, als maximal bezeichnet werden. Maximale Kraftanstrengung kann für einige Patienten gewagt sein (Lit. 10). Das Wagnis ist sicher größer, wenn statt eines angemessenen, den Kräften des Patienten entsprechenden Widerstandes durch die Therapeutin ein mechanischer Widerstand gegeben wird.
Das Valsalva-Phänomen kann dadurch vermieden werden, daß der Patient bewegen kann, wenn das Kommando dazu gegeben worden ist, und nicht mit vermehrter Anstrengung versuchen muß, den von der Krankengymnastin gesetzten Widerstand zu überwinden. Die zu häufige Wiederholung von isometrischen Kontraktionen und Halten sollte vermieden werden oder nur sehr vorsichtig angewandt werden, wenn eine Dauerbelastung des Patienten zur Vorsicht mahnt.
Der maximale Widerstand, angewandt bei den Techniken der Komplexbewegungen, kann als der Widerstand definiert werden, der bei einer isotonischen Kontraktion bei vollem Bewegungsweg überwunden werden kann. Bei einer isometrischen Kontraktion ist der maximale Widerstand der Widerstand, der gegeben werden

kann, ohne den «Halt» zu brechen. Daher ist es für die Krankengymnastin wichtig, den Fähigkeiten des Patienten nachzuspüren und zu fühlen, wieviel Widerstand er vertragen kann. Wäre diese Widerstandsmenge meßbar, würde man eine große Unterschiedsbreite finden.

Die Größe des Widerstandes, die der Patient halten oder überwinden kann, hängt mit von der Geschicklichkeit ab, mit der die Krankengymnastin mit Hilfe des richtigen Griffes den Druck auf die Muskeln, Zug oder Druck auf die Gelenke und den Dehnungsreiz einsetzt. Viele mechanische Faktoren in bezug auf Hebelarm, Bewegungsachse und Wirkung der Schwerkraft müssen bei der Stärke des Widerstandes berücksichtigt werden. Es gibt aber nur ein Kriterium bei der Beurteilung des maximalen Widerstandes. Der Patient muß bei maximalem Krafteinsatz die Möglichkeit haben, die Extremitäten langsam aber fließend zu bewegen bei vollem Bewegungsausschlag. Wird Haltewiderstand gegeben, muß der Patient wieder die volle Kraft einsetzen, aber die Krankengymnastin darf den Halt nicht brechen. Vielmehr wird die Fähigkeit des Patienten zu «halten» durch einen stufenweisen Aufbau des Widerstandes von minimal bis maximal entsprechend der Reaktion entwickelt. Der Widerstand kann auch so eingestuft werden, daß Geschwindigkeit, Wiederholung der Bewegung und Entwicklung der Ausdauer gefördert werden. Auch dieses verlangt Geschicklichkeit und Wahrnehmungsvermögen von seiten der Krankengymnastin. Sollen Ausdauer und Geschwindigkeit geschult werden, muß der Patient die Bewegung so oft wie möglich wiederholen, während bei der Schulung der Kraft der Widerstand so stark gegeben wird, daß der Patient die Bewegung nur wenige Male ausführen kann. Wie immer bestimmen die Bedürfnisse des Patienten die Behandlungsmethode. Patienten mit normaler Innervation aber akuten Symptomen bedürfen sehr genauer Einstufung des Widerstandes und eventuell einer Einschränkung der Bewegungsbreite. Der Widerstand kann sehr gering sein, aber für die Kraftverhältnisse des Patienten doch maximal.

Bei gestörter Innervation gilt der maximale Widerstand im Verlauf der Komplexbewegungen als einer der wichtigsten Faktoren. Nur durch den maximalen Widerstand kann durch die richtige Reihenfolge der Muskelaktionen ein Überfließen der Innervation von einem kräftigen Muskel oder einer Muskelgruppe auf schwächere Muskeln oder Muskelgruppen erreicht werden. Die Anwendung der richtigen Muskelaktionsfolge ist gekoppelt mit der angemessenen Abstufung des maximalen Widerstandes.

Vorschläge zur Erlernung des maximalen Widerstandes

1. Bringe die Extremitäten in die Dehnung unter Beachtung aller Bewegungskomponenten des betreffenden Musters. Prüfe, ob die Griffe richtig sind, dehne, übe Zug oder Druck aus und gib dem Patienten das Kommando zu ziehen oder zu stoßen. Stelle den Widerstand so ein, daß der Patient die Extremität langsam und zügig durch den verfügbaren Bewegungsweg führt.

a) Führte der Patient den vollen Weg des Bewegungsmusters aus?

b) Leitete die Rotation die Bewegung ein? Verlief der Bewegungsweg diagonal entsprechend der Rotation? Wurde der Weg in der «Spur» des Bewegungsmusters ausgeführt?

c) Hinderte der Griff keine Bewegungskomponente während des vollen Weges?
d) Wurde die Bewegung an den distalen Gelenken begonnen?
e) Wurde durch Muskeldruck, Dehnung, Zug oder Druck ein Schmerz ausgelöst?
f) Wurde das Kommando zeitlich richtig gegeben?

Richtige Muskelaktionsfolge

Unter der richtigen Aktionsfolge versteht man das Aufeinanderfolgen von Muskelkontraktionen, so wie es sich bei jedem Bewegungsvorgang abspielt und zu einem koordinierten Ablauf führt. Die Wichtigkeit der richtigen Muskelaktionsfolge kann man im täglichen Leben beobachten, wenn ein Mensch versucht, einen Sport zu erlernen, der ein großes Maß von Koordination erfordert. Auch Routinebewegungen des täglichen Lebens bedürfen einer bestimmten Reihenfolge oder Aktionsfolge, die durch Versuchen und Fehlermachen erlernt wird. Ein Beispiel dafür ist das Kleinkind, das lernt, selbst zu essen. Es kann den Mund öffnen und den Löffel anheben, dann aber den Mund schließen, bevor es den Löffel geleert hat, oder es kann den Löffel leeren, bevor es den Mund richtig geschlossen hat. Es muß erst die bestimmte Reihenfolge erlernen, die zu einer koordinierten Bewegung führt.
Im normalen Entwicklungsprozeß zeigt sich die proximale Kontrolle vor der distalen. Nachdem aber koordinierte, zielbewußte Bewegungen erlernt worden sind, erfolgt die richtige Kontraktionsfolge der Muskulatur von distal nach proximal. Ein Beispiel hierfür ist die Art, wie ein Baby im Vergleich zu einem koordinierten Individuum aus der Rückenlage auf den Bauch rollt. Das Kleinkind macht seine einleitenden Versuche, indem es Hals- und Rumpfmuskulatur gebraucht, und lernt erst später, die Extremitäten wirksam einzusetzen. Das ältere Kind oder der Erwachsene wird automatisch seine Extremitäten zur Unterstützung der Rollbewegung benutzen.
Die richtige Aktionsfolge von distal nach proximal entspricht der Tatsache, daß die distalen Körperteile, wie Hände und Füße, die meisten Reize für die Motorik empfangen. Die Rumpfbewegungen folgen den Hals- und Extremitätenbewegungen. Wird z. B. ein Gegenstand ergriffen und aufgehoben, so beginnt die Muskelaktion an den Händen und setzt sich, gemäß der Anforderung, fort auf Ellenbogen, Schulter, Hals, Rumpf und die anderen Extremitäten.
Die richtige Muskelaktionsfolge bei den Komplexbewegungen kann leicht dadurch demonstriert werden, daß der dehnenden Ausgangsstellung für ein bestimmtes Muster ein Widerstand hinzugefügt wird. Der normal koordinierte Mensch wird die Bewegung mit einer Rotation einleiten und sie dann von distal nach proximal ablaufen lassen. Die Bewegung beginnt immer mit der Rotation, und das Bewegungsmuster wird durch die Rotationskomponente von der Krankengymnastin kontrolliert. Erst wenn die Rotation in die Bewegung einbezogen ist, werden die übrigen Bewegungskomponenten von distal nach proximal folgen.
Gibt man z. B. einen Widerstand in der dehnenden Ausgangsstellung für das Elevations-Adduktions-Außenrotationsmuster, wird der Patient zugreifen, die ganze Extremität rotieren, die Finger beugen und zur radialen Seite adduzieren, das Hand-

gelenk nach radial beugen, den Unterarm supinieren und im Schultergelenk außenrotieren. Nachdem die bewegungseinleitende Rotation ausgeführt ist, wird die Bewegung in den distalen Gelenken beendet, während der Ellenbogen bis zur Mittelstellung gebeugt und der Arm hochgehoben und adduziert wird. Die Endstellung im Ellenbogengelenk ist vor der im Schultergelenk erreicht.

Die richtige Muskelaktionsfolge kann durch übermäßigen Widerstand gegen die Rotation oder die distalen Drehpunkte verhindert werden. Können Finger- und Handgelenk nicht bewegt werden, kann auch in den proximalen Gelenken keine Bewegung stattfinden.

Ist die richtige Aktionsfolge nicht entwickelt oder gestört, muß es Ziel der Behandlung sein, sie zu schulen. Im Hinblick auf den normalen Entwicklungsprozeß werden proximale Mängel zuerst korrigiert. Ist die proximale Kontrolle gesichert, können die distalen Felder berichtigt werden, wobei die Betonung in bezug auf die Aktionsfolge distal liegt.

Verstärkung

Bei den Techniken der Komplexbewegungen wird die Verstärkung zur Verbesserung der Reaktionsfähigkeit ausgenutzt. Die wichtigsten Muskelkomponenten eines bestimmten Musters verstärken sich untereinander, damit die Bewegung ausgeführt werden kann. Wird maximaler Widerstand gegeben, dehnt sich die Verstärkung über das betreffende Muster hin aus. Die Ausführung eines Extremitätenmusters gegen maximalen Widerstand kann eine Verstärkung durch Hals, Rumpf und alle anderen Extremitäten erforderlich machen. Kombinationen mehrerer Muster, ausgeführt gegen Widerstand, können wie Zwangssituationen wirken, bei denen mehr die primitiven Reflexmechanismen als Verstärkung ins Spiel gebracht werden.

Betonte Muskelaktionsfolge

Die Muskelaktionsfolge mit Betonung basiert auf «Beevor's» Grundsatz, daß das Gehirn nicht in einzelnen Muskeltätigkeiten, sondern nur in Bewegungen «denkt». Die Absicht eines Menschen, eine Bewegung auszuführen, bringt die Muskeln zur Aktion, die zur Ausführung dieser Bewegung nötig sind (Lit. 5).

Bei der betonten Muskelaktionsfolge soll durch den maximalen Widerstand unter Berücksichtigung der richtigen Aktionsfolge ein Überfließen der Innervation vom kräftigen zum geschwächten Muskel erfolgen. Umgekehrt ist es nicht möglich.

Damit kann innerhalb eines Bewegungsmusters eine gesteigerte Reaktions- und Stimulationswirkung auf einen bestimmten Drehpunkt, einen bestimmten Bewegungsabschnitt und auf die dazugehörigen Muskelanteile erreicht werden (Lit. 18).

Bei der richtigen Muskelaktionsfolge kann entweder die kräftigere distale oder die kräftigere proximale Muskelgruppe eingesetzt werden, so daß es zu einem Überfließen der Innervation von einer Muskelgruppe zur anderen kommt. Das kann folgendermaßen ausgeführt werden:

1. Indem für die kräftigere Bewegungskomponente in dem gewünschten Be-

wegungsmuster soviel Widerstand gegeben wird, daß es zu keiner Bewegung kommt; oder

2. indem zugelassen wird, daß der Körperabschnitt gegen maximalen Widerstand bis zum kräftigsten Punkt innerhalb des Bewegungsweges bewegt wird, wo es dann zu einer isometrischen oder Haltespannung kommt. Nach dem «Halten» wird der Patient aufgefordert, kräftig zu «ziehen» oder «zu stoßen», ohne daß es zu einer Gelenkbewegung kommt außer in den schwächeren oder den Gelenken, die betont werden sollen.

Ist die Extension des Handgelenkes zur radialen Seite die schwächste Bewegungskomponente in einem Bewegungsmuster und muß betont werden, kann die Krankengymnastin ein Überfließen der Innervation dadurch fördern, indem sie starken Widerstand gegen das Elevations-Abduktions-Außenrotationsmuster für die Schulter gibt und eine Bewegung nur im Handgelenk zuläßt. Der Widerstand für die Extension nach radial im Handgelenk kann minimal sein oder nur ein Führungswiderstand, so daß aber der Patient das Gefühl einer Bewegung hat.

Ist die radiale Extension des Handgelenkes die stärkste Bewegungskomponente im Elevations-Abduktions-Außenrotationsmuster, kann die Therapeutin so viel Widerstand geben, daß es zu keiner Bewegung im Handgelenk kommt, dafür aber im Schultergelenk. Der Widerstand muß langsam gegeben werden, um es beim Überfließen der Innervation zu einer maximalen Steigerung kommen zu lassen.

Diese zwei Möglichkeiten, die betonte Muskelaktionsfolge durchzuführen, können auch dann angewandt werden, wenn es durch das Bewegungsmuster der kräftigeren Extremität zu einem Überfließen der Innervation auf die gegenüberliegende schwächere Extremität kommen soll. Dieses ist sowohl bei den Arm- wie bei den Beinmustern möglich, wie auch bei einer Kombination von beiden. Immer wird der maximale Widerstand zuerst für den kräftigeren Teil gegeben. Die schwächere Extremität wird dann in das gewünschte Bewegungsmuster geführt, gegen den entsprechenden Widerstand. Jedes kräftige Bewegungsmuster kann ein anderes auf der gegenüberliegenden Seite verstärken. Es müssen keine korrespondierenden Bewegungen auf beiden Seiten sein. Kräftige Streckmuster können ein Überfließen der Innervation auf die Beuger der gegenüberliegenden Seite genau so unterstützen wie auf die Streckergruppe.

Kombinierte Bewegungsmuster

Normale motorische Bewegungsabläufe erfordern unzählige Bewegungskombinationen. Verschiedene Segmente des Körpers wirken in integrierter Weise zusammen, damit die Bewegung koordinierter und zweckmäßiger wird. Dieses Zusammenwirken verschiedener Körpersegmente soll hier «Verstärkung» genannt werden. In Zwangssituationen oder bei schwerer körperlicher Arbeit wird dieser Verstärkungsmechanismus ohne weiteres sichtbar. Er tritt bei einem ausgewachsenen Menschen automatisch und in Übereinstimmung mit den situationsbedingten Forderungen in Erscheinung. Bei großen Anstrengungen kommt es sowohl zu einem Überfließen der Innervation wie auch zu Muskelanspannungen im ganzen Körper zur Unterstützung der gewünschten Bewegung (Lit. 10..).

Dieses Verstärken von Bewegungen wird im Laufe des Entwicklungsprozesses und beim Erlernen funktioneller Geschicklichkeiten erworben. Es wird auf reflektorischer Ebene begründet unter Einbeziehung primitiver Reflexmechanismen wie der tonischen Hals- und Labyrinthreflexe, der Massenbeuge- und -streckreflexe und der Haltungs- und Stellreflexe. Besonders in Notsituationen spielen diese Reflexe der unwillkürlichen Verstärkung eine Rolle.

Die Beziehungen zwischen Auge und Bewegung sind ein weiterer Schlüssel zur Verstärkung. Bei normalen Lebewesen ist das Sehen wichtig für die Wahrnehmung und Ausführung von Bewegungen. (Lit. 25*). Werden die Bewegungsmuster vom Kopf, Hals und oberen Rumpf durchgeführt, geht der Blick den Bewegungen voraus. Wird der Patient aufgefordert, in die Bewegungsrichtung zu sehen, wie z. B. bei den Armbewegungen, so daß die Hand dem Blick folgen kann, so ist das ein wichtiger Beitrag zur Behandlung, besonders auch bei Kindern. Normalerweise ist jeder Mensch in der Lage, alle Bewegungsmuster auszuführen, wobei die Möglichkeiten der Verstärkung mannigfaltig sind, je nach den Erfordernissen der Situation.

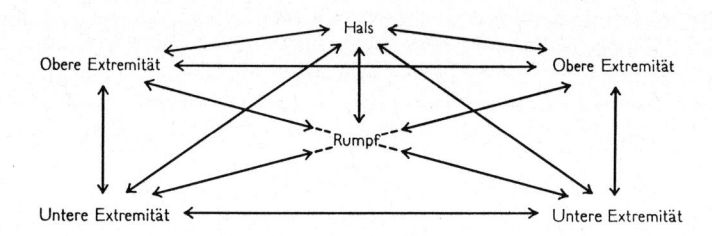

Die Muster vom Hals können die vom Rumpf verstärken oder auch umgekehrt. Hals und Rumpf können die einseitigen oder beidseitigen Muster der Extremitäten verstärken, oder die Extremitäten verstärken Hals und Rumpf. Bei den einseitigen Mustern der oberen Extremität, die den Hals verstärken oder durch den Hals verstärkt werden, folgen die Augen der Hand. Die Extremitäten können sich untereinander verstärken durch beidseitig symmetrische, asymmetrische oder reziproke Kombinationen. Eine Extremität kann die gleichseitige oder gegenseitige obere oder untere Extremität verstärken. Folgende Tabelle gibt einen Überblick über die verschiedenen Möglichkeiten der Verstärkung für ein Extremitätenmuster:

Extremität und zu verstärkendes Bewegungsmuster	Muster der gegenüberliegenden Extremität			
	zur Verstärkung eingesetzt		reziprok	
	symmetrisch	asymmetrisch	-gleiche Diagonale	-entgegengesetzte Diagonale
untere Extremität: Flexion-Adduktion-Außenrotation	Flexion-Adduktion-Außenrotation	Flexion-Abduktion-Innenrotation	Extension-Abduktion-Innenrotation	Extension-Adduktion-Außenrotation

Obgleich es viele Möglichkeiten der Verstärkung gibt, werden nur bestimmte Kombinationen der Hauptmuskelgruppen angewandt. Flexions-, Extensions- oder Rotationsmuster vom Hals verstärken die entsprechenden Rumpfmuster. Die Elevation der oberen Extremität verstärkt die Extension im oberen Rumpf. Die Retroversion die Flexion. Die Flexion der unteren Extremität verstärkt die Flexion im unteren Rumpf, die Extension verstärkt die Extension im unteren Rumpf. Die Flexion oder Extension einer Extremität verstärkt die Flexion oder Extension der gegenüberliegenden. Die Flexion der unteren Extremität verstärkt die Adduktion der oberen Extremität, während die Extension der unteren Extremität die Abduktion der oberen verstärkt. Eine genaue Tabelle der einzelnen Kombinationen zur Verstärkung ist auf Seite 265–271 zu finden.

Wenn auch der gestörte neuromuskuläre Mechanismus nicht in der Lage ist, den körperlichen Anforderungen des Lebens gerecht zu werden, so bleibt aber die Tatsache bestehen, daß geschwächte Muster durch kräftige Verstärkung finden. Je kleiner die Störung, desto wirkungsvoller die Verstärkung. Je größer die Störung, desto größer die Notwendigkeit einer Verstärkung.

Bei der Auswahl der Bewegungskombinationen zur Verstärkung muß die Entwicklungsstufe des Patienten beachtet werden. Von einem Kind, das reziproke Bewegungen noch nicht kennt, kann keine Reaktion auf reziproke Bewegungsmuster erwartet werden. Die beidseitigen symmetrischen und asymmetrischen Muster müssen erst sicher sein, zusammen mit den Beuge- und Strecksynergien von Hals, Rumpf und Extremitäten.

Bei Erwachsenen mit erheblichen Schädigungen des neuromuskulären Systems muß die Wiederherstellung mit denselben primitiven Bewegungsmustern beginnen wie in der frühkindlichen Zeit. Durch Rollen, Krabbeln und Kriechen gegen Widerstand kann es sowohl beim Kind wie beim Erwachsenen zu einer Steigerung der Reaktionsfähigkeit kommen. Widerstand gegen das «Zum Sitzen-, Knien- und Stehenkommen» kann den Prozeß des Erlernens dieser Bewegungen beschleunigen. Gleichgewichtswiderstände im Sitzen, Knien und Stehen bringen die Halte- und Stellreflexe mit ins Spiel und vermehren die Stärke der Reaktion. Andere fördernde Techniken, einschließlich Bewegungsumkehr, rhythmische Stabilisation und wiederholte Kontraktionen, können außerdem mit eingeschaltet werden.

Während die Anwendung primitiver Bewegungsabläufe die Reaktionsfähigkeit des neuromuskulären Mechanismus steigert, hängt die Feinheit der Reaktion und der Funktion von den spezifischen Verstärkungen ab. Ist ein bestimmtes Bewegungsmuster unzulänglich, so wird es von einem ihm verwandten Muster unterstützt. Diese Zusammenhänge können funktionell oder topographisch bedingt sein. Funktionelle Zusammengehörigkeit besteht zwischen den beidseitigen Bewegungsmustern der oberen Extremität, wenn sie mit der oberen Rumpfflexion oder -extension gekoppelt werden, wie z.B. bei Aushol- oder Hackbewegungen. Ein topographischer Zusammenhang besteht z.B. zwischen dem Elevations-Abduktions-Außenrotationsmuster der oberen Extremität und der Halsextension mit Rotation zu der Seite der Extremität hin durch den M. trapezius.

Das zur Verstärkung bestimmte Muster muß im ganzen kräftiger sein als das zu verstärkende. Beispielsweise eignet sich das Extensions-Abduktions-Innenrotationsmuster gut zur Verstärkung des Flexions-Adduktions-Außenrotationsmusters der anderen Seite. Wird jedoch dadurch keine Reaktionszunahme der schwächeren Extremität erreicht, so muß ein anderes Bewegungsmuster gewählt werden.

Bei der Auswahl des günstigsten Verstärkungsmusters sollte man aber eine gleichzeitige Zunahme des gestörten Muskelgleichgewichtes vermeiden. Bei kluger Auswahl der richtigen Muster kann unter Umständen zweierlei erreicht werden: die Verstärkung der Reaktion des schwächeren Musters und gleichzeitig die besondere

Betonung eines bestimmten Drehpunktes. Ist z. B. das Elevations-Adduktions-Außenrotationsmuster der linken oberen Extremität mangelhaft, so kann die gewünschte Verstärkung durch das Retroversions-Abduktions-Innenrotationsmuster der rechten oberen Extremität erlangt werden, auch wenn dieses Muster weniger kräftig ist als das antagonistische. In diesem Fall profitieren sowohl das zu verstärkende Muster wie das zur Verstärkung eingesetzte.

Da bei normalen Bewegungsabläufen viele Bewegungskombinationen gebraucht werden, wird durch das Heranziehen verschiedener, verwandter Muster für ein geschwächtes Muster die Wiederherstellung der Automatik der Verstärkungsmechanismen unterstützt.

Werden die grundlegenden Techniken erstmal beherrscht, dann sind die Techniken zur Verstärkung verhältnismäßig einfach zu erlernen. Bei dem zu verstärkenden Teil bedarf es genauester Beachtung der Griffe, der Drehung, des Zugs oder Drucks und des maximalen Widerstandes. Das kräftigere Muster, das zur Verstärkung herangezogen wird, braucht nicht ganz so exakt kontrolliert zu werden. Je geschickter bei großer Schwäche die beiden Bewegungsmuster gehandhabt werden, desto größer der Erfolg. Beide Muster können aus der dehnenden Ausgangsstellung heraus geübt werden. Während der Patient aufgefordert wird zu ziehen oder zu stoßen, muß die Krankengymnastin den Bewegungsablauf dadurch unter ihre Kontrolle bringen, daß sie einen genügend starken Widerstand gegen das kräftigere, zuerst reagierende Bewegungsmuster setzt, um damit das schwächere in seiner Reaktion zu unterstützen.

Beispiele zur Technik

Soll z. B. das Flexions-Adduktions-Außenrotationsmuster der rechten unteren Extremität mit Betonung der Hüfte durch das Extensions-Abduktions-Innenrotationsmuster der linken unteren Extremität verstärkt werden, so bringt man die Beine zuerst in die entsprechende dehnende Ausgangsstellung. Die Krankengymnastin greift am günstigsten an die Ferse des Patienten, um die Rotation gut kontrollieren zu können. Zunächst wird das linke Bein bewegt, bis eine kräftige Reaktion gespürt wird. Dann erst wird eine Bewegung des rechten Beines zugelassen. Nachdem das rechte Bein so weit wie möglich vom Patienten bewegt worden ist und das linke Bein den kräftigsten Punkt des Bewegungsweges erreicht hat, wird ein Haltewiderstand für beide Extremitäten eingeschaltet. Die Krankengymnastin gibt den Widerstand so kräftig wie möglich gegen alle Bewegungskomponenten, ohne jedoch den Halt zu brechen, auch nicht in der Rotation. Danach kann zur weiteren Förderung zu jeder anderen Technik übergegangen werden, wie z. B. den wiederholten Kontraktionen, der langsamen Bewegungsumkehr, der langsamen Bewegungsumkehr-Halten oder der rhythmischen Stabilisation. Die betonte Muskelaktionsfolge läuft bei der Verstärkung eines Bewegungsmusters durch ein anderes genau so ab, wie bei der Verstärkung schwacher Bewegungskomponenten durch kräftigere des gleichen Musters.

Auch das Festhalten am Behandlungstisch mit beiden Händen, wenn die untere Extremität, der untere Rumpf oder der Hals beübt werden, wirkt als Verstärkung. Nur bei den oberen Rumpfbewegungen sollte es unterbleiben, da sonst das Bewegungsmuster gestört wird.

Bewegungen mit Erholungsphasen

Bei den Bewegungen mit Erholungsphasen werden immer wieder neue Bewegungskombinationen eingeschaltet, um eine Ermüdung, die durch wiederholte Bewegungen gegen Widerstand hervorgerufen wird, zu verhindern oder zu umgehen. (Lit. 12).
Ermüdung durch wiederholte oder anstrengende körperliche Tätigkeit ist eine wohlbekannte Erscheinung im normalen Leben. Der Gesunde kennt diesen Ermüdungsfaktor und versucht, ihn zu umgehen. Er weiß, daß er lange nicht so schnell ermüdet, wenn er etwas gern tut, als wenn er etwas tun muß, was er nicht mag. Er weiß auch durch Erfahrungen, daß er seine Ausdauer verbessern kann, wenn er bis zur Ermüdungsgrenze arbeitet, und daß er nicht so schnell ermüdet, wenn er seine Arbeitsweise wechselt oder für eine kurze Zeit unterbricht.
Betrachten wir z. B. einen Menschen, der ein Möbelstück polieren will. Er fängt mit Eifer an und merkt sehr schnell, daß sein rechter Arm müde wird. Wechselt er über von kleinen Bewegungen zu größeren, so scheint die Ermüdung sofort nachzulassen. Betont er die ziehende Bewegung mehr als das Stoßen, kann er seine Ausdauer möglicherweise verlängern. Wechselt er seine Körperhaltung oder verstärkt seine Armbewegung durch seinen Rumpf oder mit dem anderen Arm, kann er seine Arbeitszeit möglicherweise wiederum verlängern. Dann kann er noch rechte Hand und linke Hand abwechselnd gebrauchen und dadurch Erleichterung empfinden oder letzten Endes zur Erholung zu einer ganz anderen Tätigkeit übergehen und später das Polieren fortsetzen. Dann wird er merken, daß er die Arbeit wieder richtig ausführen kann.
Diese beschriebene Tätigkeit erfordert verschiedenste Bewegungskombinationen und betrifft viele Teile des Körpers. Wirkt eine bestimmte Bewegungskombination ermüdend, wechselt der gesunde Mensch über auf eine andere, mit der er die Arbeit beenden kann. Er verstärkt eine Bewegungskombination mit Hilfe einer anderen und variiert seine Arbeitsweise, um die Tätigkeit über einen längeren Zeitraum durchhalten zu können. Dieses Überwechseln der Betonung auf andere Bewegungskombinationen führt bei gesunden Menschen zu den Bewegungen mit Erholung.
In den Techniken der Komplexbewegungen sind solche Erholungsbewegungen enthalten, um dem Ermüdungsfaktor entgegenzuwirken. Das antagonistische Gegenbewegen und verschiedene Bewegungsmuster zur Verstärkung können als Bewegungen mit Erholung angewandt werden. Wenn unter diesen Gesichtspunkten gearbeitet wird, ist der Patient in der Lage, ein bestimmtes Bewegungsmuster über eine längere Zeit hin auszuführen und dadurch Kraft und Ausdauer zu gewinnen.
Weist z. B. ein Patient in dem Retroversions-Abduktions-Innenrotationsmuster eine Schwäche in der Ellenbogenextension auf, so wird er bei den wiederholten Kontraktionen mit betonter Ellenbogenextension schnell ermüden. Wird dann die entgegengesetzte Bewegung, Elevation-Adduktion-Außenrotation mit Ellenbogenflexion verlangt, kann anschließend die Ellenbogenextension wiederholt werden. Weitere Möglichkeiten, die wiederholte Ellenbogenextension zu verbessern, sind die Durchführung beidseitiger Bewegungsmuster gegen Widerstand, symmetrisch, asymmetrisch oder reziprok, in der gleichen oder entgegengesetzten Diagonalen, oder das Einschalten der Halsrotation gegen Widerstand zur gleichen Seite. Eine weitere Erholung kann erreicht werden, indem auf Muster mit der Betonung auf Rumpf oder Extremitäten übergewechselt wird, und anschließend wiederum zu dem Anfangsmuster, das die Ellenbogenextension betonte.

Durch gezielte, wechselnde Anwendung dieser vielen Bewegungskombinationen zur Verstärkung ist es möglich, eine bestimmte gewünschte Bewegungskombination intensiv durchzuführen und den Ermüdungsfaktor zu umgehen.

SPEZIELLE TECHNIKEN – BEWUSSTE ANSTRENGUNG

Wiederholte Kontraktionen

Die wiederholte Erregung einer Bahn im Zentral-Nervensystem erleichtert die Leitung eines Impulses über diese Bahn (Lit. 18).
Die Wiederholung von Bewegungen ist nötig, um sie zu erlernen und um Kraft und Ausdauer zu entwickeln. Um die Reaktion einer geschwächten Bewegungskomponente oder eines ganzen Bewegungsmusters zu betonen, wird die Bewegung so lange wiederholt, bis eine Ermüdung deutlich wird. Die Ermüdung würde verzögert werden und die Reaktion verbessert, wird der Dehnungsreflex gekoppelt mit der bewußten Anstrengung des Patienten, die Bewegung einzuleiten.
Eine primitivere Form «wiederholter Kontraktionen» sind die isotonischen Kontraktionen, unterstützt durch den Dehnungsreflex, wenn der Patient versucht zu bewegen. Gegen die Reaktion auf die Dehnung muß die Therapeutin Widerstand geben, um die Willkürreaktion zu steigern und die Bewegung zu schulen. Wiederholte isotonische Kontraktionen, stimuliert durch den Dehnungsreflex, können eine Möglichkeit der Übungsbehandlung bedeuten, wenn der Patient keine Willkürbewegungen ausführen kann oder wenn er nicht «halten» kann. Wird der Dehnungsreflex eingesetzt, muß darauf geachtet werden, daß das Gleichgewicht zwischen Beuge- und Streckreflex nicht gestört wird. Die Geschicklichkeit liegt daher im richtigen Widerstand gegen die Reaktion auf die Dehnung der Muskelgruppen innerhalb eines Bewegungsmusters und dem zeitlichen Abstimmen zwischen dem Einsetzen des Widerstandes und der bewußten Anstrengung des Patienten.
Die Kommandos werden mit der Dehnung kombiniert. Im Augenblick der Dehnung wird «Nun» gesagt und wird sofort gefolgt vom Kommando «Ziehen», wenn die Beuger stimuliert wurden, und «Stoßen», wenn es um die Strecker geht.
Die fortgeschrittenere Form der «Wiederholten Kontraktionen» beinhaltet sowohl die isotonische wie die isometrische Kontraktion. Ist der Patient nur in der Lage, die einfachere Form durchzuführen, dann wird die fortschrittlichere Form das Ziel der Behandlung sein. Die Therapeutin muß immer an die Notwendigkeit denken, dem Patienten das Halten innerhalb eines Bewegungsweges beizubringen, und darf sich nicht nur auf die isotonische Kontraktion beschränken. Sowie Kraft und Ausdauer des Patienten zunimmt, müssen die schwierigeren Bewegungsformen folgen.
Nachdem der Patient nach einer isotonischen Muskelanspannung den Bewegungsweg gegen Widerstand begonnen hat, wird er aufgefordert zu «halten», das heißt mit einer isometrischen Kontraktion zu antworten, und zwar an dem Punkt, wo ein Nachlassen der Kraft in der aktiven Bewegung gespürt wird. Die Krankengymnastin sichert dann den «Halt», indem sie gegen alle Komponenten dieses Musters von distal nach proximal Widerstand gibt. Der Widerstand ist maximal, doch er muß den Patienten zum Halten ermutigen, und der «Halt» darf nicht gebrochen werden. Ist der ganze Abschnitt gesichert und durch die aufrechterhaltene Spannung des Patienten zu einer Einheit geworden, hält die Krankengymnastin den Widerstand für alle Richtungskomponenten aufrecht und steigert ihn für den geschwächten Drehpunkt. In dem Augenblick, in dem der Widerstand an dem geschwächten Drehpunkt vermehrt wurde, fordert die Krankengymnastin den Patienten auf, dagegen zu «ziehen» oder zu «stoßen», und wechselt dabei über von einer isometrischen zu einer isoto-

nischen Kontraktion. Nachdem der Patient aufgefordert wurde zu «ziehen» oder zu «stoßen», muß der Widerstand so abgestimmt werden, daß am geschwächten Drehpunkt eine Bewegung stattfinden kann.
Bei der wiederholten isotonischen Kontraktion kann der Patient bis zur Endstellung des Musters arbeiten. Wurde die erste Reaktion in der Endstellung, d.h. in der Annäherung der Muskeln erreicht, muß langsam gegen Widerstand in die Streckung gearbeitet werden. Es wird immer in dem günstigsten Bewegungsabschnitt begonnen, um dann den Bewegungsweg möglichst schnell zu vergrößern.

Beispiele zur Technik – isotonisch und isometrisch

Zu betonendes Bewegungsmuster: Elevation-Adduktion-Außenrotation der rechten oberen Extremität (Abb. 13).

Betonter Drehpunkt: Betonte Bewegung; Flexion des Ellenbogengelenkes.

Ausgangsstellung: Dehnstellung des Bewegungsmusters.

Betonte Muskelaktionsfolge für die Ellenbogenflexion (M. biceps brachii): Kräftiger Widerstand gegen die Fingerflexion und radiale Handgelenksflexion, die Supination des Unterarmes und die Außenrotation der Schulter. Erlaube die beginnende Rotation an Fingern, Handgelenk und Schulter, aber erlaube die volle Flexion der Finger, des Handgelenkes und die Schulterelevation und -adduktion nicht eher, bis die Flexion im Ellenbogengelenk beginnt. Wenn der Ellenbogen gebeugt wird, kann die Bewegung in den distalen Gelenken zu Ende geführt werden (richtige Muskelaktionsfolge), um dann die Bewegung im Schultergelenk weiterzuführen.

Kommandos für den Patienten:

1. Zur Einleitung einer aktiven Bewegung mit isotonischer Kontraktion: «Drücken Sie meine Hand, drehen Sie sie, und ziehen Sie den Arm hoch und über das Gesicht. Beugen Sie den Ellenbogen!» Der Patient zieht, während die Krankengymnastin Widerstand gibt wie oben beschrieben.

2. Zur Sicherstellung der isometrischen Kontraktion als Vorbereitung für die wiederholte isotonische Kontraktion: «Halten!», «Halten!» Das Kommando wird am kräftigsten Punkt der Ellenbogenflexion gegeben. Gegen alle Muskelkomponenten wird Widerstand gegeben, ohne den Halt an irgendeinem Drehpunkt zu brechen.

3. Zur Wiederholung der Ellenbogenflexion: «Nun ziehen Sie, ziehen Sie, und ziehen Sie nochmal! Und locker lassen». Nachdem die Krankengymnastin das «Halten» in allen Gelenken gefühlt hat, gibt sie das Kommando zur wiederholten Flexion im Ellenbogen mit einem entsprechenden Widerstand. Eine Verlängerung des Bewegungsweges ist erlaubt.
Die Technik der wiederholten Kontraktionen ist da angezeigt, wo Schwäche und gestörte Koordination das Hauptproblem sind. Sie ist kontraindiziert bei sehr akuten Zustandsbildern und wenn ununterbrochene Anstrengungen schädlich sind.

Korrektur des gestörten Muskelgleichgewichtes

Wiederholte Kontraktionen mit betonter Muskelaktionsfolge sind die Technik der Wahl bei der Korrektur gestörten Muskelgleichgewichtes. Bei den Komplexbewegungen kann sich gestörtes Muskelgleichgewicht in Verbindung mit den Hauptmuskelkomponenten eines bestimmten Drehpunktes zeigen. Beispielsweise kann der geschwächte vordere Deltaanteil überspielt werden durch den kräftigeren clavicularen Anteil des M. pectoralis maior. Beide Muskeln wirken mit in dem Elevations-Adduktions-Außenrotationsmuster. Wenn dieses Muster ausgeführt wird, ist die Reaktion des vorderen Deltaanteils abhängig von dem maximalen Widerstand für den kräftigeren clavicularen Anteil des M. pectoralis maior und der Außenrotationskomponente. Die Betonung der Außenrotation wird die übertriebene Adduktion im Schultergelenk verhindern und den vorderen Deltaanteil anregen.

Eine Störung des Muskelgleichgewichtes kann auch auftreten bei Hauptmuskelkomponenten verwandter Muster in bezug auf einen bestimmten Drehpunkt. Der ulnare Flexor im Handgelenk kann z. B. kräftiger sein als der radiale. Wird das Elevations-Adduktions-Außenrotationsmuster mit Betonung für die Schulter ausgeführt, so ist es möglich, daß das Handgelenk nicht in die radiale Flexion zieht. Dadurch wird das Bewegungsmuster im Hinblick auf die proximalen Komponenten verzerrt. Da aber die Betonung des Schulterdrehpunktes erwünscht ist, muß in diesem Fall das Handgelenk in die radiale Flexion und Supination gebracht werden. Zur Korrektur des Muskelgleichgewichtes am Handgelenk muß die radiale Flexion als betonte Komponente betrachtet werden. Gegen die Außenrotation im Schultergelenk und die Supination im Unterarm muß kräftiger Widerstand gegeben werden, um die radialen Flexoren anzuregen. Die Korrektur proximaler Muskelgleichgewichtsstörungen wird die distalen verbessern.

Muskelgleichgewichtsstörungen können auch zwischen antagonistischen Mustern bestehen, und zwar in bezug auf mehrere Drehpunkte. Ein Patient mit kräftigem M. rhomboideus und M. teres maior und geschwächtem vorderen Deltaanteil und clavicularem Anteil des M. pectoralis maior hat eine Störung des Muskelgleichgewichtes der Schulter zugunsten des Retroversions-Abduktions-Innenrotationsmusters. Der gleiche Patient kann einen kräftigen M. biceps haben und einen geschwächten M. triceps, wodurch eine Störung des Muskelgleichgewichtes im Ellenbogengelenk zugunsten des Elevations-Adduktions-Außenrotationsmusters entsteht. Hat er einen geschwächten ulnaren Extensor des Handgelenks und kräftige radiale Flexoren, zeigt sich wieder eine Störung des Gleichgewichtes im Handgelenk zugunsten des Elevations-Adduktions-Außenrotationsmusters. Solch ein Bild zeigt Störungen des Muskelgleichgewichtes nicht nur zwischen antagonistischen Mustern, sondern auch innerhalb der Komponenten beider Muster. Werden die Komplexbewegungen angewandt, muß die kräftigere Schulterblatt- und Schultergelenksmuskulatur des Retroversions-Abduktions-Innenrotationsmusters eingesetzt werden, um den geschwächten M. triceps und den ulnaren Extensor vom Handgelenk zu reizen. Die distale Kraft in den radialen Flexoren des Handgelenkes und der kräftigere M. biceps müssen eingesetzt werden, um den geschwächten vorderen Deltaanteil und den clavicularen Anteil des M. pectoralis maior anzuregen. Die Hauptbetonung liegt auf der Korrektur des gestörten Muskelgleichgewichtes im Schultergelenk, aber auch Ellenbogen- und Handgelenk müssen die nötige Betonung erhalten.

Gesteigerte Reflexe

So, wie ein gestörtes Muskelgleichgewicht zwischen den antagonistischen Muskelgruppen bestehen kann, kann es auch zwischen den antagonistischen Reflexen sein. Ist z. B. die Streckspastizität so stark, daß der Patient gehindert wird, sein linkes Bein willkürlich zu beugen, so kann ein wiederholt eingesetzter Dehnungsreflex, gekoppelt mit der bewußten Anstrengung des Patienten, sehr nützlich sein. Der Patient wird auf seine rechte Seite gelegt oder in den Vierfüßlerstand gebracht. Diese letzte Stellung ist besonders günstig zur Unterstützung der Beugereaktion, so daß der Patient eventuell eine kräftigere Willkürbewegung ausführen kann, gegen die dann Widerstand gegeben wird. Durch die Zunahme des willkürlichen Impulses wird die gesteigerte antagonistische Reflextätigkeit vermindert.

Drehpunkte mit Betonung

Die Feststellungen von Störungen im Muskelgleichgewicht und die Auswahl der betonten Drehpunkte bedürfen sorgfältiger Prüfung des Patienten in bezug auf Kraft und Schwächen. Bei den Komplexbewegungen verläuft die Entwicklung der Kraft und die Korrektur von Muskelgleichgewichtsstörungen von proximal nach distal, dem normalen Entwicklungsvorgang entsprechend. Die proximale Kontrolle und Kraft ist wesentlich für die Stabilität und für den Vorgang des Überfließens der Innervation. Ist eine Schwäche und Muskelgleichgewichtsstörung der Hals- und Rumpfmuskulatur vorhanden, muß hier die Hauptbetonung liegen. Die proximalen Drehpunkte der Extremitäten, Schulter- und Hüftgelenk, werden in zweiter Linie betont und die distalen Drehpunkte zuletzt. Ist eine allgemeine Schwäche vorhanden, ist die proximale Betonung nötig und schließt die Betonung eines schwachen distalen Drehpunktes aus. Dieser erhält ein gewisses Maß an Reizen während der proximalen Betonung, da alle Komponenten des Musters berücksichtigt werden. Es ist nutzlos zu versuchen, einen nicht funktionierenden M. tibialis anterior durch Komplexbewegungen zu kräftigen, wenn die ihm verwandten Muskelgruppen gleichermaßen funktionsuntüchtig sind.

Rhythmische Bewegungseinleitung

Die rhythmische Bewegungseinleitung oder rhythmische Technik wird angewandt, um die Fähigkeit, eine Bewegung einzuleiten, zu verbessern. Diese Technik besteht aus willkürlicher Entspannung, passiver Bewegung und wiederholten isotonischen Kontraktionen der wichtigsten Muskelgruppen des agonistischen Musters. Diese Technik ist für diejenigen Patienten wichtig, denen eine Bewegungseinleitung schwerfällt wegen Rigidität (Parkinson) oder starker Spastizität. Außerdem wird dem Patienten die Bewegungsrichtung bewußt gemacht. Diejenigen, welche etwas teilnahmslos und langsam in ihren Bewegungen sind, und solche, die einen verminderten Lagesinn haben, können durch diese Methode stimuliert und geführt werden. Es gibt keine erzwungenen Bewegungen. Ist nur ein vermindertes Bewegungsausmaß vorhanden, dann wird da begonnen. Durch die Bewegung sollte kein Schmerz ausgelöst werden. Schmerzen vermindern die Bewegung.

Beispiele für die Technik

Die Krankengymnastin fordert den Patienten auf zu entspannen: «Lassen Sie sich von mir bewegen.» Die Therapeutin führt dann den Körperabschnitt durch den verfügbaren Bewegungsweg. Es müssen alle Komponenten des betreffenden Bewegungsmusters beachtet werden, besonders distal. Während der Bewegung liegt die Betonung in Richtung des agonistischen Bewegungsmusters, obgleich natürlich auch zurückgegangen wird in die Ausgangsstellung des antagonistischen Musters. Ist eine Entspannung zu fühlen und die Bewegung kann leichter durchgeführt werden, wird der Patient aufgefordert: «Nun helfen Sie mir etwas». Wieder liegt die Betonung auf dem agonistischen Bewegungsmuster. Nachdem die Bewegungen mehrere Male mit der Unterstützung des Patienten durchgeführt wurden, gibt die Behandlerin vorsichtig etwas Widerstand, der entsprechend der zunehmenden Reaktion des Patienten gesteigert wird. Er wird aufgefordert zu «ziehen» oder zu «stoßen», je nachdem, was nötig ist. Nach mehreren Wiederholungen wird dem Patienten erlaubt, allein die Bewegung aktiv auszuführen, um die zunehmende Bewegungserleichterung zu spüren.

Antagonistische Bewegungsumkehr

Die Techniken der antagonistischen Bewegungsumkehr entsprechen den normalen Reaktionen, die gut beherrscht sein müssen.
Bei den normalen Bewegungsabläufen des täglichen Lebens spielt die Bewegungsumkehr eine wichtige Rolle. Die Beispiele des Holzsägens und -schlagens, des Ruderns, Gehens, Laufens, Greifens und wieder Loslassens eines Gegenstandes sind zwar abgedroschen, zeigen jedoch zutreffend dieses Phänomen. Wenn die erforderliche Bewegungsumkehr versagt, dann ist die Funktion sofort in bezug auf Kraft, Geschicklichkeit oder Koordination beeinträchtigt. So kann das Ziel neuromuskulärer Schulung oder Wiederaufschulung und der Übungsbehandlung die Entwicklung oder Wiederherstellung der normalen Bewegungsumkehr sein. Das bedeutet Beseitigung von Störungen im Muskelgleichgewicht und Entwicklung von Koordination, Kraft und Ausdauer.
Die Techniken sind begründet auf Sherrington's Gesetz «of successive induction» (Lit. 18). Ein Patient, der nicht ausreichend auf die Umkehrtechnik reagiert, und bei dem die erwünschte Reaktion nur durch Widerstand mit wiederholter Kontraktion erreicht werden kann, weist ernsthafte Störungen auf. Der Hemiplegiker z. B. reagiert auf die Umkehr mit einem Zunehmen der Spastizität. Er demonstriert damit außerdem ein niedriges Niveau funktioneller Anpassung. Solch ein Patient muß die Bewegungsmuster wiedererlernen, mit der Hauptbetonung auf den proximalen Drehpunkten und der Technik der wiederholten Kontraktion. Die Bewegungsumkehr wird eher Behandlungsziel als Behandlungsmethode sein.
Daß der Agonist durch eine isometrische oder isotonische Kontraktion gegen Widerstand des Antagonisten gereizt werden kann, läßt sich leicht am gesunden Menschen demonstrieren. Als erstes wird geprüft, welcher Widerstand z. B. bei der Ellenbogenflexion überwunden werden kann. Anschließend wird dann die Ellenbogenextension gegen maximalen Widerstand ausgeführt. Die dann folgende Ellenbogenflexion wird gegen größeren Widerstand durchgeführt werden können als bei der anfänglichen Prüfung.

Techniken, die die Bewegungsumkehr ausnutzen, werden zu den Komplexbewegungen hinzugenommen, bei Beachtung der günstigsten Griffe, des maximalen Widerstandes und der richtigen Muskelaktionsfolge. Dabei sind verschiedene Variationen möglich. Entweder kann die isometrische oder isotonische Kontraktion angewandt werden oder eine Kombination von beiden.

Es gibt drei Formen der Umkehrtechnik, die vorwiegend zur Entwicklung von Muskelkraft oder zur Erarbeitung eines größeren Bewegungsweges ausgenutzt werden können. Bei der langsamen Umkehr handelt es sich um eine isotonische Kontraktion vom Antagonisten, der eine isotonische Kontraktion des Agonisten folgt. Langsame Umkehr-Halten, enthält eine isotonische Kontraktion, gefolgt von einer isometrischen Kontraktion des Antagonisten, mit einer anschließenden Wiederholung der Kontraktionsfolge des Agonisten. Bei der rhythmischen Stabilisation handelt es sich um eine isometrische Kontraktion des Antagonisten, gefolgt von einer isometrischen Kontraktion des Agonisten, und sie gipfelt in einer Kokontraktion der Antagonisten.

Langsame Umkehr; Langsame Umkehr – Halten

Angenommen, ein Patient zeigt eine Schwäche der Hüfte im Flexions-Adduktions-Außenrotationsmuster der rechten unteren Extremität bei guter Kraft im antagonistischen Muster der Extension-Abduktion-Innenrotation. Dann wird das antagonistische Muster durch die Technik der Bewegungsumkehr als Reiz eingesetzt. Die Krankengymnastin muß also zuerst gegen das antagonistische Muster Widerstand geben und dann umgreifen, um maximale propriozeptive Stimulation für das geschwächte Muster herauszuholen. Bei dem Umgreifen muß auf zweckmäßige Griffe und maximalen Widerstand geachtet werden, damit der Patient gezwungen wird, die agonistische Bewegung der Flexion-Adduktion-Außenrotation auszuführen und die Krankengymnastin die Reaktion des Patienten beurteilen kann. Dann wechselt die Krankengymnastin wieder ihren Griff und fordert den Patienten auf, das Extensions-Abduktions-Innenrotationsmuster gegen maximalen Widerstand auszuführen. Anschließend wird wieder übergewechselt zum agonistischen Muster. Nun kann festgestellt werden, ob die Bewegung kraftvoller ausgeführt wurde oder ein längerer Bewegungsweg zurückgelegt werden konnte. Das Abstufen des Widerstandes ist wesentlich, einmal um eine kräftige Kontraktion des antagonistischen Musters zu erreichen, zum anderen, um einen vollen Bewegungsweg für das agonistische Muster zuzulassen. Die Griffe und Widerstände müssen fließend gewechselt werden, so daß es dem Patienten möglich ist, weich aber kräftig von einem in das andere Bewegungsmuster überzuwechseln. Es soll stets in dem Bewegungsbereich gearbeitet werden, in dem es noch zu einer Kontraktion der geschwächten Muskulatur kommt; dann muß versucht werden, den Bewegungsweg zu vergrößern. Dieser Prozeß der Umkehr kann verschiedene Male wiederholt werden. Das agonistische Muster soll die Übung abschließen. Ist das agonistische Muster genügend angeregt worden, wird zum Abschluß – als Technik mit Betonung zur Erlangung einer größeren Reichweite und um Kraft und Ausdauer zu entwickeln – ein Haltewiderstand mit anschließendem Nachziehen eingeschaltet.

Wird das Extensions-Abduktions-Innenrotationsmuster zum Antrieb des Flexions-Adduktions-Außenrotationsmuster eingesetzt, lautet das Kommando wie folgt:

«Stoßen Sie Fuß und Bein herunter und nach außen» –
(Extension-Abduktion-Innenrotation-isotonisch-Antagonist)

«Ziehen Sie Fuß und Bein hoch und herüber» –
(Flexion-Adduktion-Außenrotation-isotonisch-Agonist)

«und stoßen Sie Fuß und Bein wieder herunter und nach außen» –
(Extension-Abduktion-Innenrotation-isotonisch-Antagonist)

«Und ziehen Fuß und Bein hoch und herüber» – (Flexion-Adduktion-Außenrotation-isotonisch-Agonist) und «Halten» (isometrisch) und «weiter ziehen und ziehen» (isotonisch, wiederholte Kontraktion zur Betonung des agonistischen Musters).

Die Technik der langsamen Umkehr – Halten enthält eine isotonische, dann isometrische Kontraktion und kann in der oben beschriebenen Weise ausgeführt werden mit einem Haltekommando nach jeder isotonischen Kontraktion.

Werden die Techniken der langsamen Umkehr gegen maximalen Widerstand ausgeführt, sollte eine Zunahme an Reichweite oder Kraft bei jeder aufeinanderfolgenden isotonischen oder isometrischen Kontraktion spürbar werden. Die Krankengymnastin sollte immer daran denken, daß bei einem Haltewiderstand ein besonders kräftiger Widerstand gegen die Rotation gegeben werden soll, aber der «Halt» nicht gebrochen werden darf.

Rhythmische Stabilisation

Während die Technik der langsamen Umkehr isotonische, und die langsame Umkehr – Halten isotonische und isometrische Kontraktionen enthalten, so gibt es eine dritte Technik zur Stimulation, die rhythmische Stabilisation. Sie enthält isometrische Kontraktionen des agonistischen und antagonistischen Musters, durch die es zu einer Kontraktion kommt, wenn der Widerstand durch die Krankengymnastin nicht gebrochen wird. Durch diese isometrische Kontraktion kommt es zu einer Verbesserung der Zirkulation. Wird die Technik bei einem gesunden Menschen angewandt, kann, wenn die Rotation gut beachtet wird, die Haltekraft so gesteigert werden, daß der Halt nicht gebrochen werden kann. Fordert man den gesunden Menschen auf, seinen Arm ganz still oder steif zu halten, so wird er alle Muskelgruppen, die um das Gelenk herumliegen, isometrisch anspannen, wobei dann die Kokontraktion gefühlt werden kann. Denkt er aber daran, seinen Arm hoch oder herunter zu halten, wird er erst eine Gruppe anspannen und dann die gegenüberliegende mit eingeschalteter Pause zwischen den beiden isometrischen Kontraktionen. Dieses ist dann keine rhythmische Stabilisation mehr, sondern eher wechselnde Kontraktionen. Der Haltewiderstand muß unter besonderer Berücksichtigung des Rotationswiderstandes vorsichtig abgestuft werden, damit der Patient stabilisieren kann. Der Widerstand darf nicht so groß sein, daß der Patient zu einer isotonischen Kontraktion kommt, um seine Stellung aufrechterhalten zu können. Das gilt besonders für Patienten mit normaler Innervation, die aber Schmerzen haben. Da hängt es von dem Fingerspitzengefühl der Krankengymnastin ab, den richtigen Widerstand zu wählen. Um die Fähigkeit zum Stabilisieren zu entwickeln, kann die Krankengymnastin am Anfang einen geringen Bewegungsausschlag ausführen, um die antagonistischen Muster besser hereinzubekommen. Hierbei muß die Reaktion des Patienten gut beobachtet werden, und der Haltewiderstand für die Rotation darf nicht gebrochen werden.

Wenn isometrische Kontraktionen nicht möglich sind, wie bei der Ataxie, kann es für den Patienten unmöglich sein, die rhythmische Stabilisation durchzuführen. Dem Patienten muß beigebracht werden zu «Halten». Hier ist eine Möglichkeit gegeben in der Technik «Langsame Umkehr – Halten». Hierbei wird der Bewegungsweg immer mehr verkürzt, bis es zu keiner Bewegung mehr kommt. Ist es eine schwere Ataxie, muß der Patient sich erst an den verkürzten Bewegungsweg anpassen und dann versuchen, an verschiedenen Punkten zu halten.

Beispiele für die Technik

Die rhythmische Stabilisation kann an jedem gewünschten Punkt des Bewegungsweges angesetzt werden. Soll ein schwächeres Muster gereizt werden, um ein größeres Bewegungsausmaß zu erreichen, so sieht der Vorgang folgendermaßen aus: Bei Schwäche der Hüfte im Flexions-Adduktions-Außenrotationsmuster wird der Patient aufgefordert, soweit wie möglich zu ziehen, dann die Extremität zu halten und zu stabilisieren. Daraufhin gibt die Krankengymnastin den entsprechenden Haltewiderstand für alle Muskelkomponenten der antagonistischen Muster, ohne den Halt zu brechen. Auf mehrfache Wiederholung dieser Arbeitsweise folgt eine isometrische Kontraktion im agonistischen Muster mit einer anschließenden isotonischen Kontraktion, um einen größeren Bewegungsweg zu erlangen. Die Kommandos heißen:

«Ziehen Sie Fuß und Bein hoch und herüber» –
(Flexion-Adduktion-Außenrotation-isotonisch-Agonist)

«Halten Sie ganz fest, daß ich es nicht bewegen kann» –
(Extension-Abduktion-Innenrotations-isometrisch-Antagonist)

«Und Halten» – (Flexion-Adduktion-Außenrotation-isometrisch-Agonist)
«Und ziehen, und ziehen» (isotonisch-Agonist, wiederholte Kontraktion).

Die erfolgreiche Anwendung der Techniken der Bewegungsumkehr ist abhängig
a) von dem maxilen Widerstand für das antagonistische Muster,

b) von der Kontrolle der agonistischen und antagonistischen Muster, so daß es zu einer fließenden Bewegung kommt, und

c) von dem vorsichtigen Abstufen des Widerstandes zwischen dem kräftigeren Antagonisten und dem geschwächten Agonisten.

Diese Bewegungsumkehr kann in jedem beliebigen Bewegungsabschnitt durchgeführt werden, in dem die gewünschte Reaktion eintreten soll. Das kann der volle Bewegungsweg sein oder nur ein minimaler Abschnitt des antagonistischen Bewegungsweges, je nachdem, wo es zu einer Reizung des Agonisten kommt.

Entspannung

Wird innerhalb eines Bewegungsmusters eine Kontraktion der betreffenden Muskelgruppen ausgelöst, wird von den direkten Antagonisten eine dehnende Reaktion, eine Entspannung oder Hemmung verlangt. Jede Technik, die eine Erweiterung des

Bewegungsweges ermöglicht, hat eine Entspannung der antagonistischen Muskulatur erreicht. Normalerweise werden durch die Techniken der wiederholten Kontraktionen, der langsamen Umkehr, der langsamen Umkehr – Halten und der rhythmischen Stabilisation die Agonisten gereizt und die Antagonisten entspannt. Das kann z. B. leicht an einer haltungsbedingten Verkürzung des M. biceps femoris demonstriert werden. Soll das Flexions-Adduktions-Außenrotationsmuster durchgeführt werden mit der Betonung auf Hüfte und Knie, so ist die Reichweite der Bewegung am geringsten, wenn sie rein aktiv erfolgt. Die Reichweite nimmt zu, wenn ein maximaler Widerstand überwunden werden muß, vergrößert sich noch mehr, wenn wiederholte Kontraktionen eingeschaltet werden, und kann durch rhythmische Stabilisation am Ende der Bewegung abermals erweitert werden. Erfolgt nun an diesem Endpunkt die Umkehr in das antagonistische Muster der Extension-Abduktion-Innenrotation gegen maximalen Widerstand, so ist wiederum eine Vergrößerung der Bewegungsbreite zu verzeichnen. Hier wird der nahe Zusammenhang zwischen Spannung und Entspannung offenbar.
Die spezifischen Entspannungstechniken sind ein Ersatz für das passive Dehnen. Ein Patient, der offensichtlich sehr wenig Kraft zur Verfügung hat, kann unter Umständen in der Lage sein, einen verkürzten Muskel so kräftig zu kontrahieren, daß die Entspannung gefördert wird, vorausgesetzt, es wurde ein geschickter Widerstand gegeben. Bei diesen Techniken wird eine schmerzhafte Reaktion, die beim passiven Dehnen auftritt, vermieden, und sie sind weniger gewagt.
Die Entspannungstechniken sind eine Möglichkeit, zur Entspannung zu kommen. Jedoch kann die richtige Lagerung zur Beeinflussung des Tonus und Stimulierung verwandter Muster eine stärkere Entspannung bedeuten als die Anwendung einer Entspannungstechnik für eine bestimmte Muskelgruppe. Läßt man z. B. den Patienten gegen Widerstand kriechen, kann das eine stärkere Entspannung für die unteren Rumpfextensoren bedeuten als Anspannen – Entspannen, in Rückenlage durchgeführt. Bei diesen Entspannungstechniken wird die maximale Anspannung des Antagonisten gefolgt von willkürlicher Entspannung nutzbar gemacht und sollte wenn irgendmöglich gefolgt werden von einer Kontraktion gegen Widerstand des Agonisten.

Anspannen – Entspannen

Liegt eine deutliche Bewegungseinschränkung vor bei gleichzeitigem Ausfall der aktiven Bewegung im agonistischen Muster, so kann mit der Anspannungs – Entspannungstechnik eine gewisse Lockerung der antagonistischen Muskulatur erreicht werden. An der Bewegungsgrenze wird maximaler Widerstand gegen die Haltespannung des antagonistischen Musters gegeben, wobei es nur zu einer Rotationsbewegung kommen darf. Anschließend erfolgt die Entspannung.

Beispiele für die Technik

Folgendermaßen wird verfahren: Der Körperteil wird passiv in Richtung des agonistischen Musters bis an die Bewegungsgrenze geführt, und an diesem Punkt wird der Patient aufgefordert zu «halten», so daß es zu einer isotonischen Kontraktion für das antagonistische Muster kommt. Die Krankengymnastin gibt so stark wie möglich Widerstand besonders gegen die Rotation und fordert den Patienten dann auf zu entspannen. Der Druck muß etwas vermindert werden, und es muß abgewartet werden, bis die Entspannung eintritt. Dann wird die Extremität erneut passiv in Richtung des agonistischen Musters bewegt, wieder bis an die Bewegungsgrenze, um hier die gleiche Technik zu wiederholen. Diese ganze Prozedur wird mehrere Male wiederholt, wobei der Versuch gemacht werden sollte, daß der Patient aktiv aus der Dehnung ins agonistische Bewegungsmuster zieht. Ist der Patient nicht in der Lage, die Bewegung aktiv einzuleiten, kann versucht werden, daß er nach jeder Anspannungs – Entspannungsphase aktiv weiter ins agonistische Muster zieht. Jedoch wie immer ist das Ziel, aus der Dehnung heraus aktiv den vollen Bewegungsweg zurücklegen zu können.

Das Kommando heißt:

«Ziehen Sie Ihren Fuß und Ihr Bein herunter und herein, Ferse herein», Extension-Adduktion-Außenrotation, isotonische Kontraktion für die Rotatoren gegen maximalen Widerstand.

«Und locker lassen», Nachlassen des Widerstandes, und nach eingetretener Entspannung wird die Extremität passiv in die Flexion-Abduktion-Innenrotation bewegt. Wiederholung des Vorganges, anschließend dehnende Ausgangsstellung für das Flexions-Abduktions-Innenrotationsmuster-Agonist.

«Nun ziehen Sie Fuß und Bein hoch und heraus zu mir», isotonisch.

«Und halten», Vorbereitung zur wiederholten Kontraktion.

«Weiter ziehen und ziehen», wiederholte isotonische Kontraktionen für die Agonisten.

Halten – Entspannen

Halten – Entspannen ist eine Entspannungstechnik, die auf maximalen Widerstand gegen die Rotation bei isometrischer Spannung beruht. Die Technik wird in derselben Reihenfolge ausgeführt wie bei der Spannung – Entspannung. Da es sich aber um eine rein isometrische Spannung für alle Komponenten handelt, sollte nur ein Haltekommando gegeben werden. Auch hier darf die isometrische Kontraktion nicht gebrochen werden.

Bei jedem akuten Zustandsbild sollte diese Technik dem Patienten in einem schmerzfreien Bewegungsabschnitt demonstriert werden. Spannungsübungen im schmerzfreien Bewegungsabschnitt begünstigen außerdem die allgemeine Entspannung mit Schmerzverminderung. Außerdem kann es, bei genügend Widerstand, zu einem Innervationsreiz im schmerzhaften Abschnitt kommen, ohne daß Schmerzen ausgelöst wurden.

Beispiele zur Technik

Einem Patienten mit einer Fraktur, der gerade seinen Gips entfernt bekommen hat, kann mit dieser einfachen Technik dazu verholfen werden, zu entspannen und Bewegungseinschränkungen zu vermindern. Beispielsweise bei einer Radiuskopffraktur: Hat sich bereits eine Ellenbogenbeugekontraktur eingestellt, wodurch die Ellenbogenstreckung verhindert wird, so kann durch Anwendung oben beschriebener Technik für den M. biceps, bei langsam zunehmendem Widerstand gegen die isometrische Kontraktion, eine Entspannung des Muskels erreicht werden, bei gleichzeitiger Reizung des M. triceps. Die Extremität muß selbstverständlich gut unter-

stützt werden. Nach dem Halten – Entspannen soll der Patient seinen Ellenbogen ohne Widerstand strecken. Das Kommando heißt:
«Halten Sie Ihren Ellenbogen gebeugt, und lassen Sie keine Bewegung zu». Der Widerstand wird weich und langsam steigernd gegeben, besonders gegen die Supination unter Anwendung des Griffes für das Elevations-Adduktions-Außenrotationsmuster. Der Widerstand ist an dem nach radial gebeugtem Handgelenk größer als am Ellenbogen.
«Locker lassen», vorsichtige Unterstützung der Extremität und warten, bis die Entspannung des M. biceps eintritt.
«Öffnen Sie Ihre Hand, und drücken Sie Ihren Unterarm herunter und heraus.» Retroversion-Abduktion-Innenrotation mit Ellenbogenextension, isotonische Spannung ohne Widerstand.
Der Erfolg der Behandlung hängt ab von dem weichen, wachsenden Widerstand, von der Verbesserung der isometrischen Spannung, ohne sie zu brechen, von der Unterstützung der Extremität während der Entspannungsphase und von der aktiven Bewegung der Extremität in die gewünschte Richtung. Dieses Verfahren kann wiederholt werden, gefolgt von mehrfachen aktiven Kontraktionen des Agonisten ohne Widerstand. Anschließend kann auch die Bewegungsumkehr ohne Widerstand unter Betonung der Rotation geübt werden.

Langsame Umkehr – Halten – Entspannen

Langsame Umkehr – Halten – Entspannen verlangt zunächst eine isotonische Kontraktion des bewegungseingeschränkten Musters, der eine isometrische Kontraktion des antagonistischen Musters, eine kurze, willkürliche Entspannungsperiode und schließlich eine isotonische Kontraktion des agonistischen Musters folgen. Die Entspannung muß genau an dem Punkt ausgelöst werden, an dem sich die Einschränkung offenbart. Die maximale Entspannung hängt vom maximalen Widerstand gegen die rotierende Komponente ab, ohne daß eine Bewegung in den übrigen Komponenten des antagonistischen Musters zugelassen wird.

Beispiele zur Technik

Liegt z. B. die Bewegungseinschränkung des Hüftgelenkes bei der aktiven Durchführung der Flexion-Abduktion-Innenrotation bei 15°, so muß hier die Entspannung der Muskeln des Extensions-Adduktions-Außenrotationsmusters einsetzen, um die Bewegungsbehinderung zu vermindern und die Muskeln des Flexionsmusters zu reizen. Der Patient geht also aktiv bis an die Bewegungsgrenze, wo dann die Krankengymnastin mit der Technik der langsamen Umkehr – Halten – Entspannen beginnt. Zunächst muß er gegen Widerstand in die Extension-Adduktion-Außenrotation ziehen. Dabei darf aber außer der Rotation keine Bewegung stattfinden. Dann kommt das Kommando «Halten»!, wobei besonders gegen die Rotation maximaler Widerstand gegeben wird. Nach der isometrischen Spannung kommt der Entspannungsauftrag. Dabei nimmt die Krankengymnastin ihren Widerstand zurück, hält aber das Bein fest, ohne es zu bewegen. Nach der vollständigen Entspannung läßt die Krankengymnastin den Patienten gegen Widerstand soweit wie möglich in die Flexion-Abduktion-Innenrotation ziehen. An dieser neu erreichten Bewegungsgrenze kann die gleiche Technik wiederholt werden, oder aber bei einer deutlichen Vergrößerung des Bewegungsausmaßes mit der Technik der wiederholten Kontraktion gearbeitet werden.

Die Wirkung dieser Entspannungstechnik ist abhängig:

a) von dem maximalen Widerstand gegen das antagonistische Muster, wobei nur eine Rotationsbewegung zugelassen werden darf,

b) von dem Nachlassen des Widerstandes, wenn der Patient entspannen soll, und

c) von der aktiven Bewegung gegen Widerstand nach der Entspannung.

Das Kommando für diese Technik ist:
«Ziehen Sie Ihren Fuß und Ihr Bein hoch und heraus zu mir, Ferse heraus, soweit Sie können – «Flexion-Abduktion-Innenrotation-isotonische Spannung – Agonist.
«Nun ziehen Sie Ihren Fuß und Ihr Bein herunter und herein, Ferse herein und Halten – «Extension-Adduktion-Außenrotation. – Isotonische Kontraktion für die Rotationskomponente und isometrische Kontraktion für die übrigen Bewegungen des antagonistischen Musters.
«Und locker lassen», nachlassen im Widerstand und Griffwechsel für die Agonistenbewegung – Flexion-Abduktion-Innenrotation.
«Nun ziehen Sie hoch und heraus, Ferse heraus», isotonische Kontraktion-Agonist.
«Und ziehen Sie, ziehen Sie, ziehen Sie», Agonist, wiederholte isotonische Kontraktionen.

Hilfen zum Erlernen

1. Erlerne die Bewegungsmuster als freie, aktive Bewegungen mit richtiger Bewegungsfolge. Beginne mit den Kopf-, Hals- und oberen Rumpfmustern; Hackbewegung und Ausholbewegung. Laß einmal die Augen die Bewegung anführen, und beim zweiten Mal laß die Augen der Bewegung folgen. Gehe über zu den Bewegungsmustern der oberen Extremität und dann zur unteren Extremität. Übe die Bewegungsmuster in allen möglichen Positionen, einschließlich der entwicklungsbedingten Stellungen. Zergliedere komplexe Bewegungsmuster und alltägliche Bewegungsabläufe und stelle die einzelnen Bewegungsanteile fest.

2. Erlerne die genaue Anwendung der Griffe.

3. Übe die Kommandos an gesunden Menschen bei Ausführung des vollen Bewegungsweges und richtiger Muskelaktionsfolge.

4. Erlerne die Techniken der Komplexbewegungen in der angegebenen Reihenfolge:
a) Maximaler Widerstand bei vollem Bewegungsweg und richtiger Muskelaktionsfolge (isotonisch). Beginne mit der unteren Extremität.
b) Maximaler Haltewiderstand in der Annäherung und an den verschiedensten Punkten des Bewegungsweges (isometrisch).
c) Wiederholte Kontraktionen (Betonung des proximalen Drehpunktes). Beobachte die Zunahme der Kraft oder die Verlängerung des Bewegungsweges.
d) Betonte Muskelaktionsfolge (proximale, mittlere oder distale Drehpunkte). Anschließend die wiederholten Kontraktionen.

e) Langsame Bewegungsumkehr, langsame Bewegungsumkehr – Halten, rhythmische Stabilisation. Es sollte in den verschiedensten Bewegungsabschnitten des agonistischen und antagonistischen Musters gearbeitet und auf die Zunahme von Kraft oder Bewegungsweg geachtet werden.

f) Langsame Bewegungsumkehr – Halten – Entspannen, Anspannen – Entspannen, Halten – Entspannen. Beachte die Entspannung und die Erweiterung des Bewegungsweges.

g) Verstärkung eines Musters durch ein ihm verwandtes Muster. Es sollte die Durchführung dieser Technik in den verschiedensten Bewegungsabschnitten bei wechselnden Drehpunkten geübt werden. Siehe Tabellen auf Seite 265–271.

5. Übe alle Techniken an Gesunden und an sorgfältig ausgesuchten Patienten.

6. Erlerne die Anwendung der Techniken auch im Hinblick auf die Zungenbewegungen, Gesichtsbewegungen, Öffnen und Schließen des Mundes und die Atembewegung.

7. Beobachte an einem gesunden Menschen etwaige Abweichungen im Bewegungsweg, der Koordination und Kraft.

8. Stelle ein Behandlungsprogramm auf, daß die Korrektur vorhandener Abweichungen oder Unzulänglichkeiten berücksichtigt.

9. Prüfe Patienten durch, und arbeite ein Behandlungsprogramm aus. Berücksichtige die zu betonenden Abschnitte und Drehpunkte, die Auswahl der Techniken und die nötigen Verstärkungstechniken bei Patienten mit schlaffer oder spastischer Lähmung, Koordinationsstörungen und orthopädischen Erkrankungen einschließlich der Haltungsfehler.

1. Tabelle: Zusammenstellung der Techniken

Techniken	Art der Muskelkontraktion	Zweck	Indikationen	Kontraindikationen
Griffe – Tiefer Druck, der nicht schmerzhaft sein sollte. Anzuwenden bei den Muskelgruppen oder -abschnitten, bei denen eine Reaktion erwünscht ist. Beim passiven Durchbewegen liegt die Hand auf den Antagonisten.	Isotonisch oder isometrisch.	Zur Reizung der Propriozeptoren in Muskeln, Sehnen und Gelenken. Kann mit und ohne Widerstand angewandt werden.	Bei jeder Übungsbehandlung.	Bei postoperativen Zuständen oder offenen Wunden, wenn jegliche Berührung verboten ist.
Stauchung – Die Krankengymnastin übt einen Kompressionsdruck auf die Gelenke aus.	Wird sowohl bei der isometrischen wie isotonischen Kontraktion angewandt.	Um die Propriozeptoren der Gelenke zu reizen, die auf Druck reagieren.	Bei allen Stoßbewegungen im Rahmen der Komplexbewegungen, wenn maximale Stimulation angezeigt ist.	Nach Frakturen oder postoperativen Zuständen, wo eine Stauchung kontraindiziert wäre.
Zug –, der durch die Krankengymnastin auf die Gelenkflächen ausgeübt wird.	Wird sowohl bei der isometrischen wie isotonischen Kontraktion angewandt.	Um die Propriozeptoren der Gelenke zu reizen, die auf Zug reagieren. Um Gelenkbewegungen weniger schmerzhaft zu machen.	Bei allen Zugbewegungen im Rahmen der Komplexbewegungen, wenn maximale Stimulation angezeigt ist. Wenn es den Bedürfnissen des Pat. entspricht.	Das gleiche wie bei Stauchung.

1. Tabelle: Zusammenstellung der Techniken (Fortsetzung)

Techniken	Art der Muskelkontraktion	Zweck	Indikationen	Kontraindikationen
Dehnungsreiz – Maximale Dehnung der Hauptmuskelgruppen, die an der Bewegung beteiligt sind.	Wird bei der isotonischen Kontraktion angewandt.	Zur Verbesserung verminderter Reaktion bei Bewegungsbeginn. Um die Reaktion der gesamten Muskelkette zu erhöhen.	Bei allen Zustandsbildern mit Innervationsstörungen.	Bei akuten orthopädischen Fällen, frischen Frakturen und frischen postoperativen Zuständen.
Richtige Muskelaktionsfolge – Sequenz der Muskelkontraktionen von distal nach proximal.	Zu beachten sowohl bei der isometrischen wie isotonischen Kontraktion.	Zur Entwicklung koordinierter Bewegungen. Um ein Überfließen der Innervation zu ermöglichen und eine «Verstärkung», wenn Widerstand gegeben wird.	Bei Übungsbehandlungen, bei denen aktive Bewegungen gegen Widerstand erlaubt sind. Bei Schwäche, Schulung der Koordination und zum Ausgleich gestörten Muskelgleichgewichts.	Nicht erforderlich bei normaler Innervation. Wenn jede Form von Übungsbehandlung kontraindiziert ist.
Maximaler Widerstand – Den Fähigkeiten und Bedürfnissen des Pat. angepaßt. Bei der isotonischen Kontraktion muß der Pat. in die Bewegung kommen. Beim Haltewiderstand darf der «Halt» nicht gebrochen werden.	Angewandt sowohl bei der isometrischen wie isotonischen Kontraktion.	Um aktive Bewegungen zu reizen. Um ein Überfließen der Innervation von stärkeren zu schwächeren Muskelgruppen zu bekommen und zur «Verstärkung» geschwächter Bewegungsmuster durch kräftigere. Zur Entwicklung von Kraft, Ausdauer und Koordination. Zur Korrektur gestörten Muskelgleichgewichts. Zur Entspannung und zur Dehnung.	Zur Entspannung und bei Haltewiderständen, wie z. B. bei Behandlung frischer Frakturen und orth. Krankheitsbildern.	Bei gestörtem Muskelgleichgewicht für die kräftige Muskelgruppe nur bei der Technik der Bewegungsumkehr anwenden zur Reizung der geschwächten Gruppe. Bei akuten orthopädischen oder chirurgischen Krankheitsbildern (besonders die isotonische Kontraktion).

1. Tabelle: Zusammenstellung der Techniken (Fortsetzung)

Techniken	Art der Muskelkontraktion	Zweck	Indikationen	Kontraindikationen
Verstärkung – Ausgeführt durch Bewegungen gegen Widerstand, die in dem Bewegungsabschnitt des zur Verstärkung dienenden Bewegungsmusters ausgeführt werden, wo sich die meiste Kraft findet. Bewegungsmuster, die zur Verstärkung herangezogen werden, müssen kräftiger sein als die zu verstärkenden Muster und müssen zu ihnen in Beziehung stehen.	Sowohl bei der isometrischen wie bei der isotonischen Kontraktion auszuführen.	Zur Förderung schwächerer Muskelkomponenten und Bewegungsmuster.	In Fällen, wo die Schwäche vorherrscht und aktive Bewegungen gegen Widerstand erlaubt sind.	Wenn die Bewegungsmuster nur unter Zuhilfenahme beider Hände in koordinierter Form kontrolliert werden können. In akuten Fällen, wo keine aktiven Bewegungen gegen Widerstand erlaubt sind.
Wiederholte Kontraktionen – Technik der Betonung. Gleichmäßig durchgeführte wiederholte Anspannung in einer Richtung. Kann an jedem gewünschten Abschnitt innerhalb des Bewegungsweges angesetzt werden.	Isotonisch, im Anschluß an eine isometrische Kontraktion.	Zur Erweiterung des Bewegungsweges. Zur Entspannung und Dehnung des Antagonisten. Zur Verbesserung der Ausdauer, Koordination und Kraft in einem bestimmten Bewegungsmuster.	Bei Schwäche, verminderter Ausdauer und gestörtem Muskelgleichgewicht.	Bei allen Krankheitsbildern, bei denen anhaltende Anstrengungen verboten sind, z. B. kürzlich operierte Pat., akute Poliomyelitis, frische Hirnschädigungen durch Unfälle.

108

1. Tabelle: Zusammenstellung der Techniken (Fortsetzung)

Techniken	Art der Muskelkontraktion	Zweck	Indikationen	Kontraindikationen
Rhythmische Bewegungseinleitung – Rhythmische Technik Wiederholte Bewegungen ohne Daueranstrengung bei vollem Bewegungsweg.	Willkürliche Entspannung, gefolgt von unterstützter isotonischer Kontraktion, anschließend gegen Widerstand.	Die Fähigkeit, eine Bewegung einzuleiten, fördern und zur Beschleunigung der Bewegung.	Wenn durch Rigidität (Parkinson) oder Spastizität die Bewegungseinleitung verhindert ist oder die Bewegungen zu langsam sind.	Wenn passive Bewegungen nicht ausgeführt werden dürfen.
Langsame Bewegungsumkehr – Kann im vollen Bewegungsweg durchgeführt werden oder auf einer Teilstrecke. Es kommt auf die Reaktion des Pat. an.	Der isotonischen Kontraktion des antagonistischen Bewegungsmusters folgt die isotonische des agonistischen Musters. Wiederholung dieser Sequenz zur Verbesserung der Reaktion.	Zur Wiederentwicklung der normalen Bewegungsumkehr und zur Reizung der Koordination und Kraft innerhalb der antagonistischen Muster. Um eine Entspannung zu erreichen.	Wenn die Schwäche im Vordergrund steht und die langsame Bewegungsumkehr ein Antrieb für die Agonisten bedeutet. Wo ein normales, antagonistisches Gegenbewegen wünschenswert ist.	Wenn es nicht zu einem Antrieb des agonistischen Bewegungsmusters kommt. Bei akuten Krankheitsbildern.
Langsame Bewegungsumkehr – Halten – Kann im vollen Bewegungsweg durchgeführt werden oder auf einer Teilstrecke. Es kommt auf die Reaktion des Pat. an.	Der isotonischen, dann isometrischen Kontraktion des antagonistischen Musters folgt die isotonische Kontraktion des agonistischen Musters. Wiederholung dieser Sequenz zur Verbesserung der Reaktion.	Der gleiche wie bei der langsamen Bewegungsumkehr. Zur Entwicklung der Haltefähigkeit in bestimmten Bewegungsabschnitten und Mustern.	Das gleiche wie bei der langsamen Bewegungsumkehr. In Fällen, wo die isometrische Kontraktion unzulänglich ist.	Das gleiche wie bei der langsamen Bewegungsumkehr.

1. Tabelle: Zusammenstellung der Techniken (Fortsetzung)

Techniken	Art der Muskelkontraktion	Zweck	Indikationen	Kontraindikationen
Rhythmische Stabilisation – Kann in jedem Bewegungsabschnitt ausgeführt werden.	Isometrische Kontraktion von Agonist und Antagonist.	Zur Reizung aktiver Bewegungen. Zur Förderung der Entspannung, der Durchblutung und zur Schulung der Haltefähigkeit in bestimmten Bewegungsabschnitten.	In Fällen, in denen die isotonische Kontraktion nicht erlaubt oder wegen Schmerzen unmöglich ist. Bei Schwäche und wenn die Haltespannung antriebsfördernd auf die Agonisten wirkt.	Wenn die Haltespannung kein Reizmittel für die Agonisten darstellen sollte.
Anspannen – Entspannen – Kann an verschiedenen Abschnitten des Bewegungsweges ausgeführt werden. Begonnen wird an dem Punkt, an dem sich die Einschränkung der Antagonisten zeigt.	Isotonische Kontraktion des Antagonisten (kein Bewegungsausschlag außer in der Rotationsbewegung). Entspannen – Anschließend passive Bewegung im Sinne des agonistischen Bewegungsmusters. Anschließend versuchen, eine Reaktion des Agonisten aus der Dehnung oder der Annäherung zu erreichen.	Um eine Entspannung der Antagonisten zu erreichen, wenn keine aktive Bewegung des Agonisten aus der Dehnung möglich ist.	Wenn der Spasmus vorherrscht und durch den Dehnungsreiz keine aktive Bewegung erfolgt.	Wenn aktive Bewegungen des Agonisten möglich sind. Im akuten Stadium.

1. **Tabelle: Zusammenstellung der Techniken (Fortsetzung)**

Techniken	Art der Muskelkontraktion	Zweck	Indikationen	Kontraindikationen
Halten – Entspannen – Kann in jedem Bewegungsabschnitt ausgeführt werden, wo sich Bewegungseinschränkungen zeigen durch Schmerzen oder Muskelverspannungen.	Der isometrischen Kontraktion des Antagonisten folgt eine freie aktive Bewegung des Agonisten, der auch eine isometrische Kontraktion des Agonisten vorausgegangen sein kann.	Zur Entspannung des Antagonisten und zur Förderung des Agonisten.	In Fällen, wo durch Schmerzen aktive Bewegungen verhindert werden.	
Langsame Bewegungsumkehr – Halten – Entspannen – Genau in dem Bewegungsabschnitt ausgeführt, wo sich eine Einschränkung im antagonistischen Muster präsentiert.	Der isotonischen, dann isometrischen Kontraktion der Antagonisten (keine Bewegung außer in der Rotation ist erlaubt) folgt eine willkürliche Entspannung. Daran schließt eine isotonische Spannung des Agonisten an. Wiederholung dieser Sequenz zur weiteren Entspannung.	Zur Entspannung der Antagonisten. Zur Reizung der Agonisten.	Bei eingeschränktem Bewegungsweg und wenn Widerstandsbewegungen erlaubt sind.	Wenn es nicht zu einer Entspannung der Antagonisten kommt. Wenn aktive Bewegungen gegen Widerstand nicht erlaubt sind.

Zusätzliches zu den Komplexbewegungen

Durch die spezifische Anwendung physikalischer Kräfte kann die Fähigkeit des Patienten, etwas zu tun, verbessert werden (Lit. 20), und kann zur gleichen Zeit der Behandlerin Kraft sparen. Diese Kräfte sind nicht neu, aber die Methode der Anwendung ist unterschiedlich. Wie immer wird auch hier die Anwendung in Verbindung mit den Bewegungsmustern durchgeführt, unter Berücksichtigung des entgegengesetzten diagonalen antagonistischen Musters.

Wenn die Bewegungen, aktive oder passive, eingeschränkt sind durch Verkürzungen, Spastizität oder lokalisierten Schmerz, liegt der Grund der Einschränkung gewöhnlich innerhalb des antagonistischen Musters der Komplexbewegung. Die Entspannung oder Linderung des einschränkenden Faktors kann durch direkte Entspannung des antagonistischen Musters erfolgen oder durch die direkte Stimulation des agonistischen Musters mit nachfolgender Entspannung des antagonistischen Musters.

Zwei physikalische Kräfte, Kälte und elektrische Stimulation, sind mit gutem Erfolg beim größten Teil der Patienten angewandt worden. Bei der Anwendung von Kälte gibt es mehrere Möglichkeiten, die zuerst besprochen werden sollen.

Kälte

Die Kälteapplikation kann auf verschiedene Art und Weise erfolgen. Es kann eine Methode ausgewählt oder verschiedene Methoden kombiniert werden. Zur direkten Entspannung der eingeschränkten Bewegung im antagonistischen Muster werden Frottiertücher, die im Eiswasser gelegen haben, ausgewrungen und auf die verkürzte Muskelgruppe gelegt, oder im Fall schmerzhafter Gelenke können die Tücher drumherumgewickelt werden. Ist zum Beispiel das Elevation-Abduktion-Außenrotationsmuster der Schulter eingeschränkt, wird die kalte Kompresse über die axillare und pectorale Region gelegt. Die Kompresse wird für etwa 3 Min. aufgelegt und wird innerhalb dieser Zeit mindestens einmal erneuert, d. h. durch ein anderes kaltes Handtuch ersetzt. Mit der kalten Kompresse am richtigen Platz wird das agonistische Muster gefördert. Die Entspannungstechniken können nun für das antagonistische Muster eingesetzt werden, und zwar an dem Punkt, wo die Bewegungseinschränkung sichtbar wird, sekundär kommt es zu einer fördernden Wirkung für das agonistische Muster. Isometrische Kontraktionen durch die Anwendung der «rhythmischen Stabilisation» oder der Technik «Halten – Entspannen» sind bei Schmerzen angezeigt. Um einen dauerhaften Erfolg zu haben, sollte der Patient wenn möglich durch den vollen verfügbaren Bewegungsweg ziehen. Mit einer Extremität zu arbeiten, während die kalte Kompresse drauf liegt, erscheint beschwerlich, so daß auch verwandte Bewegungsmuster von anderen Segmenten durchgeführt werden können, während die Kälte ihre Wirkung tut. Sind Schmerzen der dominierende Faktor, kann dieses die Anwendung der Wahl sein.

Ist ein lokalisiertes Schmerzgebiet oder eine Bewegungseinschränkung vorhanden, können durch einen Eisball, der mit der Hand geformt wird, bis er glatt ist, oder einen Eiszapfen auf einem hölzernen Träger (Lit. 26) direkte und spezifische Anwendungen durchgeführt werden. Das Eis wird kräftig auf das schmerzhafte Gebiet gerieben, z. B. auf eine postoperative Narbe, die die Bewegung hemmt und Schmerzen verursacht. Die Anwendung wird solange fortgesetzt, bis der Patient keine Kälte mehr empfindet, meistens in weniger als einer Minute. Vorausgesetzt, daß keine Schmerzen ausgelöst werden, fördert es die maximale Entspannung, wenn die Extremität so gelagert wird, daß eine Spannung in den verkürzten Muskelgruppen oder dem Bindegewebe vorhanden ist. Wenn die Spannung Schmerzen auslöst, muß sie vermindert werden. Auf diese Weise kann der circulus viciosus – Bewegung–Schmerz-Einschränkung – unterbrochen werden. Der Schmerzpunkt kann sich verändert haben. Es kann sein, daß die Bewegung auch weiterhin Schmerzen auslöst, aber der schmerzfreie Bewegungsweg ist vergrößert worden. Wird ein Widerstand gegeben, dann besonders kräftig für die schmerzfreien Komponenten in einem Bewegungsweg. Ist z. B. die Bewegung der proximalen Gelenke schmerzhaft, kann maximaler Widerstand für die distalen Muskelgruppen bei der isotonischen und isometrischen Kontraktion gegeben werden. Nochmals, die Anwendung von Kälte ist gekoppelt mit Übungen, so daß jede Entspannung, die erreicht werden konnte, auch nutzbar gemacht wird. Selektive Stimulation oder Förderung eines bestimmten Muskels oder einer Muskelgruppe kann durch umschriebene Kälteanwendung erreicht werden (Lit. 26). Ein schnelles Streichen der Haut über den Muskeln des agonistischen Musters mit einem Eisball oder einem Eiszapfen fördert die Reaktion dieser Muskeln. Ist z. B. das Elevation-Abduktion-Außenrotationsmuster der Schulter schmerzhaft, kann ein kurzes schnelles Bestreichen des M. trapezius und des mittleren Anteils des M. deltoideus den schmerzfreien Bewegungsweg vergrößern.

Das Eintauchen eines Körperabschnittes in Eiswasser kann für die Entspannung der distalen Muskulatur nützlich sein. Hand und Unterarm oder Fuß und Unterschenkel können für eine Minute oder weniger eingetaucht werden. Je nach Verträglichkeit kann die Zeit verlängert werden. Ist zu Beginn das Eintauchen unangenehm, kann die Extremität ganz kurz und immer wieder eingetaucht werden, so daß der Patient sich gewöhnt und eine Entspannung eintritt. Besteht eine Bewegungseinschränkung in den proximalen Gelenken, können Kältekompressen proximal angewandt werden. Um die Behandlung vollständig zu machen, sollten immer Übungen und eine Bahnung der gewünschten Bewegungen durchgeführt werden.

Das Eintauchen des unteren Rumpfes und der Extremitäten in ein kaltes Bad von ca. 30° Celsius für eine bis fünf Minuten kann zu einer Verminderung starker Spastizität bei Patienten mit generalisierten Störungen führen. Die Behandlung muß der Toleranz des Patienten angepaßt sein. D. Mead ist der Meinung, daß die Kontraindikationen bei der Anwendung von Kälte selten sind (Lit. 26). Jedoch muß der Patient von dem Arzt richtig eingeschätzt werden, und jede mögliche Kontraindikation muß beachtet werden. Dem Patienten sollte vor der Kälteanwendung gesagt werden, was ihn erwartet. Sowohl der Arzt wie die Krankengymnastin sollten sich einer Behandlung unterziehen, damit sie die Reaktion des Patienten besser verstehen lernen. Im allgemeinen mögen Patienten die Kälte gern, obgleich im Anfang einige nicht unbedingt empfänglich sind für die Idee.

Kälte wird zur Vorbereitung für Übungen und Bewegungen angewandt und zur Verminderung von Schmerzen während der Bewegung. Kälte wird sowohl örtlich auf dem Behandlungstisch wie auf der Matte oder bei der Gangschule angewandt. Wenn nötig, werden auch die Bodenübungen und die Gangschule im Einzelbehandlungsraum durchgeführt, so daß der zu behandelnde Körperteil freigemacht werden kann.

Elektrische Stimulation

Durch die Anwendung von faradischem oder ähnlichem Strom, der eine tetanische Zuckung verursacht, kann es zu einer Entspannung der Spastizität oder einer anpassungsfähigen Verkürzung des Muskels kommen und damit zu einer nützlichen Vorbereitung zur Übungsbehandlung mit Komplexbewegungen (Lit. 20, 21). Die elektrische Stimulation benötigt mehr Zeit als die Anwendung von Kälte. Ist jedoch bei einzelnen Patienten die Kälteanwendung aus medizinischen Gründen kontraindiziert, kann eine elektrische Stimulation durchgeführt werden. Bei richtiger Anwendung müssen 2 Krankengymnastinnen zusammenarbeiten; die eine kontrolliert die Reizung, während die andere, nachdem eine Entspannung eingetreten ist, passiv den Körperteil des Patienten soweit wie möglich in der gewünschten Bewegungsrichtung bewegt.

Für die elektrische Reizung werden die üblichen Vorbereitungen getroffen. Die gut angefeuchtete indirekte Elektrode wird bei Reizung des Beines am mittleren Teil des Rumpfes angelegt, so daß es auch bei der Bewegung der Extremität nicht zu einer Unterbrechung des Kontaktes kommt. Die direkte Elektrode wird fest auf den Reizpunkt aufgedrückt, und der Strom wird so weit aufgedreht, daß es zu einer tetanischen Zuckung kommt. Bevor die Elektrode abgenommen wird, wird der Strom wieder zurückgedreht. Für Patienten mit intakter Sensibilität ist es so schonender.

Die zweite Behandlerin stellt die Bewegungseinschränkungen fest, indem sie die Extremität passiv soweit wie möglich in alle Richtungen bewegt. Dabei verläuft die Bewegung immer von distal nach proximal. Ist der Patient in der Lage, aktiv mitzuhelfen, sollte er dazu angehalten werden. Sind die verschiedenen Punkte, wo sich eine Bewegungseinschränkung zeigt, festgestellt, wird die elektrische Reizung von proximal nach distal durchgeführt. Die proximale Muskulatur eines Bewegungsmusters wird zuerst gereizt, wobei es nicht wichtig ist, daß die klassischen Muskelreizpunkte eingehalten werden. Vielmehr muß die direkte Elektrode auf die Muskeln aufgesetzt werden, die diagonal entgegengesetzt zu dem eingeschränkten Bewegungsmuster liegen. Ist z. B. der M. bizeps femoris verkürzt, so daß die Streckung im Knie eingeschränkt ist, wird der vastus medialis gereizt. Nachdem die Entspannung eingetreten ist, wird das Knie etwas mehr gestreckt. Ist ein gewisser Grad von Entspannung erreicht, wird die direkte Elektrode etwas mehr nach distal verschoben, entweder im Verlauf desselben Muskels oder eines anderen Muskels, der mit zu dem Bewegungsmuster gehört. Dieser ganze Vorgang wird wiederholt, und die distalen Muskeln des Bewegungsmusters werden nacheinander gereizt. Die Behandlerin, die die Extremität bewegt und genau die Punkte der Bewegungseinschränkung feststellt, dirigiert diejenige, die den Strom kontrolliert. Da es häufig zu einer Überlappung zwischen der einen und der anderen Bewegungsdiagonalen kommt, kann es erforderlich sein, die Antagonisten der zweiten Bewegungsdiagonalen auch zu entspannen. Dieses wird aber nicht auf das Geratewohl getan, sondern es werden wieder alle Komponenten der zweiten Diagonalen berücksichtigt, und es wird von proximal nach distal gearbeitet.

Nachdem die Reizung abgeschlossen ist, kann die aktive und passive Bewegungsbreite getestet werden und damit der Grad des Erfolges. Auf jeden Fall sollte das agonistische Muster so bald wie möglich durch maximalen Widerstand gefördert werden. Die wiederholten Kontraktionen unterstützen einen dauerhaften Erfolg. Daraus folgt, je besser die Möglichkeit einer aktiven Bewegung und einer Bewegung gegen Widerstand, desto besser der bleibende Erfolg.

3. Bahnung der Gesamtmuster

ZUGEORDNETE GESICHTSPUNKTE MOTORISCHEN VERHALTENS

Die Entwicklung motorischen Verhaltens drückt sich in Bewegungsmustern aus. Eine geordnete Sequenz von Bewegungsabläufen zeigt sich im normalen Wachstumsprozeß. Die offensichtlichen Manifestationen von Wachstum und Entwicklung zwingen zu einer Analyse. HOOKER (Lit. 15) beobachtete frühe fötale Bewegungen, und HUMHPRY (Lit. 16) identifizierte die entsprechenden anatomischen Bewegungsmuster. GESELL und seine Mitarbeiter (Lit. 6) und MAC GRAW (Lit. 22) berichten von ihren Beobachtungen über die immer wechselnden und ineinander verflochtenen Bewegungen die sich abzeichnen, entsprechend der Entwicklung und dem Wachstum des motorischen Verhaltens nach der Geburt. Die Beobachtungen dieses Personenkreises sind in gewissem Sinne klinische Beobachtungen. Das, was man sehen konnte, wurde vermerkt. Die Gesamtbewegung des Körpers ist sichtbar, die Entwicklung der Bewegungsmuster kann registriert werden, und die einzelnen Bewegungskomponenten der zusammengesetzten Bewegungsmuster können analysiert werden.

Massenbewegungen – Einzelbewegungen

Man hat bei der motorischen Entwicklung gewisse Elemente und Charakteristika festgestellt. HOOKER (Lit. 15) entdeckte bei seinen Studien der frühen fötalen Bewegung, daß Reaktionen zuerst auf sensorische Stimulation um den Mund herum auftreten und daß die Reaktion umfassend ist; alle Segmente, die reagieren, nehmen an einer Massenbewegung teil. Kopf und Hals beugen sich nach lateral. Dann folgt eine Beugung nach lateral vom Rumpf mit Streckung der Arme. Im späteren Verlauf der Entwicklung kann ein einzelnes Segment gereizt werden und wird in einer bestimmten Weise reagieren, ohne diese umfassende Massenreaktion. Fötale Bewegungen sind reflexbedingt und können beim Menschen als primitiv bezeichnet werden. Sie sind jedoch die Vorläufer sinnvoller Bewegungen.

Proximal – distal -- distal–proximal

Die Entwicklung motorischer Funktionen bei einem Fötus (Lit. 15) ist richtungsgebunden. Die Richtung weist vom Kopf zu den Füßen, cranial–caudal bzw. superior–inferior. Außerdem geht die Richtung von proximal nach distal; d. h. erst bewegen sich Hals und Schultern, bevor Bewegungen an der Hand zu sehen sind. GESELL hat kurz zusammengefaßt: «Die Verhaltensentwicklung beginnt lange vor der Geburt, und die allgemeine Entwicklungsrichtung verläuft vom Kopf zu den Füßen und von den proximalen zu den distalen Segmenten. Der Lippen- und Zungenbewegung folgen die Augenmuskeln, dann Hals, Schultern, Arme, Hände, Finger, Rumpf, Beine, Füße.» (Lit. 6) Auch die sensible Entwicklung verläuft von cranial nach caudal. Wenn sich aber die Empfindung an Händen und Füßen entwickelt hat, kommt es bei der Reizung eines Segments zu einer Bewegungssequenz, und zwar von distal nach proximal (Lit. 15). D. h. wenn die Handinnenfläche gereizt wird, beugen sich die Finger und das Handgelenk. Dies ist der Anfang von zeitlich abgestimmten, koordinierten Bewegungen.

Reflektorisches Verhalten – Bewußtes Verhalten

Nach der Geburt, während sich der Entwicklungsprozeß weiter in cranial–caudaler und proximal–distaler Richtung fortsetzt, sind die ersten Bewegungen und Stellungen, so wie beschrieben von McGraw (Lit. 22) und Gesell und seinen Mitarbeitern (Lit. 6), reflexbedingt. Die Reaktion auf einen plötzlichen Schreckreiz (Mororeflex) ist eine totale Bewegung des Körpers. Der asymmetrische tonische Halsreflex löst eine Körperstellung von totalem Charakter aus. Diese Reflexe beinhalten Bewegungskomponenten, die später für die Rollbewegungen vom Rücken auf den Bauch benutzt werden. Beim Neugeborenen sind das Kopfdrehen, die Augenbewegungen, das Greifen mit den Fingern, schnelle Strampelbewegungen mit den Beinen und Schrittbewegungen reflektorische Reaktionen, die als Vorläufer für funktionelle Bewegungen zu deuten sind. Während der Wachstumsprozeß fortschreitet und die Bewegungsmöglichkeiten sich vergrößern, werden die Bewegungen automatisch; das Kind übt allem Anschein nach eine neu erworbene Bewegung (Lit. 22), wie z. B. das Rollen vom Rücken auf den Bauch. Es wiederholt das Rollen, lange bevor es die Bewegung benutzt, um eine sitzende Stellung einzunehmen. In der weiteren Entwicklung werden die Rollbewegungen überlegter und werden einbezogen in funktionelle Bewegungen. Es rollt vom Rücken auf den Bauch, um zum Sitzen zu kommen, und als Vorbereitung für die Fortbewegung. Bei der gesamten Entwicklung des motorischen Verhaltens bahnen primitive Reaktionen den Weg für kontrollierte Bewegungen und Stellungen, was automatisch oder bewußt erfolgen kann (Lit. 22).

Spontanbewegung – Stabilität

Eine weitere Charakteristik bei der Entwicklung motorischen Verhaltens ist die Tatsache, daß Bewegungen dem Halten von Stellungen vorangehen. Wird der Fötus gereizt, verschwinden die daraus resultierenden Bewegungen wieder. Nach der Geburt ist die Beweglichkeit ein eindrucksvolles Charakteristikum eines Neugeborenen (Lit. 22). Das Neugeborene bewegt seine Extremitäten schnell, aber außer wenn es schreit, werden diese Bewegungen selten als ein Dauerzustand gesehen. Die Halte- und Stellreflexe werden durch Bewegungen hervorgerufen, durch Veränderung der Stellung des Kopfes im Raum, zum Körper und zu den Extremitäten, oder durch Veränderung der Stellung des Körpers und der Extremitäten zum Kopf (Lit. 24). Auch hier wieder sind die Stellreaktionen zusammengesetzt aus Reflexen, die sich in der cranial–caudalen Richtung entwickelt haben (Lit. 22). Um eine ruhende Stellung, wie Rücken-, Seit- oder Bauchlage, zu verändern, ist eine Bewegung nötig. In dieser Hinsicht kann die Bewegung als primitiver angesehen werden als das Halten einer Stellung. Jedoch je mehr das motorische Verhalten ausreift, ist die Stabilität der Haltefunktion nötig, um zweckmäßige Bewegungen auszuführen.

Überlappung – Integration

Die motorische Entwicklung verläuft in Sequenzen, und diejenigen, die früh erscheinen, überlappen die später entwickelten und wirken mit. Diese typische Entwicklung kann bei gesunden Kindern beobachtet werden. Komponenten von Bewegungsmustern und Stellungen sind ineinander verwoben. Eine Bewegung bereitet den Weg für die nächste. Z. B. das Rollen ist ein Teil der menschlichen Stellreaktion mit dem Ziel der aufrechten Haltung. Somit führt die Fähigkeit, rollen zu können, dazu, die sitzende Stellung einzunehmen und zu halten. Dieses wiederum führt dazu, sich hinstellen zu können und die Stellung zu halten. Das Rollen vom Rücken auf den Bauch und zurück bereitet das Kriechen vor. Die Fähigkeit, zu rollen und zu kriechen, ist wegbereitend für das Gehen. Dieses ist ein fortlaufender Prozeß. In diese Sequenz ineinandergreifender Bewegungen wird das motorische Verhalten integriert, und es kommt zu koordinierten ausgewählten und geschickten funktionellen Bewegungen.

Komplexe Bewegungen – Selektive Bewegungen

So wie bei der Entwicklung der Bewegungsmuster die einzelnen Abschnitte ineinandergreifen und sich überlappen, so wird das Zusammenspiel zwischen Körpersegmenten und Hals- und Rumpfbewegungen kontrollierter und mannigfaltiger in bezug auf die Bewegungsbreite und damit komplexer. Zunächst wird der volle Bewegungsweg ausgeführt, maximale Beugung, maximale Streckung (Lit. 22). Später, wenn es zu einer kontrollierten Haltung kommt und Bewegungen nach Bedarf einsetzen, sind Richtung und Bewegungsausmaß dem totalen Bewegungsmuster untergeordnet.

Ein zweckmäßiges totales Bewegungsmuster, wie z. B. das Gehen, kann bewußt in einer bestimmten Richtung fortgesetzt werden, kann unterbrochen werden oder kann umgekehrt werden. Gegenbewegungen finden sich innerhalb eines totalen Musters, wie z. B. die reziproke Bewegung der Extremitäten beim Gehen. Während das totale Gangmuster eine Vorwärtsbewegung hat, wird die Vorwärtsrichtung durch die Umkehr der Bewegung erreicht; d. h. es besteht ein Bewegungswechsel zwischen entgegengesetzten Komponenten im Bewegungsmuster, z. B. Dorsalflexion – Plantarflexion im Fuß.

Ist es zu einem Ausreifen der motorischen Fähigkeiten gekommen, können unzählige Bewegungskombinationen von Kopf und Hals, Rumpf und oberen und unteren Extremitäten durchgeführt werden. Es kommt zu einem Auswählen und Verbinden von Bewegungsmustern.

Die Extremitäten ergänzen das totale Muster durch einzelne Musterkomponenten auf die verschiedenste Art und Weise. Zuerst neigen die Bewegungen der oberen und unteren Extremitäten bei Rückenlage dazu, symmetrisch zu sein (gleichzeitige Bewegungen der oberen und unteren Extremitäten), obgleich asymmetrische (gleichzeitige Bewegungen der oberen und unteren Extremitäten zu einer Seite) und Wechselbewegungen auch vorkommen (Lit. 6). Während das Kind lernt, zu rollen, kommt es zu ipsilateralen Bewegungen (Arm und Bein derselben Seite). In Bauchlage treten sowohl ipsilaterale oder symmetrische Bewegungen wie Wechselbewegungen von Armen und Beinen, auf (Lit. 22). Ist die Fortbewegung in Bauchlage erreicht, wirken gleichzeitige Bewegungen von einer oberen Extremität und der entgegengesetzten unteren Extremität in reziproker Weise mit beim Kriechen und Krabbeln.

Beim Föten wie beim Neugeborenen überwiegt eindeutig die Beugung (Lit. 22). Obgleich Beugung und Streckung auch weiterhin die wichtigsten Bewegungskomponenten sind, so kommt es bei einer Erweiterung der Bewegungsmöglichkeiten des Kindes zunehmend zu einer Kombination mit der Ab- und Adduktionskomponente und der Innen- und Außenrotation. Das Kind ist nicht auf eine Bewegungsrichtung beschränkt. Es nutzt Bewegungskombinationen aus, indem es sich nach vorwärts, seitwärts, rückwärts bewegt, im Kreis geht und in diagonaler Richtung. Alle Komponenten der Bewegungsmuster innerhalb des totalen Musters dienen auf verschiedenartige Weise und zu unterschiedlicher Zeit dem Bedürfnis des Kindes. Im Sitzen kann das Kind ungehindert mit beiden Armen symmetrische oder asymmetrische Bewegungen durchführen, ein Bein oder einen Arm zur Zeit bewegen oder reziproke Bewegungen ausführen. Beim Gehen sind reziproke Bewegungen sowohl von den Armen wie von den Beinen nötig. Es springt mit bilateralen Bewegungen und hüpft mit unilateraler Bewegung. Sowohl für das Springen wie für das Hüpfen werden reziproke Bewegungen der Extremitäten benötigt.

Unkoordinierte Bewegung – Koordinierte Bewegung

Während der Zeit, in der das Kind seine neuromotorischen Fähigkeiten erwirbt, reifen auch seine Sinne (Lit. 22). Die Entwicklung des Sehens dient der Bewegung, und die Bewegung dient dem Sehen. Gewisse Grundlagen für die Hand-Augen-Koordination werden im tonischen Halsreflexmuster gelegt (Lit. 6). Das Kind in der Entwicklung sieht nach dem Gegenstand, zu dem es hinreicht, um ihn zu ergreifen. Bewegungen von Hand und Arm (und vom Kopf, Hals, Rumpf und anderen Segmenten, so wie erforderlich) können dem Blick folgen, andererseits kann aber auch der Blick der Bewegung der Hand folgen. Ist ein Gegenstand innerhalb der Reichweite, kann das Kind ihn vor oder nach dem Greifen betrachten. Fortbewegung in Bauchlage, wobei Hände und Arme vorgreifen oder das Gewicht abstützen, trägt zur Entwicklung der Geschicklichkeit im Greifen und Manipulieren bei. Liegt das Kind in Bauchlage, strecken sich Finger und Ellenbogen, und es stützt sich auf die Hände. Nimmt es das Gewicht von dem einen Arm, so daß es vorwärts reichen kann, können die Finger sich beugen und an der Unterlage ziehen (Lit. 22). Diese Art von Fingerstreckung und -beugung bahnt und fördert das funktionelle Greifen und Loslassen eines Gegenstandes. Die Entwicklung der Hörreaktion spielt auch in der Entwicklung des motorischen Verhaltens eine wichtige Rolle. Sowie das Kind gelernt hat ein Geräusch zu lokalisieren, dreht es den Kopf in die Richtung (Lit. 6). Geräusche stimulieren die Bewegung. Sowie das Kind Geräusche und Sprache versteht, beginnt es zu reagieren und sich danach zu bewegen.

Koordinierte Bewegungen

Das eindrucksvolle Merkmal einer ausgereiften Bewegung ist dadurch gekennzeichnet, daß sie koordiniert abläuft. Andere Merkmale, wie Kraft, Ausdauer, Bewegungsausmaß, wodurch die Koordination unterstützt wird, entwickeln sich, bevor es zu sinnvollen funktionellen Bewegungen kommt. Das Kind zeigt Kraft, wenn es greift, und Kraft der gesamten Muskulatur, wenn es schreit. Es zeigt Ausdauer, um Bewegungen zu wiederholen. Es bewegt seine Extremitäten rhythmisch und schnell oder langsam, wenn auch in einer planlosen Art und Weise. Jedoch außer den lebenswichtigen Bewegungen, wie Atmung, Saugen, Schlucken, Peristaltik etc., sind die Bewegungen des Neugeborenen nicht zielgerichtet. Im Laufe der Entwicklung, indem sich das motorische Verhalten organisiert, nimmt auch die Koordination der Bewegungen zu, und zwar in gleicher Richtung von cranial nach caudal. An den Armen zeigen sich koordinierte Bewegungen, wie z. B. das zielsichere Greifen, noch bevor die Beine voll für ein unabhängiges Laufen entwickelt sind (Lit. 6).

Zeitliches Zusammenspiel

Eine koordinierte Bewegung setzt abgestufte Bewegungsfolgen innerhalb der Segmente voraus. Diese Sequenz und der zeitliche Ablauf einer Bewegung führen zu einem ökonomischen Verhalten innerhalb einer Bewegung und erlauben eine mühelose Bewegung. Es besteht ein ausgewogenes Gleichgewicht zwischen den agonistischen und antagonistischen Komponenten; z. B. beim Rollen von der Rückenlage in Bauchlage über die linke Seite dreht der Kopf nach links, und der Hals wird gestreckt. Bei der Drehung von Kopf und Hals und Streckung des Rückens übernimmt der rechte Arm die Führung, während der rechte Fuß sich vom Boden abstoßen kann, um das Becken zu heben; dann werden der rechte Arm und das rechte Bein herübergezogen zur linken Seite in Richtung Kinn. Üblicherweise führt der Arm die Rollbewegung an, doch können Abweichungen auftreten. In einer späteren Entwicklungsphase kann das Bein zuerst angehoben werden, und dann folgt der Arm (Lit. 22). Immerhin, die Bewegung ist koordiniert und zeigt eine zeitlich abgestimmte Sequenz von Bewegungskomponenten der Extremitäten in Verbindung mit Kopf, Hals und Rumpf. Ist diese zeitlich abgestimmte Sequenz eingefahren, ist sie jederzeit wiederholbar.
Bei koordinierten, ausgereiften Bewegungen verläuft die Sequenz innerhalb der Extremitäten von distal nach proximal. Wie z. B. beim Rollen bewegt sich die führende Hand und der Arm vor der völligen Elevation des Schultergürtels. Würde die Schulter zuerst bewegt, wirkte die Bewegung von Hand und Arm wie ein «Nachgedanke». Würde das Becken völlig angehoben und rotiert werden, bevor der Fuß gegen die Unterlage drückt, würde das Rollen durch das Bein eher gestoppt als unterstützt werden.

Muskelaktionsfolge

Koordinierte Bewegungen, bei denen sich verschiedene Körperteile mitbewegen, schließen eine entsprechende Anspannung der Muskeln ein. Die Muskeln, die nötig sind, eine Bewegung durchzuführen, werden in der nötigen Folge reagieren, und zwar in distal-proximaler Richtung, obgleich die Entwicklung von proximal nach distal verläuft (Lit. 7). Wie z. B. beim Rollen, wenn der Fuß auf die Unterlage gedrückt wird, kommt es zu einer Plantarflexion und Pronation des Fußes mit Zehenbeugung unter Einsatz des M. peronaeus longus und M. gastrocnemus. Danach wird durch den Fuß das Heben des Beines eingeleitet, indem der Fuß in Dorsalflexion und Supination gezogen wird mit Hilfe der Zehenstrecker und des M. tib. ant. in Richtung auf die Körpermittellinie. Wird jedoch das Bein ohne ein Abstoßen angehoben, geht der Fuß gleich in die Dorsalflexion. Plantarflexion mit Pronation des Fußes ohne das Abstoßen würde die Vorwärtsbewegung des Beines stören, da es sich um ein antagonistisches Muster handelt. Die Sequenz der Muskelaktion im totalen Muster wäre gestört und damit die Koordination der Bewegung.

Zusammenfassung

Zusammenfassend kann gesagt werden, daß die Entwicklung des motorischen Verhaltens in geordneten Sequenzen motorischer Muster verläuft. Die Entwicklung der sensorisch-motorischen Fähigkeiten verläuft von cranial nach caudal und von proximal nach distal; die koordinierte Bewegung dagegen verläuft von distal nach proximal. Primitive, reflexbedingte Bewegungen verändern sich im Verlauf der Entwicklung zu automatischen Bewegungen und werden dann willkürlich und zielbewußt. Nach Ausreifung können koordinierte, funktionelle Bewegungen beides aufweisen, sowohl einen automatischen wie einen dem Willen unterworfenen Aspekt. Die Bewegung geht der Kontrolle der Körperhaltung voraus; die Bewegung ist nötig, um eine Stellung oder eine Haltung zu wechseln; die Körperhaltung ist nötig, um sinnvolle Bewegungen ausführen zu können. Die zusammengesetzten Bewegungsmuster, die eine bestimmte Bewegung hervorrufen, findet man wieder in den Bestandteilen höherentwickelter Bewegungsabläufe. Die sensorische und die motorische Entwicklung gehen Hand in Hand und sind nicht voneinander zu trennen. Das Endergebnis dieses Entwicklungsprozesses ist eine ungeheure Vielfalt von koordinierten Bewegungen wie von Bewegungskombinationen.

SCHLUSSFOLGERUNG

Die entwicklungsbedingten fundamentalen motorischen Bewegungsabläufe sind ineinander verwoben und universal. Jeder Mensch, der in der Lage ist, eine normale Bewegung auszuführen und sich auszubalancieren, hat gelernt, vom Rücken auf den Bauch und zurück zu rollen, sich in Bauchlage fortzubewegen, eine sitzende Stellung einzunehmen, sich aufrecht hinzustellen und zu gehen, laufen, hüpfen etc. Individuelle Abweichungen bei der Durchführung wie gelegentlich auch bei der Bewegungsfolge treten auf. Laut McGraw ist der Impuls zur Weiterentwicklung «einigermaßen spezifisch und konnte auf jede Art von Körperstellung zu der Zeit, wo der Drang zur Weiterentwicklung manifest ist, aufgepfropft werden» (Lit. 22).
Sind die motorischen Fähigkeiten des Kindes voll entwickelt, ist es in der Lage, alle motorischen Bewegungsfolgen in einer koordinierten Weise durchzuführen. Primitive Bewegungsmuster werden während des Wachstums verändert; ausgereifte Willkürbewegungen dominieren, behalten aber automatische und reflexbedingte Aspekte. Der normale Erwachsene kann in Streßsituationen in primitivere Reaktionen zurückfallen. Liegt z. B. ein Mensch unter freiem Himmel und spürt eine Gefahr auf sich zukommen (eine Schlange kriecht vorbei, ein Mann mit einem schweren Gegenstand kommt auf ihn zu etc.), ist es möglich, daß er sich automatisch von der Gefahr wegrollt. Dieser Akt des Wegrollens dient ihm in dieser Situation am besten. Er kann dann aus der Bauchlage oder sitzenden Stellung auf seine Füße kommen und weggehen oder -laufen, ganz wie die Situation es erfordert. Er hat automatisch eine entwicklungsbedingte Bewegungsfolge benutzt, die ihren Ursprung vor der Geburt hat, die innerhalb der ersten Lebensjahre ausreift und die möglicherweise in dieser Folge für eine Reihe von Jahren nicht benutzt wurde, aber sofort bei Bedarf zur Verfügung steht.
Die Bestandteile, aus denen normale Bewegungen zusammengesetzt sind, das Auftauchen spezifischer Bewegungsmuster von früheren Massenreaktionen, die primitiven und reflexbedingten Aspekte, die den kontrollierten Stellungen und Bewegungen zugrunde liegen, die Richtung der Entwicklung vom Kopf zu den Füßen, die distal–proximale Richtung der koordinierten Bewegungen, die Verfeinerung der Bewegung, indem sie kleiner und spezifischer wird, sind alles Charakteristika des Entwicklungsprozesses. Dieser stellt eine Grundlage dar für die Entwicklung oder Wiederherstellung motorischer Funktionen bei Menschen, die sich nicht normal bewegen oder halten können (Lit. 17). Für diese Menschen ist eine Wiederholung der entwicklungsbedingten Bewegungsfolgen wichtig, mit dem Ziel, sich selbst zu versorgen und zu pflegen, zu gehen und um eine produktive Arbeit zu verrichten.

BEHANDLUNGSGRUNDLAGEN

Gewisse Grundsätze sind bei der Anwendung entwicklungsbedingter Bewegungen zu beachten, wenn Bewegungsmuster und Techniken der Komplexbewegungen mit zur Hilfe genommen werden.

1. Entwicklungsbedingte Bewegungen sind als Grundlage der Behandlung bei Patienten jeden Alters nützlich. Das chronologische Alter und das Entwicklungsstadium müssen beachtet werden. Altern ist ein normaler Prozeß der menschlichen Entwicklung, in dessen Verlauf es zu Veränderungen in der Art der Körperstellung und der Bewegung kommt (Lit. 3).

2. Der Reflexmechanismus, der normalen Bewegungen zugrunde liegt, ist von großer Bedeutung in der Beeinflussung von Bewegung und Haltung (Lit. 13). Bei einem normalen Wachstums- und Entwicklungsprozeß werden die Halte- und Stellreflexe durch die Sequenz entwicklungsbedingter Bewegungen aktiviert. Die Koordination des visuell-motorischen Mechanismus und des akustisch-motorischen Mechanismus wird durch Gebrauch gelehrt und entwickelt.

3. Die Entwicklung oder Wiederherstellung motorischer Fähigkeiten einschließlich Selbsthilfe und Gehen sind Begleiterscheinungen der Bewegungsschulung. Beim Einsatz der Bewegungsmuster und Techniken der Komplexbewegungen kann es zu einem schnelleren Erfolg in der Bewegungsschulung kommen, wenn entsprechende sensorische Hilfen vermittelt werden. Die Auswahl der sensorischen Hilfen ist die Aufgabe des Behandelnden (Lit. 9).

4. Die Wiederholung koordinierter Bewegungen soll Kraft und Ausdauer verbessern und die Bewegungsgeschwindigkeit abstufen (Lit. 11). Dabei wird der Widerstand den Bedürfnissen und Fähigkeiten des Patienten angepaßt.

5. Während des Entwicklungsprozesses verläuft die Bewegungsentwicklung von proximal nach distal, und die Massenbewegung wird zur Einzelbewegung. Bei der Anwendung der Entwicklungssequenzen, wobei die Betonung zuerst auf Kopf-, Hals- und Rumpfmustern liegt, wird die Proximal-Distalverbindung beachtet und die Entwicklung vom Gesamtbewegungsmuster zur Einzelbewegung zugrunde gelegt.

6. Die koordinierte Bewegung verläuft von distal nach proximal. Die Beachtung dieser Tatsache ist wichtig für die Entwicklung oder Verbesserung motorischer Fähigkeiten (Lit. 15). Bei der Anwendung von Mustern und Techniken der Komplexbewegungen werden zeitlich abgestimmte Bewegungssequenzen von distal nach proximal angewandt.

7. Bei den entwicklungsbedingten Bewegungen handelt es sich um Gesamtbewegungsmuster und Stellungen, bei denen die Muster und Techniken der Komplexbewegungen in präziser Weise angewandt werden. Die einzelnen Bestandteile eines Musters innerhalb des Gesamtmusters können leicht in ein diagonal-spiralförmiges Muster umgewandelt werden, um somit eine maximale selektive Reaktion zu bekommen. Techniken, die auf isotonischen Muskelkontraktionen fußen, fördern die Bewegung; isometrische Kontraktionen fördern die Stabilität und Beibehaltung der Körperstellung.

8. Für die optimale Entwicklung motorischer Funktionen sollte der Patient in der Wiederholung der Entwicklungsabläufe soweit wie möglich unterstützt werden. Jede Phase hierbei ist wichtig und legt das Fundament für eine fortgeschrittenere Bewegung. Wird eine Phase ausgelassen, kann sich die Funktion ungünstig verändern, und gewisse Unzulänglichkeiten können unnötigerweise zurückbleiben. Die Bewegungsabläufe, die zu einer Körperstellung führen, sind erforderlich, um das Gleichgewicht derselben zu bewahren.

9. Die kräftigeren Bewegungen innerhalb des Gesamtmusters und der Einzelbewegungen werden zur Verstärkung der schwächeren Bewegungen eingesetzt. Eine Bewegung innerhalb der entwicklungsbedingten Bewegungsabläufe kann leichter erlernt werden, wenn die Kraft des Patienten ausgenutzt wird zur Überwindung seiner Schwächen.

10. Der Fortschritt des Patienten wird eher durch eine zufriedenstellende Durchführung eines einzigen Bewegungsablaufes herbeigeführt als durch unzureichende Durchführung einer Anzahl von Bewegungen. Erst sollten primitive Bewegungen soweit wie möglich vermittelt werden, bevor versucht wird, komplexere Bewegungsabläufe zu üben, die absolut jenseits der Fähigkeiten des Patienten liegen.

11. Die Behandelnde wird Teil der Gesamtbewegung des Patienten. Die Stellung der Therapeutin zum Patienten muß für beide günstig sein. Bei Bewegungsmustern in diagonaler Richtung muß sich die Behandelnde darauf einstellen und sich im gleichen Sinne wie der Patient bewegen. Dieses Prinzip gilt überall da, wo Übungsbehandlungen durchgeführt werden: auf der Gymnastikmatte, auf dem Behandlungstisch, auf dem Bett oder im Freien während der Gangschule.

12. Das Programm der Bewegungsschulung wird den Bedürfnissen und den Möglichkeiten des Patienten angepaßt. Ziele für die nähere und weitere Zukunft müssen abgesteckt werden. Alle Bewegungsaufgaben müssen auf diese Ziele ausgerichtet sein. Somit beinhaltet die gesamte Methode der Komplexbewegungen sowohl die Gesamtbewegungsmuster wie spezifische Muster zur Förderung der Gesamtmuster und Techniken, die das Erlernen motorischer Fähigkeiten beschleunigen.

DIE ANWENDUNG
ENTWICKLUNGSBEDINGTER BEWEGUNGSFOLGEN

Die entwicklungsbedingte Bewegungsfolge ist auf die Bewegungen beschränkt, die besonders typisch für die menschliche Entwicklung sind. McGraws (Lit. 22) Hinweis auf die lange Entwicklungsgeschichte der menschlichen Gattung dient als Richtschnur für die Auswahl primitiver Bewegungen. Jeder Mensch, der sich mit der Entwicklung oder Wiederherstellung motorischer Fähigkeiten bei anderen befaßt, kann die Bewegungsfolge leicht erlernen und anwenden.
Laut McGraw (Lit. 22) und Gesell (Lit. 6) sorgt die entwicklungsbedingte Sequenz für eine Weiterentwicklung der primitiven Bewegungen und Stellungen zu komplexeren und fortgeschritteneren Abläufen und Haltungen. Kurz gesagt, die Sequenz von Gesamtbewegungsmustern mit ihren Zwischen- oder Endpositionen und Körperhaltungen geht wie folgt vor sich:
Vor- und Zurückrollen vom Rücken in die Bauchlage und zurück; vorwärtsbewegen in Bauchlage, wie kriechen und krabbeln und auf Füßen und Händen laufen; aufsitzen; knien und Kniegang; zum Stand kommen und auf beiden Füßen laufen; auf- und absteigen von Treppen und Rampen; laufen; hüpfen; hopsen; springen.
Die Tabelle 2 über «Fortentwicklung der Bewegungen» gibt den Fortschritt elementarer Bewegungen und Sequenzen wieder. Innerhalb der Sequenz wird durch die Bewegung die Stellung und Körperhaltung verändert. Die Bewegung wird verstärkt durch das Mitwirken der Hände, die dem Blick folgen; oder die Augen folgen der Handbewegung. Bewegung und Haltung inclusive Augen-Handkoordination sind ineinander verwoben. In der Sequenz, die für die Gesamtmuster vorgesehen ist, woran Kopf, Hals, Rumpf und die 4 Extremitäten teilhaben, können Bewegungen auf die verschiedenste Weise durchgeführt werden: ipsilateral, bilateral, symmetrisch oder asymmetrisch und reziprok. Innerhalb eines Gesamtmusters können bestimmte Körperabschnitte bewegt werden, während andere sich auf die Bewegung einstellen. Bei Änderung der Körperstellung wird zunächst ein neues Gleichgewicht gesucht, bevor eine neue Bewegung eingeleitet wird. Zum Beispiel: Ist die Hand- und Kniestellung zum Krabbeln erreicht, geht das Gleichgewicht in dieser Position der Krabbelbewegung voran. Das Gleichgewicht ist nicht auf eine einzige Stellung der Extremitäten beschränkt; es sollte in den verschiedensten Stellungen geübt und reziproke Bewegungen eingeschaltet werden.
Es besteht eine Beuge- und Streckdominanz in der Bewegung. So wird z. B. die sitzende Stellung erreicht, indem zuerst vom Rücken auf den Bauch gerollt wird (Beugedominanz) und dann aus der Bauchlage hochgestemmt wird (Streckdominanz). Auch wenn das Gleichgewicht in einer bestimmten Stellung aufrechterhalten werden muß, ist ein Wechselspiel zwischen Beuge- und Streckkomponenten erforderlich. Dieses Wechselspiel tritt ein, wenn z. B. ein Patient versucht, sich in Seitlage zu halten. Besteht eine Beugedominanz, ist das Gleichgewicht in Richtung Rückenlage gestört, und bei Streckdominanz ist das Gleichgewicht in Richtung Bauchlage gestört. Beim Krabbeln wechselt die Dominanz, wird die Richtung von vorwärts (Beugedominanz) nach rückwärts (Streckdominanz) gewechselt. Wie aus Tabelle 2 ersichtlich, wird die Dominanz beeinflußt durch die Richtung und durch Übungen gegen Widerstand.
Die entwicklungsbedingte Bewegungsfolge fördert die Fähigkeit, isotonische Muskelkontraktionen verwandter Gruppen während der Bewegung durchzuführen und

isometrische Kontraktionen bei Gleichgewichtsübungen. Außerdem besteht ein Übergang von der isometrischen zur isotonischen Kontraktion. SHERRINGTON (Lit. 27) weist darauf hin, daß «selbstverständlich der Unterschied zwischen Haltereflexen (Körperhaltung) und Bewegungsreflexen nicht in jedem Fall scharf umrissen und abrupt ist». Zwischen einem kurz andauernden Halten und einer langsamen Fortbewegung besteht kaum ein Unterschied. Jeder Körperstellung geht eine einleitende Bewegung voraus, und nach jeder Abweichung aus dieser Stellung wird bei Wiedereinnahme derselben aus dieser einleitenden eine kompensatorische Bewegung. Der Haltungskomplex umfaßt also nicht nur statische Momente durch Aufrechterhaltung tonischer Muskelkontraktion, sondern auch verstärkende und ausgleichende Bewegungen. Ist das Gleichgewicht gestört, so daß die Körperstellung wiedererlangt werden muß, so geschieht das durch isotonische Kontraktionen. Während der Bewegung muß die Stabilität der unterstützenden Körperabschnitte durch isometrische Kontraktionen aufrechterhalten werden, während ein Körperabschnitt bewegt wird durch isotonische Kontraktionen der entsprechenden Muskelgruppen. Jedoch sind die Arten der Muskelkontraktionen vermischt und nicht scharf voneinander zu trennen.

Schließlich trägt die Anwendung entwicklungsbedingter Bewegungen auch mit dazu bei, eine Unabhängigkeit in der Selbsthilfe und im Gang zu erreichen. So weisen z. B. die Rollbewegungen eine enge Beziehung auf zu dem Umdrehen im Bett, dem Hochkommen und auf der Bettkante sitzen, dem Anziehen in Rückenlage; bei den oberen Extremitäten sind die Hand-Gesichtsbewegungen nötig zum Essen und anderen Verrichtungen. Die Fortbewegung in der Bauchlage und das Hochkommen zum Stand sind die Vorbereitung für den Gang auf beiden Füßen. Die Leistungsfähigkeit eines Patienten kann durch pathologische Gegebenheiten beschränkt sein, aber so weit wie möglich sollte die Durchführung der entwicklungsbedingten Bewegungsfolgen eine optimale Wiederherstellung sinnvoller Bewegungen unterstützen.

Bodenübungen auf der Matte

Für die praktische Anwendung der entwicklungsbedingten Bewegungen in der Behandlung sind richtige Behandlungsmöglichkeiten erforderlich. Die Gymnastikmatte sollte fest, glatt und eben genug sein, so daß es für den Patienten bequem ist und er vor Verletzungen und unnötiger Unsicherheit bewahrt bleibt, falls er sein Gleichgewicht verlieren sollte. Eine glatte Oberfläche ohne Nähte, die leicht gesäubert werden kann, ist am günstigsten.

Die Matte sollte groß genug sein, so daß sowohl der Patient wie die Therapeutin Platz darauf haben für Krabbel- und Gehübungen mit verschiedenen Bewegungswiederholungen, bevor die Richtung gewechselt wird. Eine gebräuchliche Größe für Erwachsene ist 180 × 240 cm, für Kinder 120 × 180 cm. Sehr wünschenswert ist eine erhöhte Plattform in der Höhe eines normalen Rollstuhlsitzes, so daß das Überwechseln vom Rollstuhl auf die Matte ausgenutzt werden kann als eine Übung zur Selbsthilfe. Liegt die Matte auf dem Fußboden, können einige Patienten durch eine schmale Rampe mit Handschienen vom Stuhl auf die Matte kommen und auch zurück in den Stuhl mit nur geringer Hilfe und Führung. Für die Gangschule mit einem Patienten ist eine Matte von entsprechender Größe ausreichend. Hat man jedoch

mehrere Matten, kann eine Reihe von Patienten beaufsichtigt werden, die die Übungen selbständig durchführen können.
Bewegungsübungen auf einer Gymnastikmatte haben gewisse Vorteile. Die Patienten, die Angst vor dem Fallen haben, fühlen sich sicher. Gesamtbewegungsmuster können ohne die Einschränkung durchgeführt werden, die bei der Behandlung auf dem Tisch besteht. Halte- und Stellreflexe können wirkungsvoller ausgelöst werden, weil verschiedene Positionen und Körperhaltungen zur Anwendung kommen können und der Patient, sollte er das Gleichgewicht verlieren, keine Angst vorm Herunterfallen haben muß. Die Übungen fürs Bett können auf der Matte nachgeahmt und sicher durchgeführt werden, nur muß die Bewegungsfolge auf die Übungen für die Selbsthilfe abgestimmt sein. Werden außerdem die Bodenübungen in einem großen Raum durchgeführt, wo die Patienten sich gegenseitig beobachten können, kommt es zu einer indirekten Beeinflussung. Die Patienten lernen voneinander, es kommt zu einem gewissen Wettbewerb, es ist gesellig; all das kann die Leistungen verbessern. Die Anwendung der Komplexbewegungsmuster und der Techniken muß genau sein und den Fähigkeiten und Bedürfnissen des einzelnen Patienten entsprechen. Während das Fortschreiten von Bewegungen in Form von Gesamtbewegungsmustern und ähnlichen Stellungen von ausbalancierter Haltung umrissen ist, ist bei genauer Anwendung eine weitere Zergliederung einer Gesamtbewegung und Stellung nötig. Die Bestandteile der Bewegungsmuster innerhalb der Gesamtbewegung oder Stellung müssen analysiert werden, und zwar vom Hals-Rumpf bis zu den Extremitäten. Dadurch können einzelne Bewegungsabläufe innerhalb eines Musters ausgenutzt werden, um die Bemühungen des Patienten bei der Durchführung des Gesamtmusters zu steigern, weil alle Bewegungen in dieselbe Richtung verlaufen. Ein Gesamtbewegungsmuster und jede Musterkomponente hat einen Anfangspunkt, einen Bewegungsbereich und einen Endpunkt. Der Anfangspunkt wird als verlängerter Bewegungsweg bezeichnet, die Mitte innerhalb des Bewegungsbereiches als halber Bewegungsweg oder Mittelstellung, und der Endpunkt ist die Annäherung (verkürzter Bewegungsweg). Ein Gesamtbewegungsmuster oder eine Musterkomponente kann durch eine isotonische Kontraktion der entsprechenden Muskelgruppen auf dem verlängerten Bewegungsweg eingeleitet werden. Die Bewegung kann auch in der Annäherung oder auf dem halben Bewegungsweg mit isometrischen Kontraktionen, gefolgt von wiederholten isotonischen Kontraktionen, ausgelöst werden. Wird die Bewegung auf dem verlängerten Bewegungsweg eingeleitet, verläuft sie in Richtung zum halben Bewegungsweg und wenn möglich bis zur Annäherung. Wird die Bewegung auf dem halben Bewegungsweg oder in der Annäherung eingeleitet, geht die Bewegung trotzdem in Richtung verkürzter Bewegungsweg zum Endpunkt. In diesem Fall jedoch wird der Bewegungsweg innerhalb der Übungen bei wiederholter Anstrengung des Patienten vergrößert. Dieses ist nötig zur Entwicklung des vollen Bewegungsweges; als Technik werden die wiederholten Kontraktionen angewandt.

2. Tabelle: Fortlaufende Übungsfolgen

Total- Bewegungsmuster		Lagerung für das Gleichgewicht
Vom Rücken auf den Bauch rollen Flexor-Dominanz (F. D.)	↗↘	Seitlage
Vom Bauch auf den Rücken rollen Extensor-Dominanz (E. D.)	↗↘	Seitlage
Hin- und Herrollen auf dem Bauch Wechsel zwischen F. D. und E. D.	↗↘	Auf Ellbogen und Becken aus Bauchlage
Aus Bauchlage auf Ellbogen und Knie kommen, E. D.	↗↘	Auf Ellbogen und Knie aus Bauchlage
Aus Rückenlage zum Sitzen kommen, F. D.	↗↘	Sitzen mit vorgestreckten Armen
Aufsitzen aus maximaler Beugung, E. D.	↗↘	Sitzen mit aufgestützten Händen vorn
Auf Ellbogen und Knien kriechen Vorwärts F. D., rückwärts E. D.	↗↘	Ellbogen und Knie in verschiedenen Stellungen
Vierfüßlerstand aus Bauchlage, E. D.	↗↘	Hände und Knie in verschiedenen Stellungen
Hin- und Herschaukeln im Vierfüßlerstand Vorwärts E. D., rückwärts F. D.	↗↘	Vor- und Zurückschaukeln im Vierfüßlerstand
Kriechen auf Händen und Knien Vorwärts F. D., rückwärts E. D.	↗↓	Auf Händen, einem Knie und einem Fuß

2. Tabelle: Fortlaufende Übungsfolgen (Fortsetzung)

Totale Bewegungsmuster	Lagerung für das Gleichgewicht
Aufsitzen aus Bauchlage, E. D.	Auf Händen, einem Knie und einem Fuß
Aufsitzen aus Rückenlage, F. D.	Sitzen mit aufgestützten Händen hinten und ohne
Aus Bauchlage auf Hände und Füße kommen	Sitzen mit aufgestützten Händen vorn und ohne
Gehen auf Händen und Füßen Vorwärts F. D., rückwärts E. D.	Auf Händen und Füßen wechselseitiges Schaukeln
Zum Stand hochziehen von Händen und Knien (Sprossenwand) F. D.	Auf Händen und Füßen Hin- und Herbewegungen und eine Extremität abgehoben
Herauf- und Herunterklettern (Sprossenwand) Herauf F. D., herunter E. D.	Aufrecht zum Klettern auf einem Knie und einem Fuß, Hände frei zum Greifen
Vom Sitzen zum Fersensitz, F. D.	Klettern in reziproker Weise
Kniestand aus Bauchlage, E. D.	Knien
Kniegang Vorwärts F. D., rückwärts E. D.	Halber Kniestand

2. Tabelle: Fortlaufende Übungsfolgen (Fortsetzung)

Totale Bewegungsmuster	Lagerung für das Gleichgewicht
Zum Stand hochziehen aus der Hocke oder aus dem Sitzen, F. D.	Knien mit diagonalen Hin- und Herbewegungen
Hin- und Herschaukeln auf den Füßen mit festhalten Vorwärts F. D., rückwärts F. D.	Stehen Hände und Füße parallel
In die Hocke oder zum Sitzen kommen, F. D.	Stehen auf einem Bein mit und ohne Unterstützung der Hände
Aus der Bauchlage zum Stand, F. D.	Fast sitzende und fast hockende Stellung mit und ohne Unterstützung der Hände
Aus Rückenlage zum Stand, F. D.	Stehen in Schrittstellung mit und ohne Unterstützung der Hände
Mit dem Fuß stampfen Wechsel zwischen F. D., E. D.	Im Stand wechselseitiges Abheben der Füße mit festhalten
Gehen Vorwärts F. D., rückwärts E. D.	Im Stand wechselseitiges Abheben der Füße, eine Hand hält fest
Rampe herauf- und heruntergehen auf Händen und Füßen Vorwärts herauf F. D., rückwärts herunter F. D.	Im Stand wechselseitiges Abheben der Füße, das Standbein auf Zehenspitzen, mit festhalten

2. Tabelle: Fortlaufende Übungsfolgen (Fortsetzung)

Totale Bewegungsmuster	Lagerung für das Gleichgewicht
Rampe aufrecht herauf- und heruntergehen Vorwärts herauf F. D., vorwärts herunter F. D. Rückwärts herauf E. D., rückwärts herunter E. D.	Auf Händen und Füßen, eine Extremität abgehoben
Treppen herauf- und herunterklettern auf Händen und Füßen Vorwärts herauf F. D., rückwärts herunter E. D.	Stehen mit beiden Händen festhalten, eine Hand frei, eine Hand und ein Fuß frei, Hände und ein Fuß frei
Aufrecht Treppen steigen (ein Fuß vorsetzen, wechselseitig vorsetzen) Vorwärtssteigen F. D., rückwärts herunter E. D.	Auf Händen und Füßen gehen, bilateral und reziprok
Aufrecht Treppen heruntersteigen (ein Fuß vorsetzen, wechselseitig vorsetzen) Vorwärts herunter F. D., rückwärts herauf E. D.	Stehen mit Unterstützung beider Hände, eine Hand frei, beide Hände frei
Laufen, Springen, Hopsen, Hupfen	Stehen mit Unterstützung beider Hände, eine Hand frei, eine Hand und ein Fuß frei, beide Hände frei

Anmerkung:
Die zeitliche Folge blieb unbeachtet. Die Folge wurde entsprechend den Bedürfnissen des Patienten ausgewählt; das chronologische Alter wurde bei der Beurteilung und der Auswahl der Therapie in Betracht gezogen.
Die ausgezogenen Linien bezeichnen die fortlaufende Übungsfolge von Einnahme einer Stellung, Erlangen des Gleichgewichtes in dieser Stellung bis zu einer höher entwickelten Form der Bewegung. Die unterbrochenen Linien weisen auf die Beziehung zwischen Bauchlage und Bewegung hin.

Eine Gesamtbewegung kann in verschiedenen Richtungen ablaufen: vorwärts, rückwärts, seitwärts oder im Kreis. Entsprechend dem Richtungswechsel wechseln die einzelnen Muster und Bewegungen. Die Beugedominanz einer Bewegung kann zu einer Streckdominanz werden, wenn die Bewegungsrichtung von vorwärts nach rückwärts geändert wird. Seitwärtsbewegungen können zur einen (abd.) und zur anderen Seite (add.) ausgeführt werden, indem die Richtung gewechselt wird. Im Kreis gehen und die Richtung wechseln bedeuten Ab- oder Adduktionsbewegungen der contralateralen oberen und unteren Extremität. Diagonalbewegungen kombinieren die Beuge- oder Streckkomponente mit der Ab- oder Adduktionskomponente. Diagonalbewegungen sind vielseitiger als Vorwärts- oder Rückwärtsbewegungen.

Der Behandelnde steht bei den Übungen in der Bewegungsrichtung des Patienten. Komplexbewegungen können innerhalb eines jeden Gesamtbewegungsmusters angewandt werden. Durch maximalen Widerstand können stärkere Musterkomponenten die Reaktion schwächerer vergrößern. Ist das Ziel die Bewegung, muß man den Patienten sich auch bewegen lassen; jedoch muß ein kräftiger Widerstand gegen das dominierende Muster gegeben werden. Um eine schwächere Musterkomponente durch eine kräftigere zu verstärken, wird die Technik der betonten Muskelaktionsfolge angewandt. Der Patient wird aufgefordert, zu bewegen, während er bewegt, wird am kräftigsten Punkt ein Haltewiderstand gesetzt (isometrische Kontraktion), und dann werden wiederholte isotonische Kontraktionen des schwächeren Musters verlangt und angesagt.

Ist das Ziel, das Gleichgewicht in einer bestimmten Stellung oder Haltung aufrechtzuerhalten, wird ein dominierender Körperabschnitt oder ein bestimmtes Muster innerhalb eines Abschnittes eingesetzt, um die Funktion des schwächeren Segmentes zu verbessern und somit die Stellung halten zu können. Der Patient wird aufgefordert, die Stellung zu halten, und dabei wird die Technik der rhythmischen Stabilisation verbunden mit Stauchungen (bei den gewichttragenden Segmenten) angewandt. Zuerst wird für die stärkeren Muster oder Körperabschnitte ein Widerstand gegen die isometrische Kontraktion gegeben, um dann auch für die geschwächten Anteile allmählich eine isometrische Kontraktion zu entwickeln. Wird ein manueller Gegendruck sowohl von vorn wie auch von hinten gleichzeitig ausgeübt, werden maximale Stabilität und Sicherheit gefördert. Wird der Patient aus dem Gleichgewicht gebracht, um die kompensatorischen Bewegungen zu fördern, können beide Hände vorn oder hinten liegen, je nach Bedarf. Gegen die kompensatorischen Bewegungen wird Widerstand geleistet. Das Gleichgewicht kann durch plötzliche kurze Stöße und durch ebenso plötzliche Druckentlastung gestört werden. Die Griffe müssen so gewählt werden, daß es zu den gewünschten Mustern kommt. Wird das Gleichgewicht auf diese Weise gestört, kommt es zu einer schnellen Reaktion, und es wird kein Widerstand geleistet.

Während die verschiedenen Techniken benutzt werden können, ist die Anwendung der richtigen Muskelaktionsfolge der Verstärkungstechnik, des maximalen Widerstandes, die antagonistische Umkehr, einschließlich rhythmischer Stabilisation und wiederholten Kontraktionen, Dehnung und Zug und Druck sehr nützlich. Ist die Fähigkeit, zu bewegen, unzureichend, sollten die Techniken ausgewählt werden, bei denen isotonische Muskelkontraktionen verlangt werden. Ist die Stabilität vermindert, sollten isometrische Kontraktionen geübt werden. Wie immer, muß die nötige Beachtung der Verminderung und Korrektur des gestörten Gleichgewichts innerhalb der antagonistischen Reflexe, der Bewegungsmuster, der Muskelgruppen und Bewegungskomponenten gegeben werden.

Illustrationen

Die Illustrationen (Abb. 38–75) mit Text zeigen die Anwendung selektiver Bewegungen der entwicklungsbedingten Folge. Jedoch ist die Folge der Illustrationen nicht entsprechend der Entwicklung. Vielmehr erscheinen zueinandergehörende Bewegungen in Serien; die Rollbewegungen sind zusammengefaßt (Abb. 38–48) sowie die Bewegungen in Bauchlage und Vierfüßlerstand (Abb. 51–63). Tabelle 2 «Fortlaufende Übungsfolge» soll als Richtlinie benutzt werden für ein sinnvolles Ineinandergreifen von Bewegungen in verschiedenen Stellungen. Beschreibungen des Gleichgewichts im Stehen und Gehen (Seite 204–206) werden dargestellt als Gehübungen und sollten im Zusammenhang mit den entsprechenden Illustrationen für Bodenübungen gelesen werden.

Um alle Übungen ausreichend darzustellen, alle Variationen in der Körperhaltung, in der Stellung des Behandelnden zum Patienten während der Übung, würde Hunderte von Illustrationen erfordern. Diese Serie ist ein Muster. Einige der wichtigen Gesichtspunkte, die bei den Bodenübungen, Gangschule, Selbsthilfe etc. beachtet werden sollten, sind:

1. Das Modell wird barfuß gezeigt, um die Reaktion der Füße klarer zu sehen (während der Bodenübungen trägt weder der Patient noch der Behandelnde Schuhe. Beim Gehen und Rollstuhltraining werden Schuhe getragen.);

2. Bewegungen, die zu einer Stellung führen, die eingenommene Stellung und die Art der Fortbewegung, die aus der Haltung resultiert;

3. die Koordination oder Verbindung von Musterbestandteilen in einem Gesamtmuster, in dem Auge, Kopf und Hals führen und die Richtung angeben;

4. die Musterkomponenten, gegen die Widerstand gegeben wird, Musterkomponenten innerhalb einzelner Körperabschnitte, die frei bewegt werden, aber nicht unbedingt ohne Widerstand, oder welche sich mit einer kompensatorischen Bewegung anpassen, wenn das Gleichgewicht gestört wird;

5. drei Phasen eines Gesamtbewegungsmusters oder einer Musterkomponente: verlängerter Bewegungsweg, halber Bewegungsweg und Annäherung (in einigen Fällen wird der volle Bewegungsweg geübt, und in anderen Fällen, wo der Bewegungsweg unvollständig ist, werden Bezeichnungen wie «Annäherung an den mittleren oder verkürzten Bewegungsweg» gebraucht) oder drei Variationen bei einem totalen Haltungsmuster während der Gleichgewichtsübungen;

6. die Stellung des Behandelnden zum Patienten, so daß die zu erwartende Bewegung ausgeführt werden kann;

7. die verschiedensten Griffe, die umgestellt werden müssen für die Übungen zur entgegengesetzten Seite, genau wie sich die Stellung des Behandelnden entsprechend verändern muß;

8. Kommandos, die einige vorbereitende Erklärungen beinhalten, die Übungskommandos und in einigen Fällen Kommandos entsprechend den vorgeschlagenen

Techniken (Kommandos für spezielle Techniken sollten im Text für diese Technik nachgelesen werden; dieses nur als Richtlinie);

9. vorgeschlagene Techniken, die noch hinzugenommen werden können (viele andere Techniken können in Erwägung gezogen werden; die hier vorgeschlagenen sollten als Lernhilfe angesehen werden);

10. antagonistische Muster, von denen einige illustriert sind und andere nicht (Übungen antagonistischer Muster erfordern eine Anpassung der Stellung des Behandelnden und der Griffe, und wird z. B. ein Rollstuhl benutzt, muß die Stellung nach Bedarf verändert werden);

11. Vervollständigung eines totalen Bewegungsmusters oder einer Körperstellung durch Musterausschnitte, durch den Einsatz eines totalen Musters, die Verbesserung einer Musterkomponente (Verstärkung durch Halte- und Stellreflexe) ist bei vielen der Illustrationen sichtbar;

12. Anmerkungen, welche Erläuterungen zu den Übungen von Behandler und Patient einschließen, zusätzliche Übungsvorschläge, und in einigen Fällen Hinweise auf vorbereitende und ähnliche Bewegungen.

Innerhalb der Bewegungssequenzen, wie sie in Tabelle 2 gezeigt sind, kommt es zu einem Ineinandergreifen von Bodenübungen und Gangtraining. Die fortgeschrittenste Übung, als Bodenübung illustriert, ist das «Gehen» (Abb. 75). Im allgemeinen werden Übungen in Bauchlage, Vierfüßlerstand, Kniestand und in der Fortbewegung am besten auf der Matte ausgeführt. Gehübungen in der aufrechten Stellung, für die eine flache Unterlage erforderlich ist, können ebenfalls auf der Matte durchgeführt werden. Beim Barfußgehen auf der Matte wird die Reaktion der Füße nicht durch eng sitzende Schuhe gestört, und die Aktion der Füße kann besser angeregt und beobachtet werden.

Ist der ganze Körper betroffen, werden die Gesamtmuster der entwicklungsbedingten Bewegungen angewandt, um das Erlernen der großen Bewegungsmuster zu beschleunigen. Ist nur ein Körperabschnitt gestört, und der Rest des Körpers ist intakt, vermitteln Gesamtmuster ein Optimum an Verstärkung für den geschädigten Abschnitt. Jede Kontraindikation bei Belastung muß beachtet werden. Sind unversehrte Gelenke und ein gesundes Skelettsystem vorhanden, unterstützt die Anwendung von Gesamtmustern die Vergrößerung des Bewegungsausmaßes und die Entwicklung der richtigen Wechselwirkung innerhalb der antagonistischen Bewegungskomponenten und der Segmente.

Bodenübungen auf der Matte

(Abb. 38–75)

A

B

C

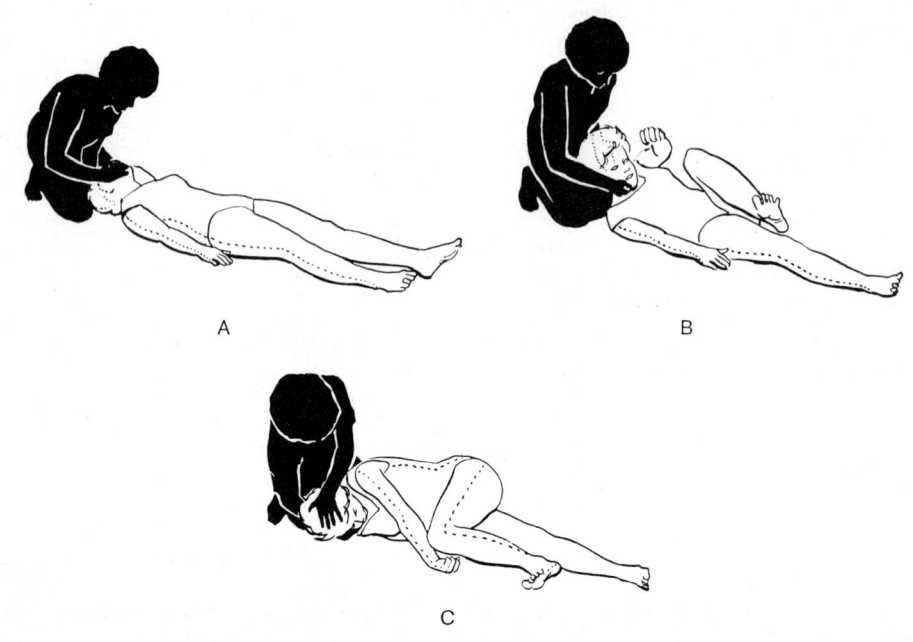

Abb. 38. Kopf und Hals: Flexion mit Rotation

Rollen: Vom Rücken in Richtung Bauchlage

Bestandteile der Muster

Gegen Widerstand

Kopf und Hals, Flexion mit Rotation nach rechts

Frei

Linke obere Extremität, Retroversion-Adduktion-Innenrotation
Linke untere Extremität, Flexion-Adduktion-Außenrotation
Rechte Extremitäten passen sich an in Richtung Extension-Adduktion

A. Verlängerter Bewegungsweg

Kommandos

«Heben Sie den Kopf, gucken Sie zur rechten Hüfte, und rollen Sie!»
«Ziehen Sie den Arm herunter und herüber!»
«Ziehen Sie das linke Bein und den Fuß hoch und herüber! Rollen»

Vorschläge zur Technik

Zug, Dehnung, und Widerstand

B. Annäherung an die Mittelstellung

Kommandos

«Ziehen Sie das Kinn etwas mehr herunter!»
«Weiter rollen!»

Vorschläge zur Technik

Wiederholte Kontraktionen, oder wenn der Patient das Rollen nicht beenden kann, langsame Bewegungsumkehr, gefolgt von wiederholten Kontraktionen.

C. Annäherung an den verkürzten Bewegungsweg

Kommandos

«Halten! Lassen Sie sich nicht zurückziehen!»

Vorschläge zur Technik

Wiederholte Kontraktionen, rhythmische Stabilisation (beachte Gleichgewicht-Seitlage Abb. 44), langsame Bewegungsumkehr. Langsame Bewegungsumkehr – Halten.

Antagonistisches Muster

Vom Bauch in Richtung Rückenlage rollen – Kopf und Hals-Extension mit Rotation nach links (Abb. 45).
Linke Extremitäten bewegen sich im antagonistischen Muster (beachte Abb. 45, Anmerkung).
Anmerkung: Ellbogen und Knie von der sich bewegenden Extremität können gebeugt oder gestreckt werden oder bleiben gerade.

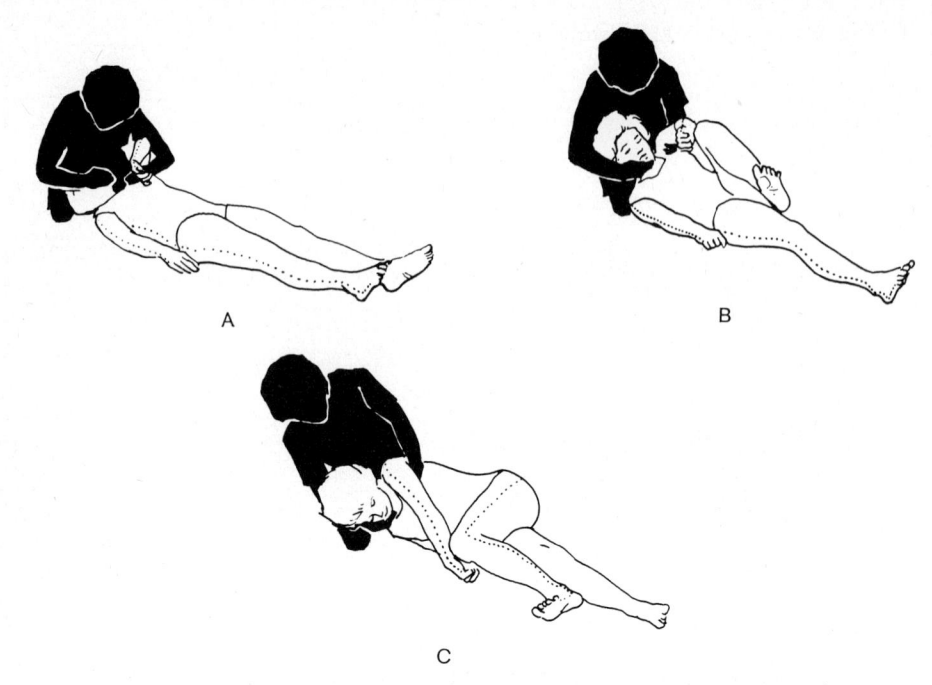

Abb. 39. **Kopf und Hals: Flexion mit Rotation, kontralaterale Schulterblattbewegung**

Rollen: Vom Rücken in Richtung Bauchlage

Bestandteile der Muster

Gegen Widerstand

Kopf und Hals, Flexion mit Rotation nach rechts
Linke obere Extremität, Retroversion-Adduktion-Innenrotation
Scapula wird nach außen gedrückt.

Frei

Linke untere Extremität, Flexion-Adduktion-Außenrotation
Rechte Extremitäten passen sich an in Richtung Extension-Adduktion

A. Verlängerter Bewegungsweg

Kommandos

«Ziehen Sie das Kinn auf die Brust, ziehen Sie den Arm herunter und herüber!»
«Ziehen Sie das linke Bein und den Fuß hoch und herüber! Rollen!»

Vorschläge zur Technik

Dehnung und Widerstand

B. Annäherung an die Mittelstellung

Kommandos

«Reichen Sie zur rechten Hüfte herüber! Den ganzen Weg!»

Vorschläge zur Technik

Wiederholte Dehnung, wiederholte Kontraktionen, oder langsame Bewegungsumkehr gefolgt von der Rollbewegung mit erneuter Anstrengung

C. Annäherung an den verkürzten Bewegungsweg

Kommandos

«Halten! Nochmal ziehen!»

Vorschläge zur Technik

Wiederholte Kontraktionen, rhythmische Stabilisation (beachte Gleichgewicht-Seitlage, Abb. 44) langsame Bewegungsumkehr, langsame Bewegungsumkehr – Halten.

Antagonistisches Muster

Vom Bauch in Richtung Rückenlage rollen – Hals und Kopf, Extension mit Rotation nach links; linke obere Extremität Elevation-Abduktion-Außenrotation, Scapula wird nach posterior angehoben
Linke untere Extremität bewegt sich im antagonistischen Muster
Anmerkung: Ellbogen und Knie von der sich bewegenden Extremität können gebeugt oder gestreckt werden oder bleiben gerade

A   B

C

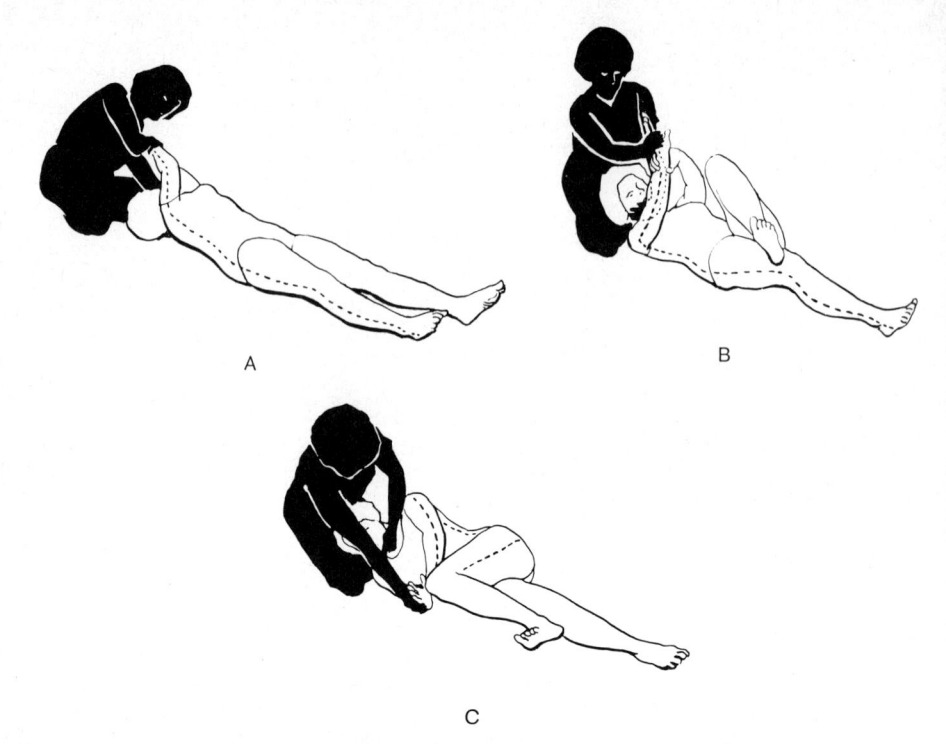

Abb. 40. Kopf und Hals: Flexion mit Rotation, Mitbeteiligung der Arme, asymmetrisch

Rollen: Vom Rücken in Richtung Bauchlage

Bestandteile der Muster

Gegen Widerstand

Kopf und Hals. Flexion mit Rotation nach rechts
Obere Extremitäten, asymmetrische Retroversion (Hackbewegung) nach rechts

Frei

Linke untere Extremität, Flexion-Adduktion-Außenrotation
Rechte untere Extremität paßt sich an in Richtung Extension-Adduktion

A. Verlängerter Bewegungsweg

Kommandos

«Ziehen Sie die Arme runter in Richtung rechte Hüfte, heben Sie den Kopf und rollen Sie!»
«Ziehen Sie das linke Bein und den Fuß hoch und herüber! Rollen!»

Vorschläge zur Technik

Zug für die oberen Extremitäten, Dehnung und Widerstand

B. Annäherung an die Mittelstellung

Kommandos

«Ziehen Sie die Arme herunter! Rollen!»
«Ziehen Sie das Knie herüber! Rollen»

Vorschläge zur Technik

Wiederholte Dehnung, wiederholte Kontraktionen

C. Annäherung an den verkürzten Bewegungsweg

Kommandos

«Halten! Lassen Sie sich nicht zurückziehen!»

Vorschläge zur Technik

Langsame Bewegungsumkehr gefolgt von wiederholten Kontraktionen, rhythmische Stabilisation

Antagonistisches Muster

Vom Bauch in Richtung Rückenlage rollen – Kopf und Hals, Extension mit Rotation nach links; bilaterale asymmetrische Elevation beider oberen Extremitäten (Hebebewegung) nach links (Abb. 46)
Linke untere Extremität bewegt sich im antagonistischen Muster
Anmerkung: Ellbogen und Knie von der sich bewegenden Extremität können gebeugt oder gestreckt werden oder bleiben gerade.

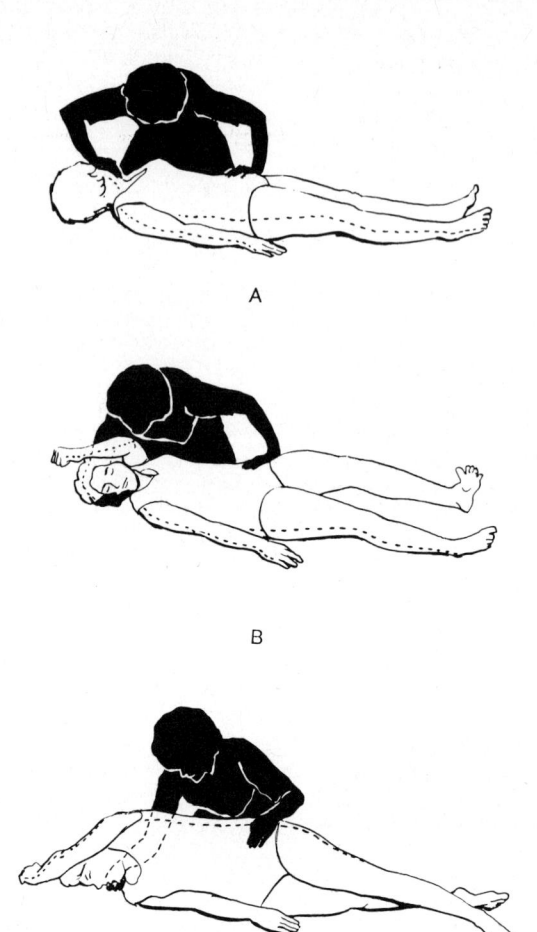

Abb. 41. Kopf und Hals: Rotation
Rollen: Vom Rücken in Richtung Bauchlage

Bestandteile der Muster

Gegen Widerstand

Kopf und Hals, Rotation nach rechts
Unterer Rumpf, Rotation nach rechts

Frei

Linke obere Extremität, Elevation-Adduktion-Außenrotation
Linke untere Extremität, Flexion-Adduktion-Außenrotation
Rechte Extremitäten passen sich an in Richtung Extension-Adduktion

A. Verlängerter Bewegungsweg

Kommandos

«Drehen Sie den Kopf zur rechten Schulter, ziehen Sie die Hand quer über das Gesicht, und rollen!»
«Heben Sie das rechte Bein ab, und herüber, Fuß hoch! Rollen!»

Vorschläge zur Technik

Dehnung und Widerstand

B. Annäherung an die Mittelstellung

Kommandos

«Öffnen Sie jetzt die Hand und reichen Sie zur Matte!»
«Ziehen Sie das linke Bein herüber! Rollen!»

Vorschläge zur Technik

Wiederholte Dehnung, Wiederholte Kontraktionen

C. Annäherung an den verkürzten Bewegungsweg

Kommandos

«Ziehen Sie die linke Hüfte herunter auf die Matte!»
«Halten! Lassen Sie sich nicht zurückziehen!»

Vorschläge zur Technik

Wiederholte Kontraktionen, rhythmische Stabilisation (beachte Gleichgewicht-Seitlage Abb. 44)

Antagonistisches Muster

Vom Bauch in Richtung Rückenlage rollen – Kopf und Hals, Rotation nach links; unterer Rumpf Rotation nach links
Untere Extremitäten bewegen sich im antagonistischen Muster (Abb. 47 und 48)
Anmerkung: Kopf und Hals rotieren, wie bei allen Kopf-Halsmustern werden die entsprechenden Rumpfmuster aktiviert.
In diesem totalen Rollmuster rotiert der Rumpf aus der gestreckten Seitlage von links in die gestreckte Seitlage nach rechts, genau wie Kopf und Hals. Die li. obere Extremität kann eine Stoßbewegung ausführen, wobei der anfänglich gebeugte Ellbogen gestreckt wird und die Hand sich zur Ulnarseite hin öffnet. Das Knie kann gebeugt oder gestreckt werden.

A

B

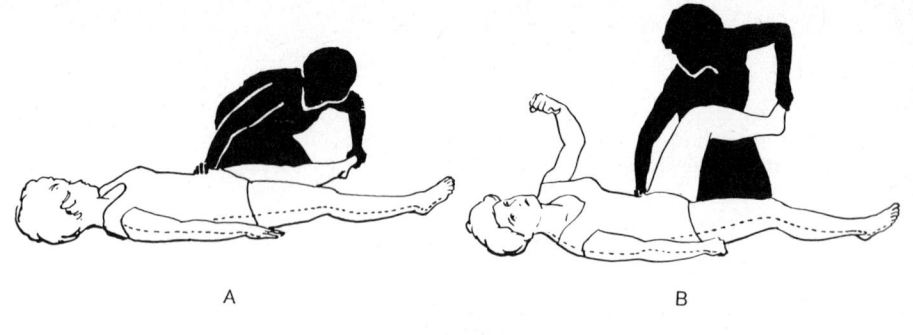

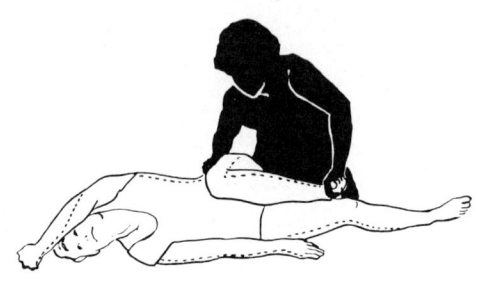

C

Abb. 42. Kopf und Hals: Extension mit Rotation, Flexion der contralateralen unteren Extremität

Rollen: Vom Rücken in Richtung Bauchlage

Bestandteile der Muster

Gegen Widerstand

Linke untere Extremität, Flexion-Adduktion-Außenrotation

Frei

Kopf und Hals, Extension mit Rotation nach rechts
Linke obere Extremität, Elevation-Adduktion-Außenrotation
Rechte Extremitäten passen sich an, Extension-Adduktion

A. Verlängerter Bewegungsweg

Kommandos

«Sehen Sie hoch über die rechte Schulter, Fuß hochziehen, Knie beugen und rollen!»
«Reichen Sie mit der Hand hoch und quer über das Gesicht, rollen!»

Vorschläge zur Technik

Zug, Dehnung und Widerstand

B. Annäherung an die Mittelstellung

Kommandos

«Knie beugen und herüberziehen!»
«Reichen Sie auf die Matte, Kopf drehen! Rollen!»

Vorschläge zur Technik

Langsame Bewegungsumkehr, anschließend erneute Anstrengung, zu rollen

C. Annäherung an den verkürzten Bewegungsweg

Kommandos

«Ziehen Sie das Knie herunter auf die Matte und halten Sie es da!»

Vorschläge zur Technik

Wiederholte Kontraktionen, langsame Bewegungsumkehr, langsame Bewegungsumkehr – Halten

Antagonistisches Muster

Vom Bauch in Richtung Rückenlage rollen – Linke untere Extremität, Extension-Abduktion-Innenrotation; Kopf und Hals Flexion mit Rotation nach links
Linke obere Extremität wird im antagonistischen Muster bewegt (siehe Anmerkung Abb. 43)
Anmerkung: Bei A. kann der Übende aufgefordert werden, den Kopf zu heben und zum linken Fuß zu sehen, bevor Kopf und Hals gestreckt werden und nach rechts rotieren. Die linke obere Extremität kann gestoßen werden in die Elevation-Adduktion-Außenrotation (beachte Anmerkung Abb. 41). Beachten Sie, daß das Flexion-Adduktion-Außenrotationsmuster der linken Extremitäten gekoppelt wird mit Kopf- und Halsextension mit Rotation und den Rotationsmustern für Kopf und Hals (Abb. 41).

A B

C

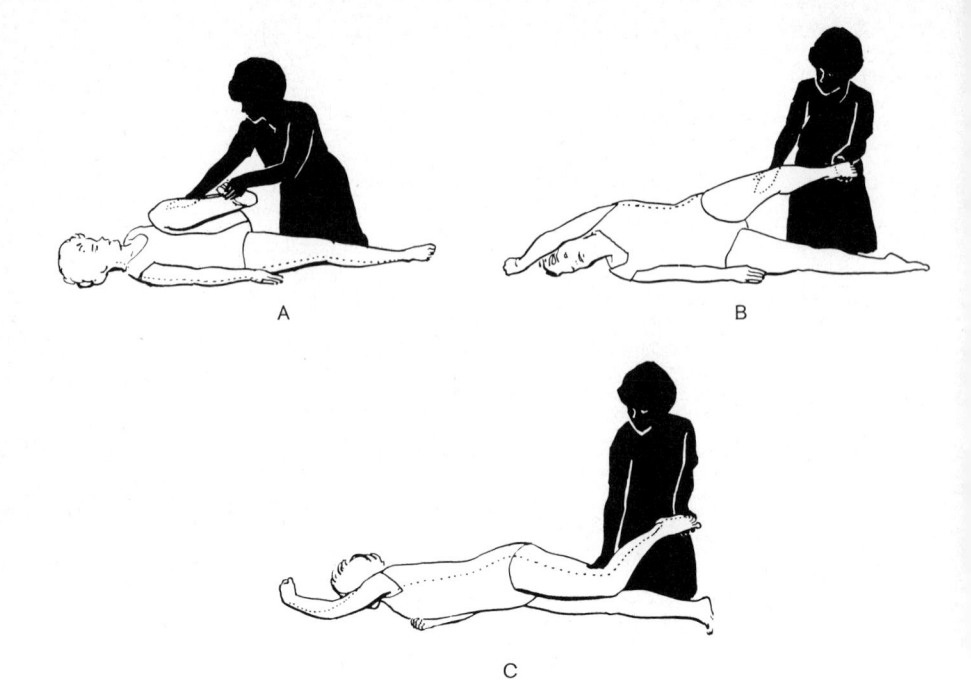

Abb. 43. Kopf und Hals: Extension mit Rotation, Extension der contralateralen unteren Extremität

Rollen: Vom Rücken in Richtung Bauchlage

Bestandteile der Muster

Gegen Widerstand

Untere Extremität, Extension-Abduktion-Innenrotation

Frei

Kopf und Hals, Extension mit Rotation nach rechts
Linke obere Extremität, Elevation-Adduktion-Außenrotation
Rechte Extremitäten passen sich an, Extension-Adduktion

A. Verlängerter Bewegungsweg

Kommandos

«Sehen Sie hoch nach rechts, stoßen Sie den Fuß zu mir und rollen Sie!»
«Drehen Sie den Kopf, hochgucken und stoßen!»

Vorschläge zur Technik

Dehnung und Widerstand

B. Annäherung an die Mittelstellung

Kommandos

«Stoßen Sie zu mir! Rollen!»

Vorschläge zur Technik

Wiederholte Dehnung

C. Annäherung an den verkürzten Bewegungsweg

Kommandos

«Strecken Sie das Knie!»

Vorschläge zur Technik

Siehe Anmerkung

Antagonistisches Muster

Siehe Anmerkung

Anmerkung: Die Extension der unteren Extremität in einem Stoßmuster wurde angewandt, um das Rollen in Richtung Bauchlage einzuleiten. Das normale Kind kann das Rollen durch Stoßen gegen die Unterlage einleiten.
In diesem Fall könnte der Übende gegen die Hand der Behandlerin stoßen. Oder wie bei dem Kind, kann der Übende gegen die Unterlage stoßen, während der Behandelnde gegen andere Musterkomponenten Widerstand gibt.
Das Extension-Abduktion-Innenrotationsmuster kann eingesetzt werden, um das Rollen von der Bauchlage auf den Rücken einzuleiten. Dieses kann man sich vorstellen, indem die Stellung der linken unteren Extremität, wie in A. gezeigt, gekoppelt wird mit der Stellung von Kopf und Hals, wie in C. gezeigt. In Abb. 45–48 wird das Extension-Abduktion-Innenrotationsmuster der unteren Extremität konsequent zum Rollen vom Bauch auf den Rücken gebraucht, während in Abb. 38–42 das Flexion-Adduktion-Außenrotationsmuster der unteren Extremität konsequent zum Rollen vom Rücken in Richtung Bauchlage gebraucht wird. Das entgegengesetzte diagonale Bewegungsmuster der unteren Extremität wird nicht gebraucht zur Förderung des Rollens.

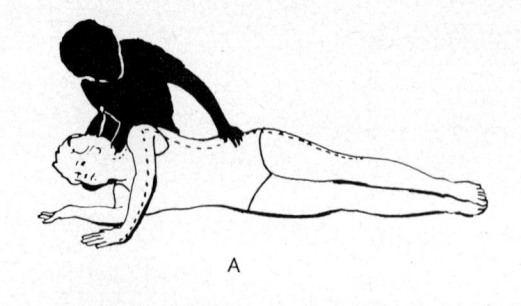

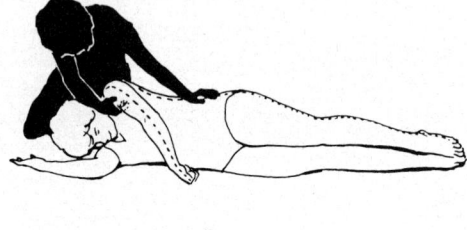

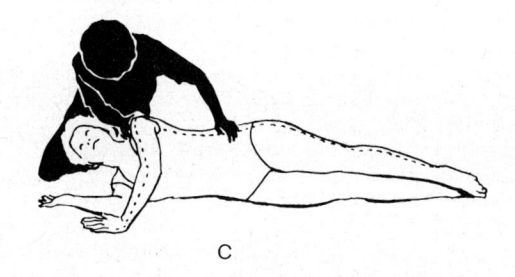

Abb. 44. Gleichgewicht in Seitlage
Rollen: Vom Rücken in Richtung Bauchlage

Bestandteile der Muster

A. gegen Widerstand

Kopf und Hals, Extension mit Rotation nach rechts
Unterer Rumpf, Rotation

Frei

Linke obere Extremität stabilisiert in der Diagonalen des Elevation-Adduktion-Außenrotationsmusters und Retroversion-Abduktion-Innenrotationsmusters.
Rechte obere Extremität drückt gegen die Unterlage so wie nötig
Untere Extremitäten liegen übereinander

B. gegen Widerstand

Linke obere Extremität, Retroversion-Adduktion-Innenrotation, Scapula wird nach vorn unten gedrückt.
Unterer Rumpf, Rotation

Frei

Kopf und Hals, Flexion mit Rotation nach rechts
Untere Extremitäten liegen übereinander

C. gegen Widerstand

Linke obere Extremität, Elevation-Adduktion-Außenrotation, Scapula wird nach vorn oben gehoben.
Unterer Rumpf, Rotation

Kommandos

A und B «Halten, lassen Sie sich in keiner Richtung bewegen.»
C. «Halten, lassen Sie sich nicht zurückziehen.»

Vorschläge zur Technik

A und B, rhythmische Stabilisation der Flexion- und Extensions-Komponenten zur gleichen Zeit.
C. Rhythmische Stabilisation der Flexions-, dann der Extensions-Komponenten.

Anmerkung: Gleichgewicht, Aufrechterhaltung einer Lage oder Körperstellung, erfordert Stabilität. Gleichgewicht gegen Widerstand fördert die Stabilität, speziell wenn gegen die antagonistischen Muster zur gleichen Zeit Widerstand gegeben wird, so wie in A. und B. So wie in C. ist die Stabilität gefährdet, so daß die Balance durch isotonische Kontraktionen und kompensatorische Bewegungen wiedererlangt werden muß.
Die Seitlage kann eingenommen werden, um das Rollen in Richtung Rücken- oder Bauchlage einzuleiten, ist der Patient nicht in der Lage, aus Rücken oder Bauchlage die Rollbewegung gegen Widerstand zu beginnen. In Seitlage unterstützt die Schwerkraft die Bewegung in jede Richtung. Gegen schwache Muster kann Widerstand gegeben werden.

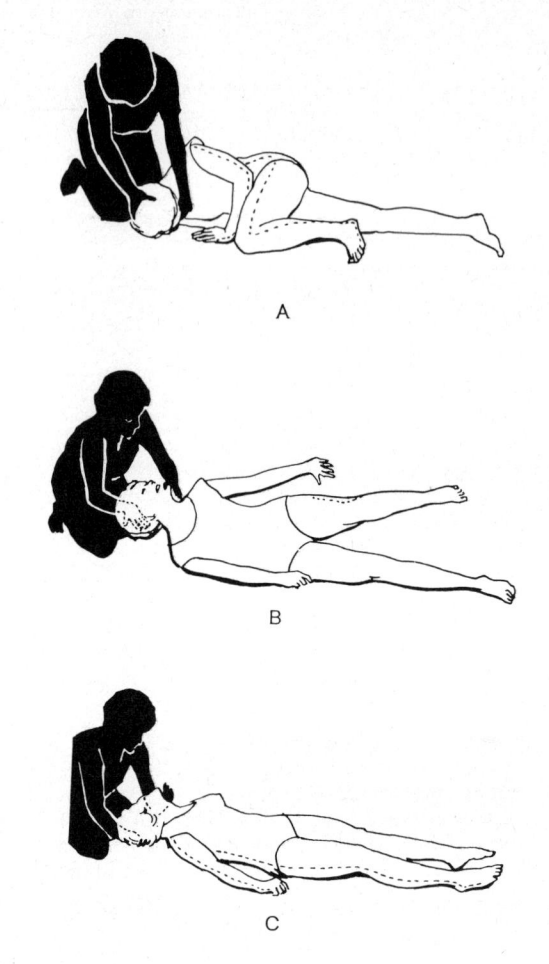

Abb. 45. Kopf und Hals: Extension mit Rotation
Rollen: Vom Bauch in Richtung Rückenlage

Bestandteile der Muster

Gegen Widerstand

Kopf und Hals, Extension mit Rotation nach links

Frei

Linke obere Extremität, Retroversion-Abduktion-Innenrotation
Linke untere Extremität, Extension-Abduktion-Innenrotation
Rechte Extremitäten passen sich an, Extension und Abduktion

A. Verlängerter Bewegungsweg

Kommandos

«Sehen Sie hoch zu mir, heben Sie den Kopf zurück zu mir und rollen!»
«Stoßen Sie mit der linken Hand! Heben Sie das Bein zurück und rollen!»

Vorschläge zur Technik

Dehnung und Widerstand

B. Mittelstellung

Kommandos

«Herunterdrücken auf die Matte! Zurück sehen!»

Vorschläge zur Technik

Langsame Bewegungsumkehr, Wiederholte Kontraktionen

C. Verkürzter Bewegungsweg

Kommandos

«Halten! Lassen Sie sich nicht von der Matte abheben!»

Vorschläge zur Technik

Langsame Bewegungsumkehr

Antagonistisches Muster

Vom Rücken in Richtung Bauchlage rollen – Kopf und Hals, Flexion mit Rotation.
Rechte obere Extremität bewegt sich im Retroversion-Adduktion-Innenrotationsmuster (Abb. 38).
Linke untere Extremität bewegt sich im antagonistischen Muster.
Anmerkung: Ellbogen und Knie von den sich bewegenden Extremitäten werden gestreckt oder bleiben gestreckt.
In diesem Fall hat der Übende durch die Stellung der Behandlerin die linke obere Extremität lieber im Retroversion-Abduktion-Innenrotationsmuster gebraucht als in dem näher liegenden Elevation-Abduktion-Außenrotationsmuster, kombiniert in der «Hebebewegung», wie in Abb. 46. Daher sind die Kombinationen, die in Abb. 38–45 gezeigt werden, nicht direkt antagonistisch für die linke obere Extremität.

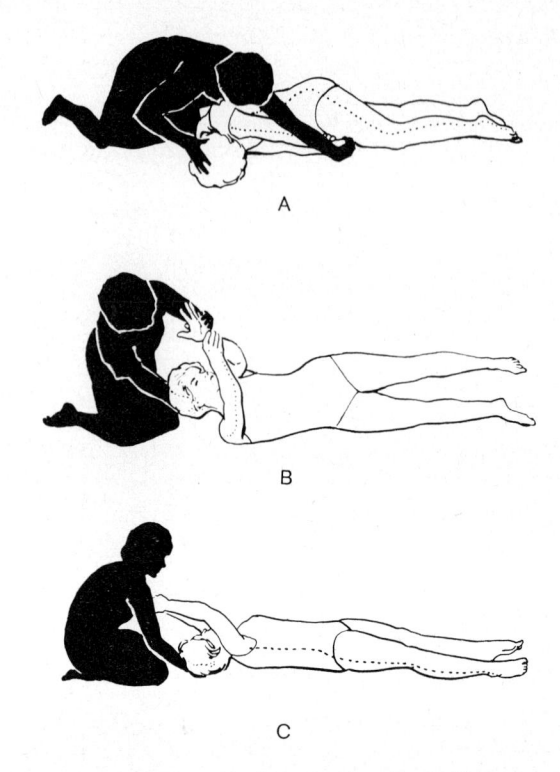

Abb. 46. Kopf und Hals: Extension mit Rotation, obere Extremitäten, asymmetrisch

Rollen: Vom Bauch in Richtung Rückenlage

Bestandteile der Muster

Gegen Widerstand

Kopf und Hals, Extension mit Rotation nach links
Obere Extremitäten, Elevation asymmetrisch (Hebebewegung) nach links

Frei

Linke untere Extremität, Extension-Abduktion-Innenrotation
Rechte untere Extremität, paßt sich an, Extension und Adduktion

A. Verlängerter Bewegungsweg

Kommandos

«Sehen Sie zu mir, Kopf und Hände zu mir heben und rollen!»
«Heben Sie das linke Bein zurück! Rollen!»

Vorschläge zur Technik

Zug für die oberen Extremitäten, Dehnung und Widerstand

B. Mittelstellung

Kommandos

«Sehen Sie zu mir zurück! Arme heben!»

Vorschläge zur Technik

Rhythmische Stabilisation, wiederholte Kontraktionen, langsame Bewegungsumkehr und langsame Bewegungsumkehr-Halten

C. Verkürzter Bewegungsweg

Kommandos

«Halten! Lassen Sie sich nicht hochheben!»

Vorschläge zur Technik

Druck auf die oberen Extremitäten, wiederholte Kontraktionen

Antagonistisches Muster

Vom Rücken in Richtung Bauchlage rollen – Kopf und Halsflexion mit Rotation nach rechts; für beide oberen Extremitäten Retroversion asymmetrisch (Hackbewegung) nach rechts (Abb. 40).
Linke untere Extremität bewegt sich im antagonistischen Muster.
Anmerkung: Die Ellbogengelenke können gebeugt oder gestreckt werden oder gerade bleiben. Druck wird angewandt bei geraden Ellbogen oder wenn gestreckt wird.
Wird die Stellung von Kopf und oberen Extremitäten, wie in A. gezeigt, gekoppelt mit der Rückenlage in C., kann man sich vorstellen, wie diese Kombination verwandt werden kann, um die Rollbewegung nach links vom Rücken in Richtung Bauchlage einzuleiten. Jedoch kann die Extension mit Rotation von Kopf und Hals eingesetzt werden zur Förderung der Rollbewegung sowohl in Richtung Bauchlage wie in Rückenlage.

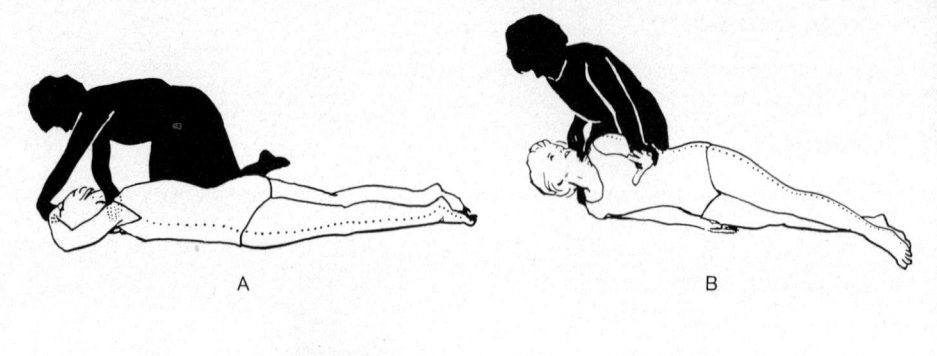

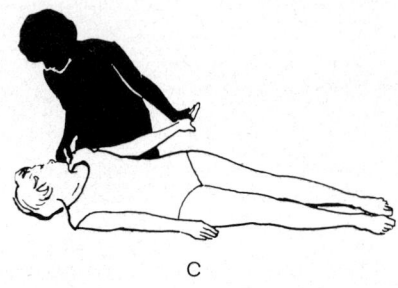

**Abb. 47. Kopf und Hals: Rotation
unter Mitbeteiligung der seitengleichen oberen Extremität**

Rollen: Vom Bauch in Richtung Rückenlage

Bestandteile der Muster

Gegen Widerstand

Kopf und Hals Rotation nach links
Linke obere Extremität, Retroversion-Abduktion-Innenrotation

Frei

Linke untere Extremität, Extension-Abduktion-Innenrotation
Rechte Extremitäten passen sich an, Extension, Abduktion

A. Verlängerter Bewegungsweg

Kommandos

«Öffnen Sie die Hand, drehen Sie den Kopf und rollen Sie zu mir!»
«Heben Sie das Bein nach hinten! Rollen»

Vorschläge zur Technik

Dehnung und Widerstand

B. Annäherung an die Mittelstellung

Kommandos

«Halten! Weiter nach hinten drücken!»
«Das Bein weiter nach hinten heben!»

Vorschläge zur Technik

Wiederholte Kontraktionen, rhythmische Stabilisation (beachte Gleichgewicht-Seitlage Abb. 44)

C. Annäherung an den verkürzten Bewegungsweg

Kommandos

«Drücken Sie noch etwas mehr! Halten! Und wieder drücken!»

Vorschläge zur Technik

Druck auf die linke obere Extremität, anschließend wiederholte Kontraktionen, langsame Bewegungsumkehr, langsame Bewegungsumkehr – Halten.

Antagonistisches Muster

Vom Rücken in Richtung Bauchlage rollen, Kopf und Hals Rotation nach rechts.
Linke Extremitäten bewegen sich im antagonistischen Muster (Abb. 41).
Anmerkung: Ellbogen oder Knie der sich bewegenden Extremitäten werden gestreckt oder bleiben gerade. Soll der Übende bei Annäherung an die Mittelstellung wie in B. das Knie beugen, kann der Fuß die Matte berühren, als wenn eine Stoßbewegung im Extension-Abduktion-Innenrotationsmuster ausgeführt werden sollte (Anmerkung Abb. 43).

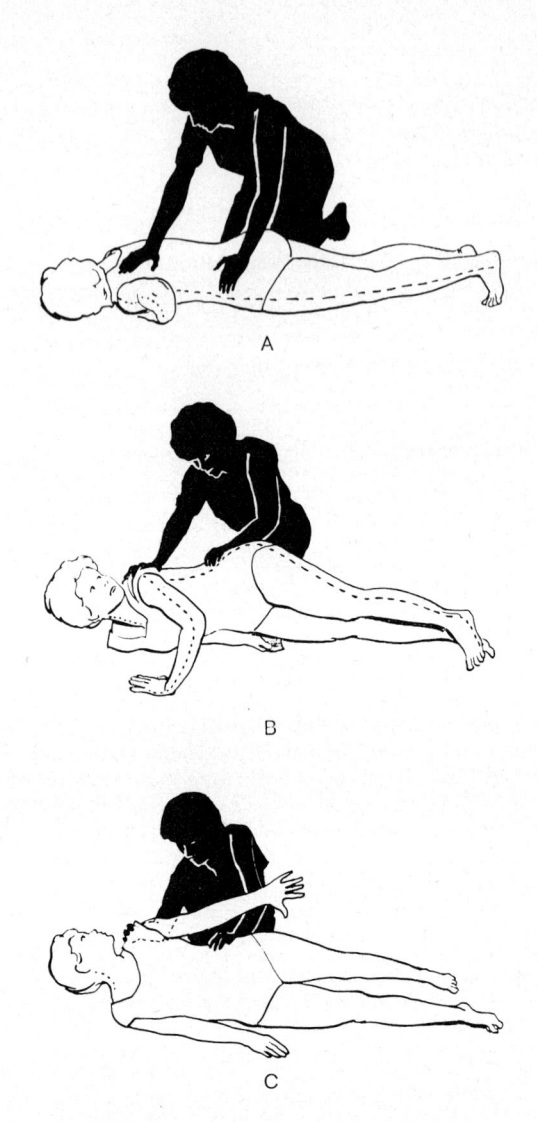

Abb. 48. Kopf und Hals: Rotation,
unter Beteiligung der seitengleichen Scapula und des Beckens

Rollen: Vom Bauch in Richtung Rückenlage

Bestandteile der Muster

Gegen Widerstand

Linke obere Extremität, Retroversion-Abduktion-Innenrotation, Scapula wird nach hinten heruntergedrückt

Frei

Kopf und Hals Rotation
Linke untere Extremität, Extension-Abduktion-Innenrotation
Rechte Extremitäten passen sich an, Extension-Abduktion

A. Verlängerter Bewegungsweg

Kommandos

«Drehen Sie den Kopf zu mir, drücken Sie mit der linken Hand und rollen Sie!»
«Heben Sie das linke Bein zurück zu mir! Rollen!»

Vorschläge zur Technik

Dehnung und Widerstand

B. Annäherung an die Mittelstellung

Kommandos

«Stoßen Sie! Rollen Sie zurück!»

Vorschläge zur Technik

Druck auf die linke obere Extremität, wiederholte Kontraktionen, langsame Bewegungsumkehr – Halten

C. Annäherung an den verkürzten Bewegungsweg

Kommandos

«Drehen Sie zurück! Und weiter drehen!»

Vorschläge zur Technik

Rhythmische Stabilisation (beachte Gleichgewicht-Seitlage Abb. 44), wiederholte Kontraktionen, langsame Bewegungsumkehr, langsame Bewegungsumkehr – Halten

Antagonistisches Muster

Vom Rücken in Richtung Bauchlage rollen – Kopf und Hals Rotation nach rechts; unterer Rumpf Rotation nach rechts
Linke Extremitäten bewegen sich im antagonistischen Muster (Abb. 41)
Anmerkung: Ellenbogen und Knie von der sich bewegenden Extremität werden gestreckt oder bleiben gerade.
In A. hätte der Übende die Hand in Stirnnähe aufstellen können um spezifischer das Retroversion-Abduktion-Innenrotationsmuster der linken oberen Extremität zu aktivieren.

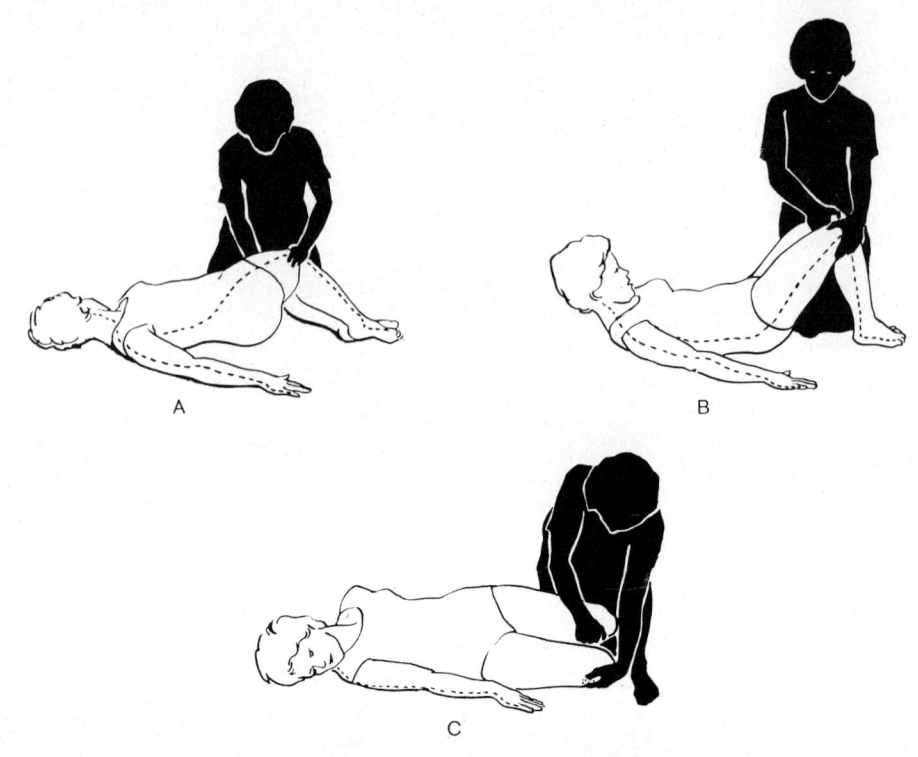

Abb. 49. Unterer Rumpf: Rotation, Rückenlage

Übungen für den unteren Rumpf

Bestandteile der Muster

Gegen Widerstand

Unterer Rumpf, Rotation (mit gebeugten Hüften und Knien) nach rechts

Frei

Kopf und Hals, Rotation
Obere Extremitäten, Extension und Abduktion

A. Verlängerter Bewegungsweg

Kommandos

«Drehen Sie Kopf und Knie nach rechts!»
«Ziehen Sie weg von mir!»

Vorschläge zur Technik

Dehnung und Widerstand

B. Mittelstellung

Kommandos

«Drehen Sie den Kopf und ziehen Sie die Knie weiter herüber!»

Vorschläge zur Technik

Rhythmische Stabilisation, anschließend wiederholte Kontraktionen

C. Verkürzter Bewegungsweg

Kommandos

«Halten! Lassen Sie sich nicht zurückziehen!»

Vorschläge zur Technik

Wiederholte Kontraktionen, langsame Bewegungsumkehr, langsame Bewegungsumkehr – Halten

Antagonistisches Muster

Untere Rumpfrotation nach links

Anmerkung: Wenn nötig, kann die untere Rumpfrotation mit gebeugten Beinen benutzt werden, um das Rollen vom Rücken zur Bauchlage einzuleiten. Zur Vervollständigung des Rollens sollte die linke obere Extremität ins Elevation-Adduktion-Außenrotationsmuster ziehen (Abb. 44). Wird der Kopf nach links gedreht und der Rumpf nach rechts, kommt es durch diese Gegenbewegungen zu einer Stabilisierung des Rumpfes.
So wie bei der Kopf- und Halsrotation, verläuft die untere Rumpfrotation von seitlicher Extension links über die Flexion zur seitlichen Extension rechts. In B. hat der Übende Kopf und Hals gebeugt, während der Flexionsphase für den unteren Rumpf. Üblicherweise werden Kopf und Hals ohne Abheben von der Unterlage rotiert. Untere Rumpfrotation in Rückenlage aktiviert die Extensoren, in Bauchlage (Hüften gestreckt, Knie gebeugt) die Flexoren.

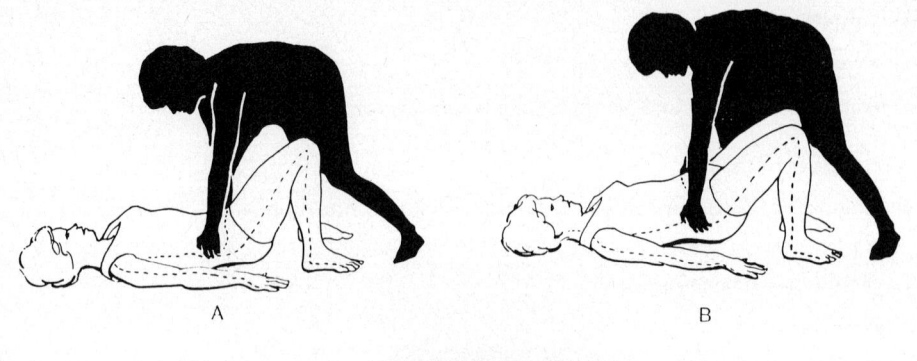

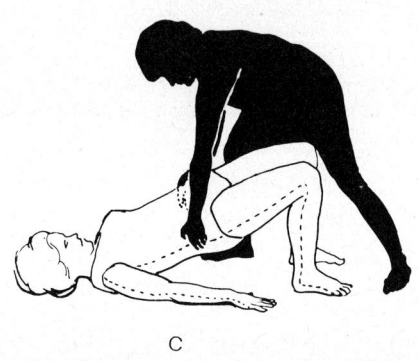

Abb. 50. Becken abheben, Rückenlage
Übungen für den unteren Rumpf

Bestandteile der Muster

Gegen Widerstand

Abheben des Beckens mit Extension des unteren Rumpfes (Brücke)

Frei

Kopf und Hals in Mittelstellung
Obere Extremitäten in Retroversion, Abduktion

A. Verlängerter Bewegungsweg

Kommandos

«Drücken Sie mit Kopf und Füßen, und heben Sie das Becken ab!»

Vorschläge zur Technik

Dehnung und Widerstand

B. Mittelstellung

Kommandos

«Drücken Sie weiter das Becken hoch! Halten Sie es! Drücken Sie noch einmal!»

Vorschläge zur Technik

Wiederholte Kontraktionen, rhythmische Stabilisation, langsame Bewegungsumkehr

C. Verkürzter Bewegungsweg

Kommandos

«Halten Sie! Lassen Sie sich nicht herunterdrücken!»

Vorschläge zur Technik

Rhythmische Stabilisation, langsame Bewegungsumkehr

Antagonistisches Muster

Entgegengesetzte Stellung zur Rückenlage mit gebeugten Hüften und Knien.

Anmerkung: Gegen diese Übung wird ein diagonaler Widerstand gegeben, indem der Übende aufgefordert wird, zu einer Seite zu drücken. Der Widerstand wird so dosiert, daß der Bewegungsweg zu der Seite gefördert wird.

Dreht man die Bilder um 90°, kann man sehen, daß diese Übung mit dem Kniestand verwandt ist (Abb. 69). Das totale Muster würde sein: Hochkommen aus dem Fersensitz zum Kniestand, mit plantarflektierten Füßen.

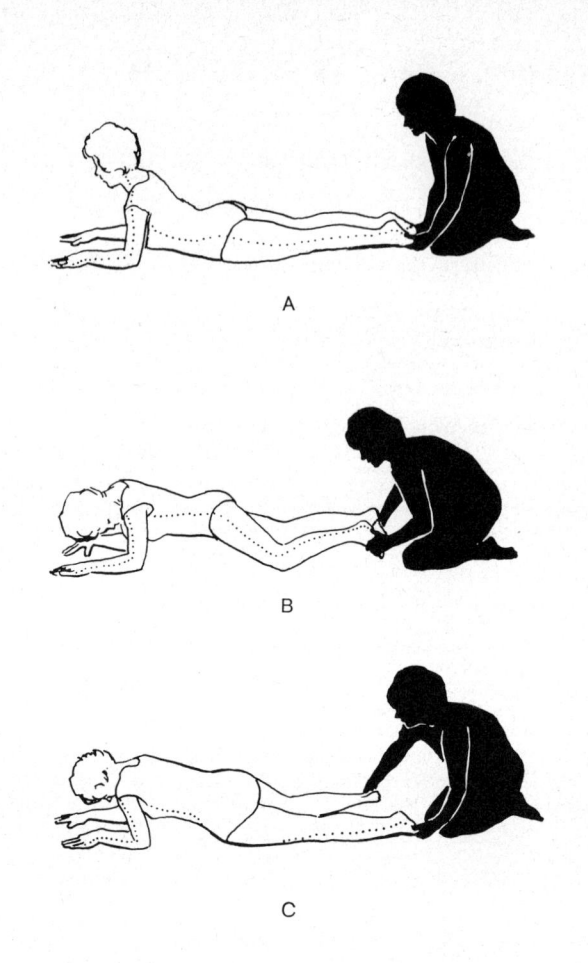

Abb. 51. Vorwärtskrabbeln auf dem Ellbogen
Bewegungsentwicklung aus Bauchlage: Krabbeln

Bestandteile der Muster

Untere Extremitäten, Flexion-Abduktion-Innenrotation im Wechsel

Frei

Kopf und Hals, Flexion mit Rotation nach links, wenn das linke Bein beugt und abduziert, nach rechts wird das rechte Bein vorgebracht.
Die oberen Extremitäten sind im Wechsel einmal in Elevation-Adduktion und das andere Mal in Retroversion-Adduktion.
Die untere Extremität, die gebeugt ist, geht in die Extension-Adduktion-Außenrotation, während die gegenüberliegende Extremität gebeugt wird.

A. Verlängerter Bewegungsweg – links

Kommandos

«Ziehen Sie den linken Fuß und das Knie hoch und nach außen, und ziehen Sie sich vorwärts!»

Vorschläge zur Technik

Zug, Dehnung, Widerstand

B. Annäherung an die Mittelstellung

Kommandos

«Ziehen Sie das Knie vorwärts!»

Vorschläge zur Technik

Wiederholte Kontraktionen

C. Annäherung an den verkürzten Bewegungsweg – rechts

Kommandos

«Ziehen Sie sich vorwärts! Nehmen Sie die Hände!»

Vorschläge zur Technik

Langsame Bewegungsumkehr der rechten wie linken Extremitäten im Wechsel

Antagonistisches Muster

Rückwärts krabbeln auf den Ellbogen (Abb. 52)

Anmerkung: Durch die Stärke des gegebenen Widerstandes wird die Kopf- und Halsbewegung beeinflußt werden. Bei weniger Widerstand würde der Übende geneigt sein, Kopf und Hals in Extension zu halten.

Bei den meisten primitiven Formen wird Kopf und Hals nicht hochgehalten, so daß es zu einer Rotation von der einen zur anderen Seite kommt. Der Kopf dreht nach links, die linke obere und untere Extremität in Flexion-Abduktion wird vorgezogen. Dieses ist eine Bewegungskombination derselben Seite. Andere Bewegungskombinationen enthalten: wechselnde reziproke Bewegungen der oberen, dann der unteren Extremitäten; und diagonal reziproke Bewegungen, indem die obere und die gegenüberliegende untere Extremität zur gleichen Zeit vorgesetzt werden.

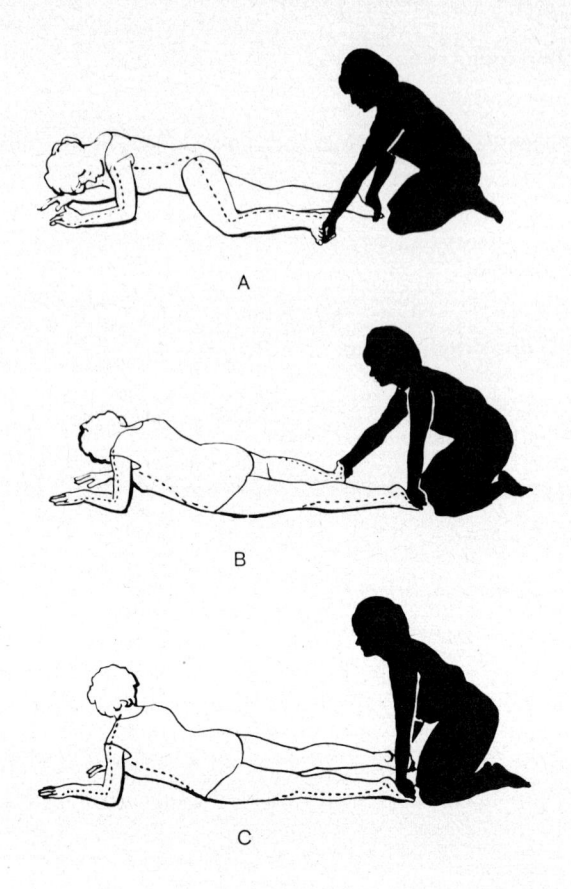

Abb. 52. Rückwärtskrabbeln auf den Ellbogen
Bewegungsentwicklung aus Bauchlage: Krabbeln

Bestandteile der Muster

Gegen Widerstand

Untere Extremitäten, Extension-Adduktion-Außenrotation, im Wechsel

Frei

Kopf und Hals, Extension mit Rotation nach links, während die linke untere Extremität gestreckt und adduziert wird. Dreht der Kopf nach rechts, wird die rechte untere Extremität gestreckt und adduziert.
Die oberen Extremitäten passen sich der Bewegung an und wechseln zwischen Retroversion mit Adduktion und Elevation mit Abduktion.
Die untere Extremität, die gestreckt wurde, geht in die Beugung, wenn die entgegengesetzte Seite gestreckt wird.

A. Mittelstellung – links

Kommandos

«Stoßen Sie sich mit den Händen ab, und stoßen Sie den linken Fuß zurück zu mir!»

Vorschläge zur Technik

Dehnung und Widerstand

B. Verlängerter Bewegungsweg – rechts

Kommandos

«Nun, stoßen Sie den rechten Fuß zurück, und drücken Sie sich mit den Händen ab!»

Vorschläge zur Technik

Dehnung und Widerstand

C. Annäherung an den verkürzten Bewegungsweg – rechts

«Stoßen Sie bis ans Ende der Bewegung!»

Vorschläge zur Technik

Langsame Bewegungsumkehr sowohl links wie rechts im Wechsel

Antagonistisches Muster

Vorwärtskrabbeln auf den Ellbogen (Abb. 51)

Anmerkung: Beachte Anmerkung Abb. 51

Beim Vorwärts- und Rückwärtskrabbeln auf den Ellbogen müssen der obere Rumpf, Kopf und Hals angehoben werden. Ein Anheben der oberen Körperabschnitte ist Voraussetzung, siehe Abb. 53. A. Rhythmische Stabilisation kann angewandt werden, um die Stabilität des Schultergürtels und die Kopfkontrolle zu fördern.

Wird eine diagonale Richtung verfolgt, ähnelt das totale Muster einer Kreisbewegung (in Bauchlage). Diese Kreisbewegung sollte zuerst ohne ein Anheben der oberen Körperabschnitte erfolgen, so daß der ganze Körper einen Kontakt mit der Unterlage hat.

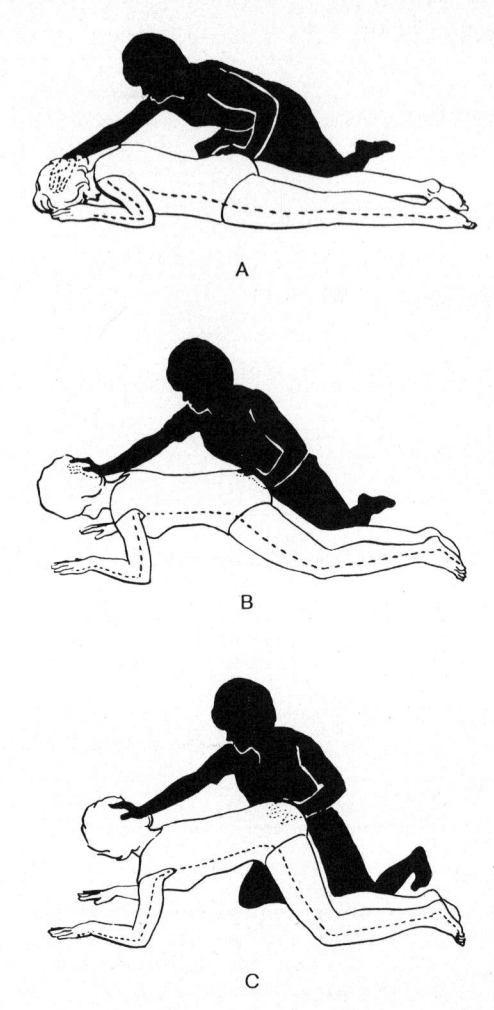

Abb. 53. Hochkommen auf Ellbogen und Knien
Bewegungsentwicklung aus Bauchlage: Auf Ellbogen und Knien

Bestandteile der Muster

Gegen Widerstand

Kopf und Hals, Extension mit Rotation nach rechts
Unterer Rumpf, Flexion mit Rotation nach rechts

Frei

Obere Extremitäten passen sich an und werden beide gebeugt, nach links
Untere Extremitäten Flexion nach rechts.

A. Verlängerter Bewegungsweg

Kommandos

«Heben Sie sich hoch! Heben Sie den Kopf hoch und die Hüften!»

Vorschläge zur Technik

Dehnung und Widerstand

B. Mittelstellung

Kommandos

«Halten! Und weiter hochdrücken!»

Vorschläge zur Technik

Wiederholte Kontraktionen

C. Annäherung an den verkürzten Bewegungsweg

Kommandos

«Bewegen Sie den linken Arm etwas zurück, und nun den rechten.»
«Heben Sie die Hüften hoch und zurück!»

Vorschläge zur Technik

Widerstand

Antagonistisches Muster

Entgegengesetzte Stellung zur Bauchlage

Anmerkung: Die diagonale Richtung fördert die Ellbogenextension, links geht die gesamte Bewegung nach rechts rückwärts. Vor- und zurückschaukeln und diagonal entwickelt die Aufrechterhaltung des Gleichgewichtes im Rumpf ohne Unterstützung der Unterlage. Wenn nötig, kann eine Zwischenübung eingeschaltet werden, indem der Brustkorb noch aufliegt, während der untere Rumpf unterstützt oder Widerstand gegeben wird, so daß es zu einer Knie-Brustkorbstellung kommt. Schaukelbewegungen in alle Richtungen von unterem Rumpf und Hüfte und rhythmische Stabilisation können geübt werden, um die Stabilität zu fördern.

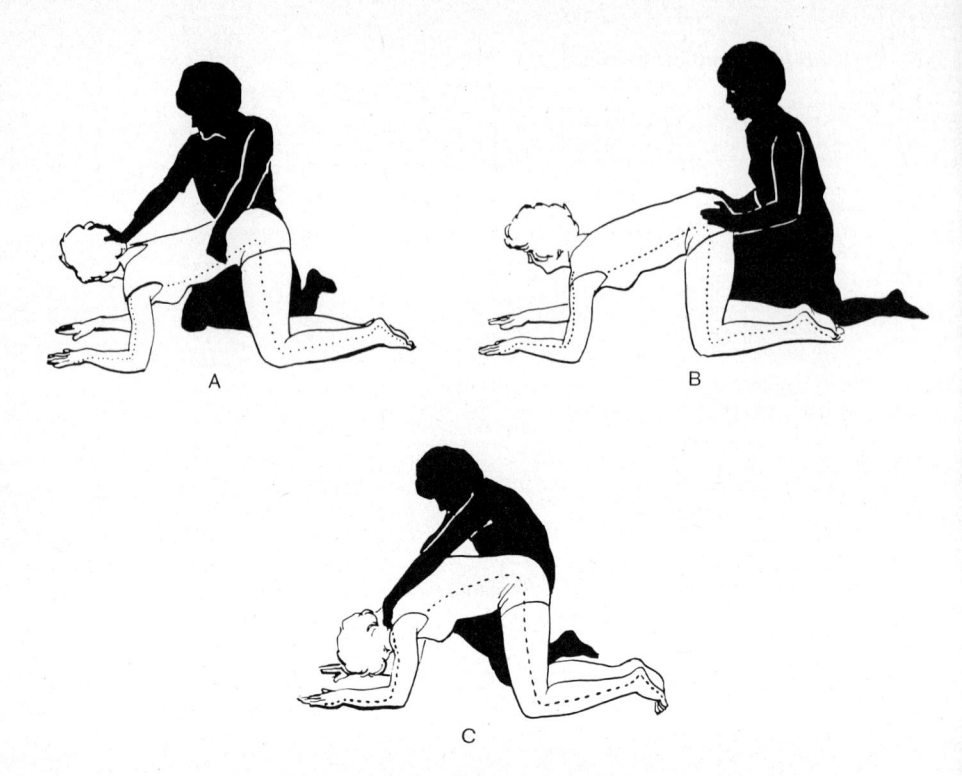

Abb. 54. Gleichgewicht auf Ellbogen und Knien
Bewegungsentwicklung aus Bauchlage: Auf Ellbogen und Knien

Bestandteile der Muster

A. Gegen Widerstand

Kopf und Hals, Extension mit Rotation nach rechts
Unterer Rumpf, Rotation nach links

Frei

Obere Extremitäten werden gebeugt, nach links
Untere Extremitäten werden gebeugt, nach links

B. Gegen Widerstand

Unterer Rumpf, Flexion mit Rotation nach rechts

Frei

Kopf und Hals, Extension mit Rotation nach rechts
Obere Extremitäten, Elevation nach links, asymmetrisch
Untere Extremitäten, Flexion nach links, asymmetrisch

C. Gegen Widerstand

Unterer Rumpf, Extension mit Rotation nach links

Frei

Kopf und Hals, Flexion mit Rotation nach links
Obere Extremitäten, Retroversion nach rechts
Untere Extremitäten, Extension nach links

Kommandos

A. «Halten! Lassen Sie mich nicht den Kopf herunterdrücken! Halten Sie die Hüften, lassen Sie sie nicht herüberziehen! Bleiben Sie stehen!»
B.. «Lassen Sie sich nicht vorwärtsstoßen! Halten Sie fest!»
C. «Lassen Sie sich nicht zurückziehen! Halten!»

Vorschläge zur Technik

A. Rhythmische Stabilisation, für oberen und unteren Rumpf
B. Vorwärtsschaukeln in Richtung Extension und rückwärts in Richtung Flexion, dann rhythmische Stabilisation.
C. Im Wechsel mit den Hüftextensoren und dann den Flexoren halten.

Anmerkung: Bei A. wird gegen die Rotationskomponente mit Extension des oberen Rumpfes und Flexion des unteren Rumpfes zur selben Zeit Widerstand gegeben, wird die Stabilität gefördert. Bei B. ist eine Flexion des unteren Rumpfes nötig, zur Aufrechterhaltung der Stellung. Wird das Becken von dem Behandler in Richtung auf die Fersen gezogen, kann gegen die Extension des unteren Rumpfes Widerstand gegeben werden. Bei C. Eine Extension des unteren Rumpfes ist nötig zur Aufrechterhaltung der Stellung. Stößt der Behandler den Patienten mit dem Schultergriff nach vorn, wird der Patient den Kopf heben, und der untere Rumpf wird gebeugt. Bei B. und C. wird die Standsicherheit geübt; wird das Gleichgewicht gestört, kommt es zu kompensatorischen Bewegungen mit isotonischen Kontraktionen von Muskelgruppen, um die Stellung zurückzugewinnen. Beachte Abb. 57 für weitere Kombinationen von Griffen.

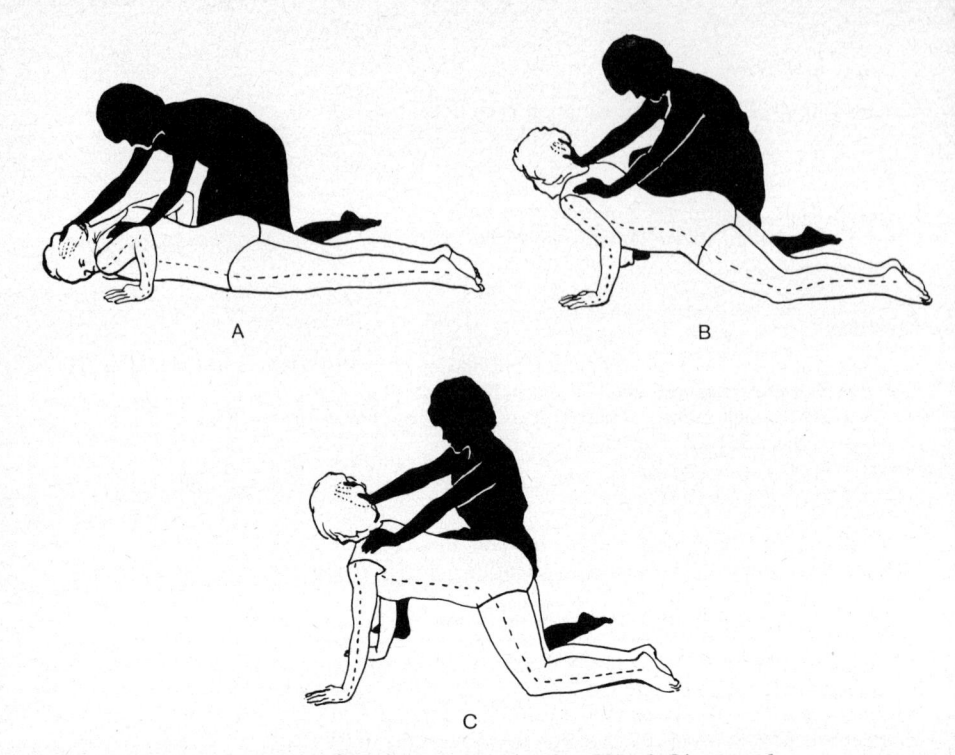

Abb. 55. Hochkommen in den Vierfüßlerstand
Bewegungsentwicklung aus Bauchlage: Auf Händen und Knien

Bestandteile der Muster

Gegen Widerstand

Kopf und Hals, Extension mit Rotation nach rechts
Linke untere Extremität, Flexion-Abduktion-Außenrotation

Frei

Rechte obere Extremität, Elevation-Adduktion-Außenrotation
Unterer Rumpf, Flexion mit Rotation nach links
Untere Extremitäten, Flexion nach links

A. Verlängerter Bewegungsweg

Kommandos

«Heben Sie den Kopf zu mir, stoßen Sie sich mit den Händen ab, und drücken Sie sich zurück!»

Vorschläge zur Technik

Dehnung und Widerstand

B. Mittelstellung

Kommandos

«Kommen Sie weiter hoch, auf Händen und Knien!»

Vorschläge zur Technik

Wiederholte Kontraktionen, langsame Bewegungsumkehr

C. Verkürzter Bewegungsweg

Kommandos

«Kommen Sie hoch in den Vierfüßlerstand!»

Vorschläge zur Technik

Stauchungen für die linke obere Extremität, rhythmische Stabilisation.

Antagonistisches Muster

Entgegengesetzte Stellung zur Bauchlage.

Anmerkung: Betonung liegt auf der Streckung der Ellbogen. Patient könnte zuerst die Knie- und Ellbogenstellung einnehmen (s. Abb. 53c) und dann auf Hände und Knie kommen, indem er erst einen Ellbogen streckt und dann den anderen.
Zur Erreichung der vertikalen Stellung von Oberschenkeln und Armen müssen die Arme durchgestreckt werden. Durch Hin- und Herschaukeln von einer Seite auf die andere kommt der Patient in die richtige Stellung. Siehe Abb. 54, 56 und 57 für ähnliche Gleichgewichtsübungen und verschiedene Griffe.

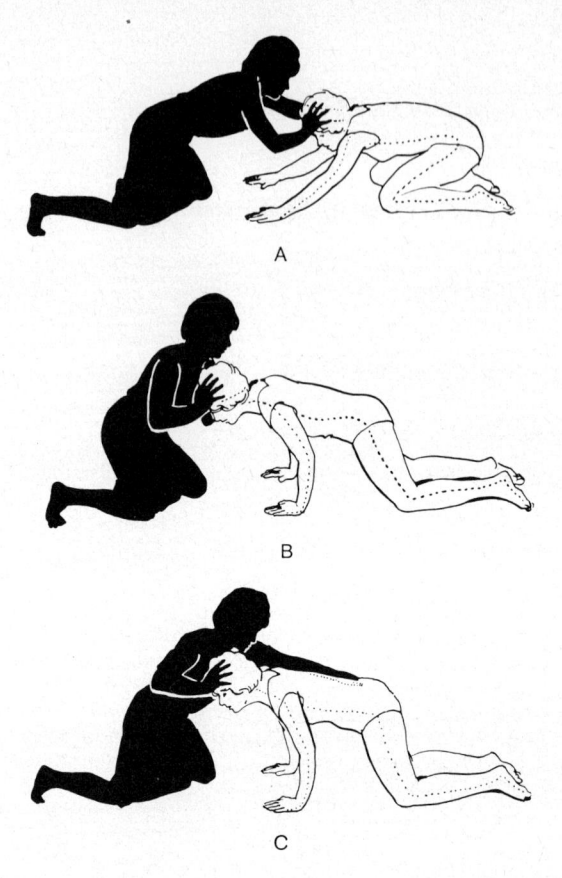

Abb. 56. Vor- und Zurückschaukeln auf Händen und Knien

Bewegungsentwicklung aus Bauchlage: Auf Händen und Knien

Bestandteile der Muster

Gegen Widerstand

Kopf und Hals Extension mit Rotation nach links

Frei

Unterer Rumpf Extension mit Rotation nach rechts
Obere Extremitäten passen sich an mit Extension nach rechts
Untere Extremitäten passen sich an mit Extension nach rechts

A. Verlängerter Bewegungsweg

Kommandos:

«Drücken Sie sich nach vorn zu mir!»

Vorschläge zur Technik:

Druck auf den Rumpf, Dehnung und Widerstand

B. Annäherung an die Mittelstellung

Kommandos:

«Strecken Sie die Ellbogen und halten Sie!»

Vorschläge zur Technik:

Rhythmische Stabilisation, langsame Bewegungsumkehr (vorwärts und rückwärts)

C. Annäherung an den verkürzten Bewegungsweg

Kommandos:

«Halten! Ich stoße Sie zurück!»

Vorschläge zur Technik:

Langsame Bewegungsumkehr, langsame Bewegungsumkehr – Halten

Antagonistisches Muster

Vorwärtsschaukeln ist antagonistisch zum Zurückschaukeln und umgekehrt

Anmerkung: In A. befindet sich der Kopf in Mittelstellung, Hüftextensoren gedehnt. Die Schaukelbewegung kann im vollen Bewegungsweg ausgeführt werden von Pos. A vorwärts und über die Stellung in B hinaus oder im verkürzten Bewegungsweg. Die Technik «Langsame Bewegungsumkehr – Halten» bei vermindertem Bewegungsweg fördert das Gleichgewicht in Mittelstellung.
Die Stellung unter A gezeigt kann zur Vorübung der Vorwärtsbewegung durchgeführt werden, während die in Abb. 55 gezeigte für die Rückwärtsbewegung verwandt werden kann.
Vorübungen sowie das Rollen in Seitlage, Aufsitzen, Vierfüßlerstand verbessern die Fähigkeit, eine Stellung zu halten. Schaukelbewegungen in allen Richtungen tragen dazu bei, den Punkt des Gleichgewichts zu finden und wieder ins Gleichgewicht zu kommen, wenn es gestört wurde.

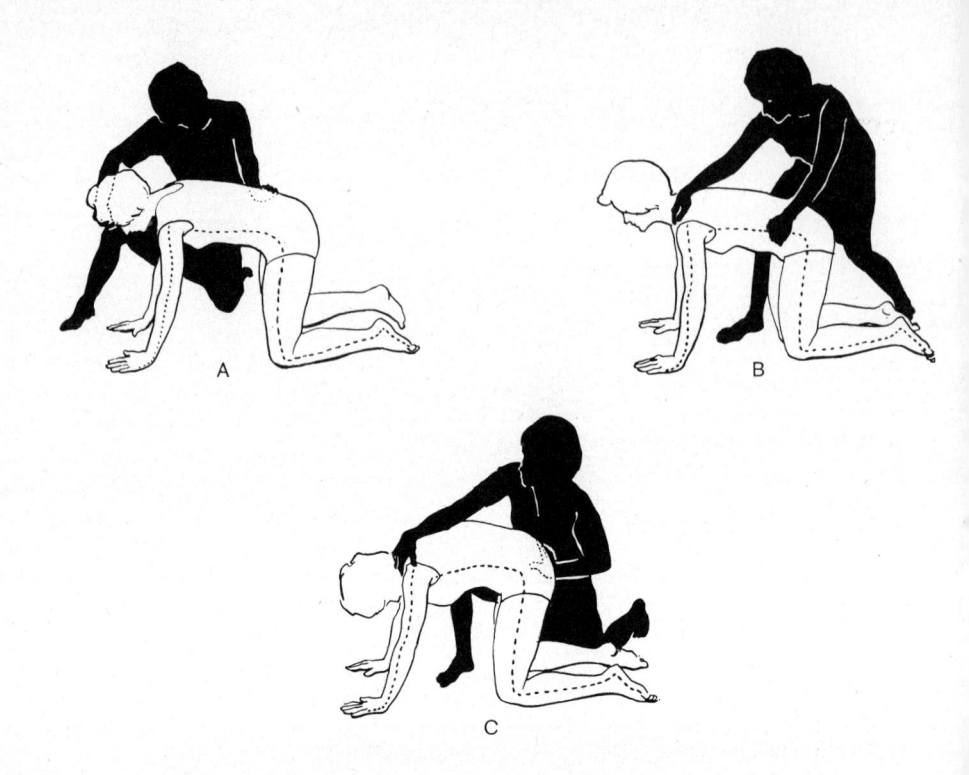

Abb. 57. Gleichgewichtsübungen auf Händen und Knien
Bewegungsentwicklung aus Bauchlage: auf Händen und Knien

Bestandteile der Muster

A. Gegen Widerstand

Kopf und Hals beugen mit Rotation nach links.
Unterer Rumpf Streckung mit Rotation nach rechts.

Frei

Obere Extremitäten passen sich an mit Extension nach links

B. Gegen Widerstand

Linke obere Extremität-Elevation, Abduktion, Außenrotation
Unterer Rumpf Rotation nach rechts

Frei

Kopf und Hals passen sich an mit einer Streckung nach links
Rechte obere Extremität paßt sich an mit Elevation, Adduktion, Außenrotation
Untere Extremitäten passen sich an mit Flexion nach rechts

C. Gegen Widerstand

Linke obere Extremität-Elevation, Abduktion, Außenrotation
Unterer Rumpf Flexion mit Rotation nach rechts

Frei

Kopf und Hals Beugung mit Rotation nach links
Rechte obere Extremität – Elevation, Adduktion, Außenrotation
Untere Extremitäten passen sich an mit Flexion nach rechts

Kommandos

A. «Halten! Lassen Sie sich nicht hochheben und nicht nach hinten stoßen!»
B. «Halten! Lassen Sie Ihre linke Hand und das Knie auf der Matte!»
C. «Lassen Sie Ihre Hüften nicht nach links stoßen!»

Vorschläge zur Technik

A. Rhythmische Stabilisation
B. Dehnung, so ausgeführt, daß der Patient gezwungen wird, zur Matte zu reichen.
C. Stauchen des Rumpfes, um das Anheben des Kopfes zu fördern.

Anmerkung: In A und B kann das Gleichgewicht so stark gefährdet werden, daß das Reichen zur Matte mit geöffneter Hand und dem Knie gefördert wird. Für die Stabilität ist es nötig, daß das Tragen des Körpergewichtes wahrgenommen wird. In C wird das Gleichgewicht des oberen Körperabschnittes von links nach rechts gefährdet und des unteren von rechts nach links. Gegendruck in unterschiedlichen Richtungen verbessert die Stabilität (s. Abb. 54 und 56 für andere entsprechende Griffe).

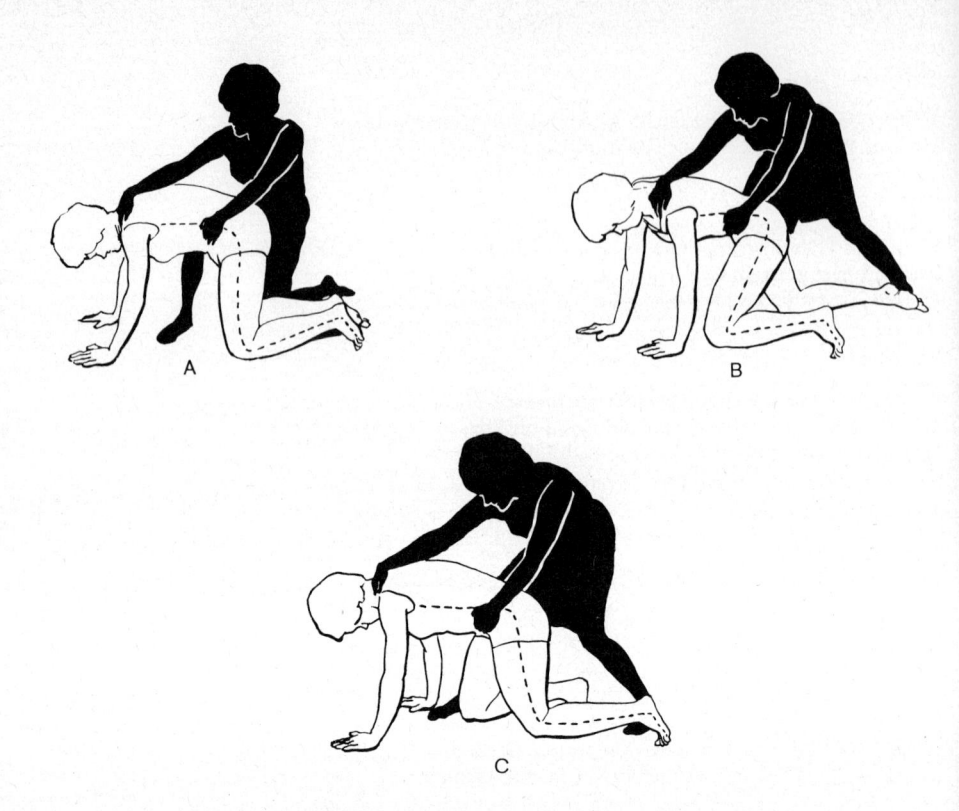

Abb. 58. Vorwärtskriechen nach links, ipsilateral Schulter und Becken

Bewegungsentwicklung aus Bauchlage: Auf Händen und Knien

Bestandteile der Muster

Gegen Widerstand

Linke obere Extremität – Elevation, Abduktion, Außenrotation
Linke untere Extremität – Flexion, Abduktion, Innenrotation

Frei

Rechte obere Extremität – Elevation, Adduktion, Außenrotation
Rechte untere Extremität – Flexion, Adduktion, Außenrotation
Kopf und Hals passen sich der Bewegung an.

A. Ausgangsstellung

Kommandos

«Setzen Sie Ihren rechten Arm nach links vor!»

Vorschläge zur Technik

Vorbereitung, um gegen die Bewegung nach links vorn Widerstand zu geben.

B. Verkürzter Bewegungsweg – linke untere Extremität

Kommandos

«Setzen Sie Ihr linkes Bein nach links vor!»
«Nun setzen Sie Ihren linken Arm seitlich nach vorn!»

Vorschläge zur Technik

Widerstand, rhythmische Stabilisation

C. Verkürzter Bewegungsweg – rechte untere Extremität

Kommandos

«Ziehen Sie Ihr rechtes Knie nach vorn in Richtung linke Schulter!»

Vorschläge zur Technik

Wachsender Widerstand am Becken, so daß der Patient mehr Gewicht auf dem linken Knie trägt.

Antagonistisches Muster

Rückwärtskriechen nach rechts (Abb. 61)

Anmerkung: Patient hebt nicht den Kopf, um in die Bewegungsrichtung zu sehen, weil der Behandler diagonal nach hinten zieht, und zwar so, daß der Patient von der Unterlage weggezogen wird, so daß die Rumpfbeuger aktiviert werden. Kopf und Hals passen sich dementsprechend an. Griffe, die die Flexion-Abduktionsmuster der linken oberen und unteren Extremitäten fördern, müssen folgen, wenn es zur Fortbewegung kommen soll. Im selben Augenblick ist der Patient geneigt, die rechte Hüfte und das Knie zu strecken.
Die Sequenz ist die diagonale reziproke Bewegung: rechte obere, linke untere, linke obere, rechte untere Extremitäten. Andere, weniger fortgeschrittene Kombinationen können geübt werden: Linke obere, dann linke untere Extremität vorstellen oder beide zur gleichen Zeit; oder erst die beiden Arme vorstellen und dann die beiden Beine usw.

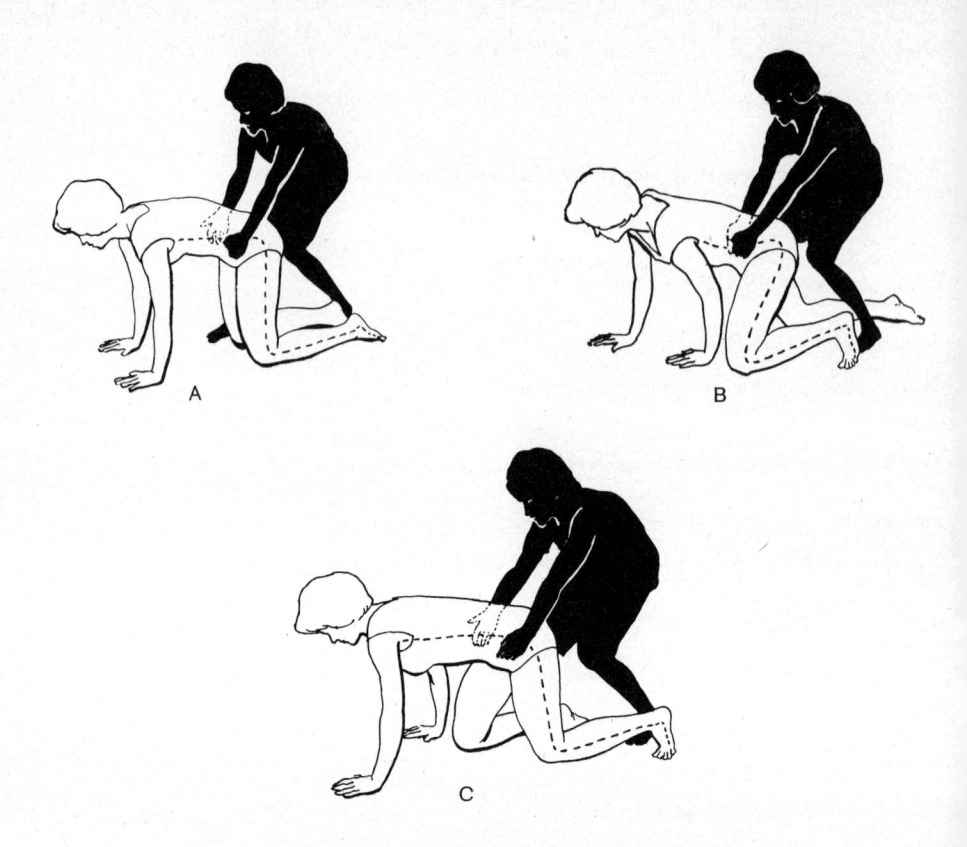

Abb. 59. Vorwärtskriechen nach links, Becken

Bewegungsentwicklung aus Bauchlage: Auf Händen und Knien

Bestandteile der Muster

Gegen Widerstand

Linke untere Extremität – Flexion, Abduktion, Innenrotation
Rechte untere Extremität – Flexion, Adduktion, Außenrotation

Frei

Kopf und Hals passen sich an in Extension.
Rechte obere Extremität – Elevation, Adduktion, Außenrotation
Linke obere Extremität – Elevation, Abduktion, Außenrotation

A. Ausgangsstellung

Kommandos

«Halten! Bewegen Sie Ihren rechten Arm nach links vorn!»

176

Vorschläge zur Technik
Rhythmische Stabilisation gegen die Beckenrotation

B. Verkürzter Bewegungsweg – linke untere Extremität

Kommandos
«Nehmen Sie Ihr Gewicht auf das linke Knie und bewegen Sie Ihren rechten Arm nach links vorn!»

Vorschläge zur Technik
Widerstand

C. Verkürzter Bewegungsweg – rechte untere Extremität

Kommandos
«Ziehen Sie das rechte Knie in Richtung linke Schulter.»

Vorschläge zur Technik
Zunehmender Widerstand rechts, hoch und zurückziehen

Antagonistisches Muster
Rückwärtskriechen nach rechts (Abb. 61)

Anmerkung: Verglichen mit Abb. 58 ist weniger Aktivierung der Rumpfbeuger, Kopf und Hals sind gestreckt. Andere Kombinationen für Extremitätenbewegungen siehe in Anmerkung Abb. 58. Andere mögliche Griffe, um Widerstand zu geben, können an Kopf und Hals angesetzt werden für die Extension bei diagonalem Vorwärtskriechen und für die Flexion beim Rückwärtskriechen. An beiden Schultern kann Widerstand gegeben werden oder an Kopf und Schulter wie in Abb. 56 A und B; oder an Kopf und Becken wie in C. Alle Griffe können der Kriechbewegung in jeder Richtung angepaßt werden – diagonal rückwärts – seitwärts oder im Kreis, Kopf, Kopf und Schulter, Schulter, Schulter und Becken und Becken.

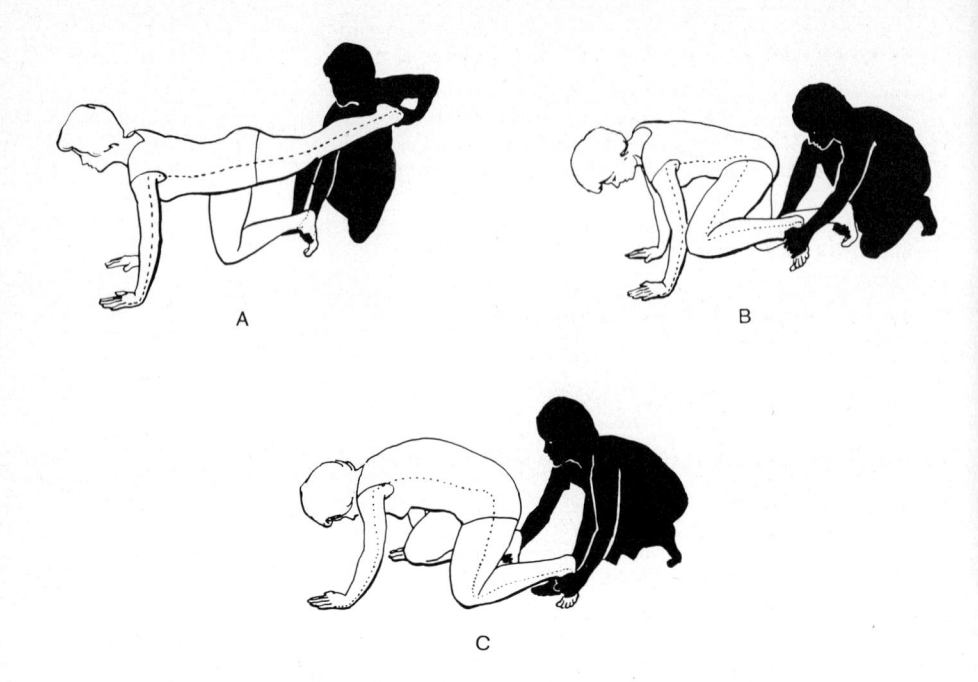

Abb. 60. Vorwärtskriechen nach links, untere Extremitäten
Bewegungsentwicklung aus Bauchlage: Auf Händen und Knien

Bestandteile der Muster

Gegen Widerstand

Linke untere Extremität – Flexion, Abduktion, Innenrotation
Rechte untere Extremität – Flexion, Adduktion, Außenrotation

Frei

Kopf und Hals passen sich an von der Streckung zur Beugung.
Obere Extremitäten halten und passen sich der Bewegung der unteren Extremitäten an.

A. Verlängerter Bewegungsweg – linke untere Extremität

Kommandos

«Ziehen Sie das linke Bein nach vorne links!»
«Ziehen Sie! Beugen Sie das Knie!»

Vorschläge zur Technik

Zug, Dehnung, Widerstand

B. Verkürzter Bewegungsweg – linke untere Extremität

Kommandos

«Halten Sie das linke Bein und geben Sie mir das rechte!»

Vorschläge zur Technik

Dehnung und Widerstand für die rechte untere Extremität

C. Verkürzter Bewegungsweg – untere Extremitäten

Kommandos

«Halten Sie das rechte Bein und geben Sie mir das linke!»

Vorschläge zur Technik

Wiederholung der Flektionsmuster für die unteren Extremitäten

Antagonistisches Muster

Rückwärtskriechen nach rechts (Abb. 61)

Anmerkung: Patient hat nur die Füße aufgestellt; die Knie aufzustellen würde weniger schwierig sein, jedoch wäre die Beugung geringer.
In dieser Stellung kann die Kriechbewegung der Beine betont werden, obgleich es nicht zu einer Vorwärtsbewegung dabei kommt. Das Extensionsmuster kann in ähnlicher Weise betont werden bei entsprechenden Griffen. Techniken der Bewegungsumkehr können angewandt werden. Um eine bessere Kontrolle zu haben, kann der Behandler beide Hände für eine Extremität nehmen (s. Abb. 61 Griffe für Extensionsmuster).

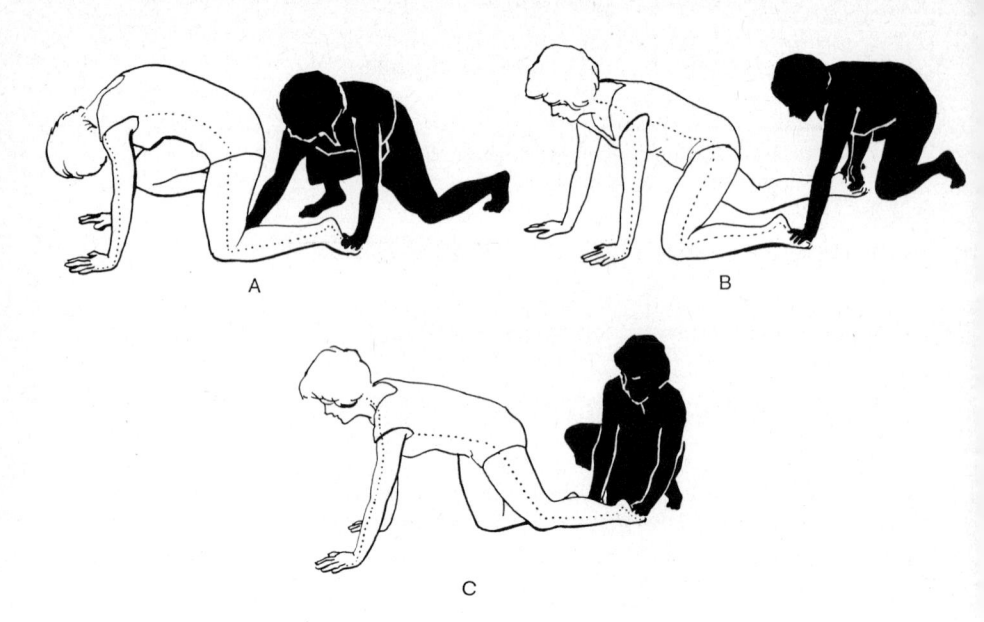

Abb. 61. **Rückwärtskriechen nach rechts**
Bewegungsentwicklung aus Bauchlage: Auf Händen und Knien

Bestandteile der Muster

Gegen Widerstand

Rechte untere Extremität – Extension, Abduktion, Innenrotation
Linke untere Extremität – Extension, Adduktion, Außenrotation

Frei

Kopf und Hals passen sich an aus der Beugung in die Streckung.
Linke obere Extremität – Retroversion, Adduktion, Innenrotation.
Rechte obere Extremität – Retroversion, Abduktion, Innenrotation.

A. Verlängerter Bewegungsweg – rechte untere Extremität

Kommandos

«Stoßen Sie Ihren rechten Fuß zurück zu mir!»
«Stellen Sie Ihren linken Arm zurück!»

Vorschläge zur Technik

Dehnung und Widerstand

B. Annäherung an die Mittelstellung – linke untere Extremität

Kommandos

«Nun stoßen Sie Ihren linken Fuß zurück und dann den rechten Arm!»

Vorschläge zur Technik
Widerstand

C. Verkürzter Bewegungsweg – linke untere Extremität

Kommandos

« Legen Sie mehr Gewicht auf Ihr linkes Knie! Setzen Sie Ihren linken Arm zurück nach rechts und stoßen Sie Ihren rechten Fuß zurück zu mir. »

Vorschläge zur Technik

Vorbereitung, um Widerstand zu geben gegen die rechte untere Extremität.

Antagonistisches Muster

Vorwärtskriechen nach links (Abb. 58–60)

Anmerkung: Die Sequenz ist die der diagonalen Gegenbewegung. Andere Kombinationen siehe Abb. 58. Extensionsmuster können wie die Flexionsmuster in Abb. 60 betont werden. Für die vollständige Entwicklung totaler Muster sollte das Kriechen in alle Richtungen durchgeführt werden: Vorwärts und rückwärts, diagonal nach rechts und nach links, seitwärts nach links und nach rechts und im Kreis linksherum, rechtsherum. Kriechen fördert die Massenbeugung und -streckung der unteren Extremitäten. Das Gehen auf Händen und Füßen fördert fortgeschrittenere Muster, weil Hüftflexion kombiniert ist mit der Knieextension (Abb. 63).

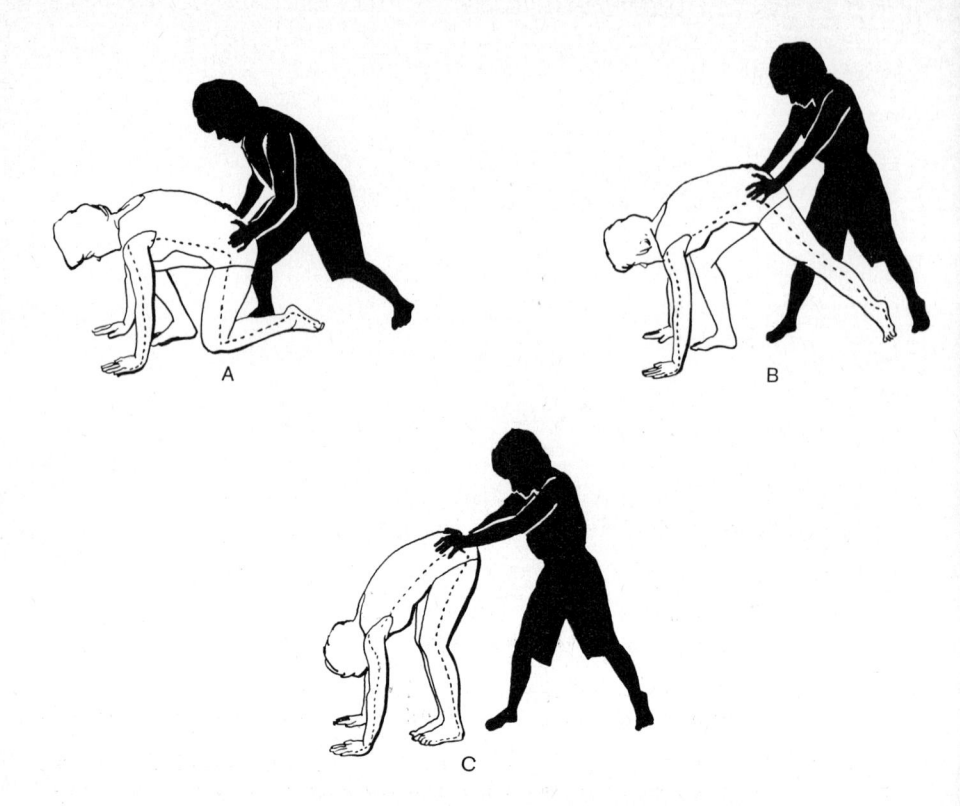

Abb. 62. Hochkommen auf Hände und Füße

Bewegungsentwicklung aus Bauchlage: Auf Händen und Füßen

Bestandteile der Muster

Gegen Widerstand

Anheben des Beckens
Rechte untere Extremität – Extension, Adduktion, Außenrotation

Frei

Kopf und Hals gegen in Streckung
Obere Extremitäten stützen
Linke untere Extremität – Flexion, Adduktion, Außenrotation

A. Ausgangsstellung – Halber Kniestand Hände abgestützt

Kommandos

«Drücken Sie mit dem rechten Fuß ab und strecken Sie Ihr Knie!»

Vorschläge zur Technik

Dehnung und Widerstand

B. Mittelstellung

Kommandos

«Drücken Sie mit Ihrem rechten Fuß ab und ziehen Sie Ihr linkes Bein nach vorne!»

Vorschläge zur Technik

Wiederholte Kontraktionen, langsame Bewegungsumkehr

C. Verkürzter Bewegungsweg

Kommandos

«Halten Sie! Nun drücken Sie etwas mehr! Strecken Sie Ihre Knie!»

Vorschläge zur Technik

Stauchen, rhythmische Stabilisation für die Beckenrotation

Antagonistisches Muster

Entgegengesetzt zum halben Kniestand

Anmerkung: Patient hat fast eine vollständige Streckung der Knie erreicht. Viele gesunde Menschen können die Knie nicht strecken, wenn die Hüften gebeugt sind, wie in B, oder können die Hüften nicht beugen, wenn die Knie gestreckt sind, so daß beide Beine die Stellung des linken Beines in B einnehmen. Um den ganzen Fuß aufstellen zu können, muß dem Patienten erlaubt werden, Hüften und Knie zu beugen. Durch Stauchen kann versucht werden, eine weitere Streckung der Knie zu erreichen (s. Schrittstellung in Abb. 63).
Die Fuß- und Handstellung kann durch Streckung beider Beine eingenommen werden aus dem Vierfüßlerstand (Abb. 60 C).
Schaukelbewegungen und Gleichgewichtsübungen sollten geübt werden. Sowohl die Hockstellung wie das aufrechte Stehen können aus dieser Stellung eingenommen werden.

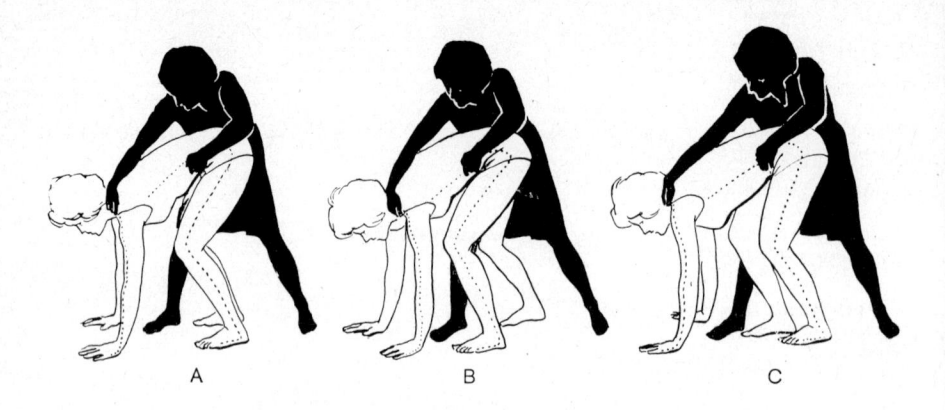

Abb. 63. Vorwärtsgehen auf Händen und Füßen nach links
Bewegungsentwicklung aus Bauchlage: Auf Händen und Füßen

Bestandteile der Muster

Gegen Widerstand

Linke obere Extremität – Elevation, Abduktion, Außenrotation
Linke untere Extremität – Flexion, Abduktion, Innenrotation

Frei

Hals und Kopf in Streckung
Rechte obere Extremität – Elevation, Adduktion, Außenrotation
Rechte untere Extremität – Flexion, Adduktion, Außenrotation

A. Ausgangsstellung

Kommandos

«Bewegen Sie Ihren rechten Arm vor nach links und machen Sie einen Schritt mit dem linken Fuß!»

Vorschläge zur Technik

Widerstand

B. Verkürzter Bewegungsweg – Linke untere Extremität

Kommandos

«Setzen Sie Ihren linken Arm nach vorn außen! Drücken Sie den rechten Fuß ab und stellen Sie ihn nach links vorn!»

Vorschläge zur Technik

Zunehmender Widerstand am Becken, so daß der Patient links das Gewicht trägt.

C. Annäherung an den verkürzten Bewegungsweg – Rechte untere Extremität

Kommandos

«Drücken Sie Ihren linken Fuß herunter und setzen Sie den rechten Fuß in Richtung linke Schulter!»

Vorschläge zur Technik

Stauchungen für die linke untere Extremität zur Verbesserung der Streckung.

Antagonistisches Muster

Rückwärtsgehen nach rechts auf Händen und Füßen.

Anmerkung: Während der Widerstand auf der linken Seite gegeben wird, wird die Vorwärtsbewegung der linken Extremität begünstigt.
Während wie in B die Therapeutin das Becken zurück nach rechts zieht, wird das Gewicht auf den rechten Fuß gelegt, so daß das linke Bein vorgesetzt werden kann. Therapeutin kann auch beide Hände am Becken anlegen oder vor den Patienten gehen und an Kopf und Schulter Widerstand geben (s. Anm. von Abb. 69). Für kombinierte Bewegungen der Extremitäten, andere als die diagonalreziproken (siehe Anmerkung Abb. 58 und 61).
Während beim Krabbeln und Kriechen die Fußsohlen nicht die Unterlage berühren müssen, ist das Gehen auf Händen und Füßen eine wichtige vorbereitende Übung für das aufrechte Gehen. Kniestrecker fangen an, mit den Hüftbeugern zusammenzuarbeiten, wie es beim Durchschwingen beim normalen Gang nötig ist.

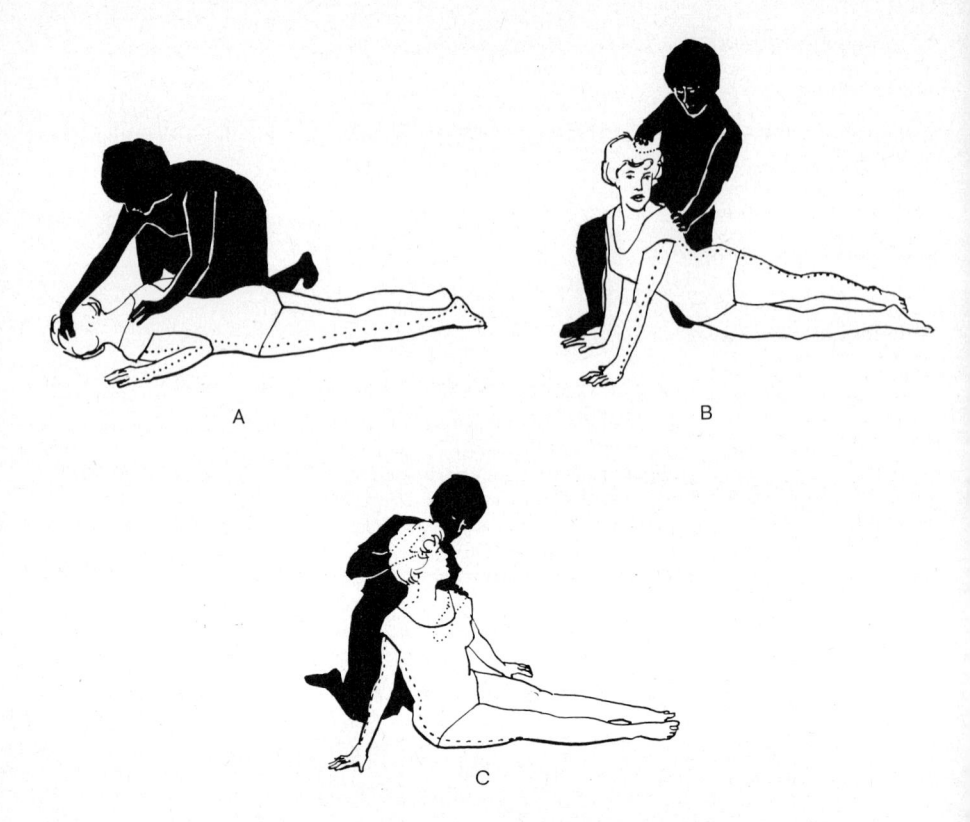

Abb. 64. Hochkommen zum Sitzen aus Bauchlage

Sitzen

Bestandteile der Muster

Gegen Widerstand

Kopf und Hals Rotation nach links
Oberer Rumpf – Rotation nach links
Obere Extremitäten – Asymmetrisches Stoßen nach rechts

Frei

Unterer Rumpf – Flexion mit Rotation nach rechts
Untere Extremitäten – Asymmetrische Flexion nach rechts

A. Verlängerter Bewegungsweg

Kommandos

«Drehen Sie Ihren Kopf nach links! Drücken Sie mit Ihren Armen ab und kommen Sie zu mir hoch! Drücken Sie!»

Vorschläge zur Technik

Dehnung und Widerstand

B. Mittelstellung

Kommandos

«Drücken Sie etwas mehr! Ziehen Sie Ihre linke Hand zurück zu mir! Drehen Sie sich! Halten Sie!»

Vorschläge zur Technik

Wiederholte Kontraktionen, langsame Bewegungsumkehr, Stauchungen für die linke obere Extremität.

C. Annäherung an den verkürzten Bewegungsweg

Kommandos

«Drehen Sie sich immer weiter und ziehen Sie Ihre rechte Hand nach vorn und dichter an die Hüften heran!»

Vorschläge zur Technik

Rhythmische Stabilisation (s. Gleichgewicht – Sitzen Abb. 67), langsame Bewegungsumkehr.

Antagonistisches Muster

Entgegengesetzt zur Bauchlage

Anmerkung: Das Aufsitzen aus Bauchlage geschieht mit einem asymmetrischen totalen Muster und erfordert entgegengesetzte Bewegungen des oberen und unteren Rumpfes. Echte Asymmetrie stellt sich ein, wenn Patient Hüfte und Knie nach rechts beugt. Kommt es zu einer symmetrischen Einstellung von oberem Rumpf und Armen, passen die Beine sich an.

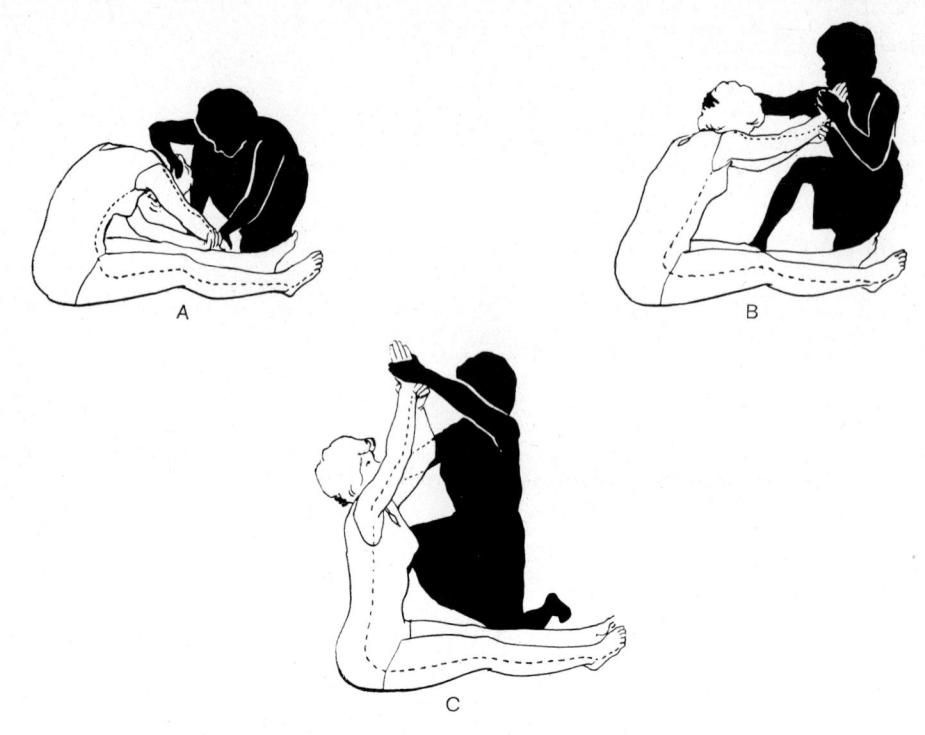

Abb. 65. Hochkommen zum Sitzen aus totaler Beugung

Sitzen

Bestandteile der Muster

Gegen Widerstand

Kopf und Hals – Extension mit Rotation nach rechts
Oberer Rumpf – Extension mit Rotation nach rechts
Obere Extremitäten – Asymmetrische Elevation nach rechts (Hebebewegung)

Frei

Untere Extremitäten passen sich an mit asymmetrischer Extension der Hüften beidseitig.

A. Verlängerter Bewegungsweg

Kommandos

«Drehen Sie Ihren Kopf und heben Sie ihn hoch weg von mir! Heben Sie Ihre Arme hoch und raus! Setzen Sie sich hoch!»

Vorschläge zur Technik

Dehnung und Widerstand, Zug an den oberen Extremitäten

B. Mittelstellung

Kommandos

«Halten Sie! Nun heben Sie etwas höher! Ganz hoch!»
Vorschläge zur Technik
Wiederholte Kontraktionen, langsame Bewegungsumkehr.

C. Verkürzter Bewegungsweg

Kommandos

«Halten Sie! Lassen Sie sich nicht runterziehen!»

Vorschläge zur Technik

Stauchung der oberen Extremitäten, rhythmische Stabilisation (s. Gleichgewicht – Sitzen Abb. 67), langsame Bewegungsumkehr, langsame Bewegungsumkehr – Halten.

Antagonistisches Muster

Entgegengesetzt zur totalen Beugung.

Anmerkung: Unterer Rumpf und Beine werden sich mit asymmetrischen Bewegungen zur linken Seite hin anpassen entsprechend dem Rotationsgrad am oberen Rumpf. Die Knie, die bei den meisten Patienten in die Beugung gehen, wenn der Rumpf weit vorgebeugt wird, gehen von einer leichten Beugung wie in A in die volle Streckung wie in C.
Wird das totale Muster von C fortgesetzt, würde es zur Rückenlage kommen. Um eine weitere Streckung zu verhindern und die sitzende Stellung aufrechtzuerhalten, muß es zu einer Wechselwirkung zwischen Beuge- und Streckmustern an Kopf, Hals und Rumpf kommen.

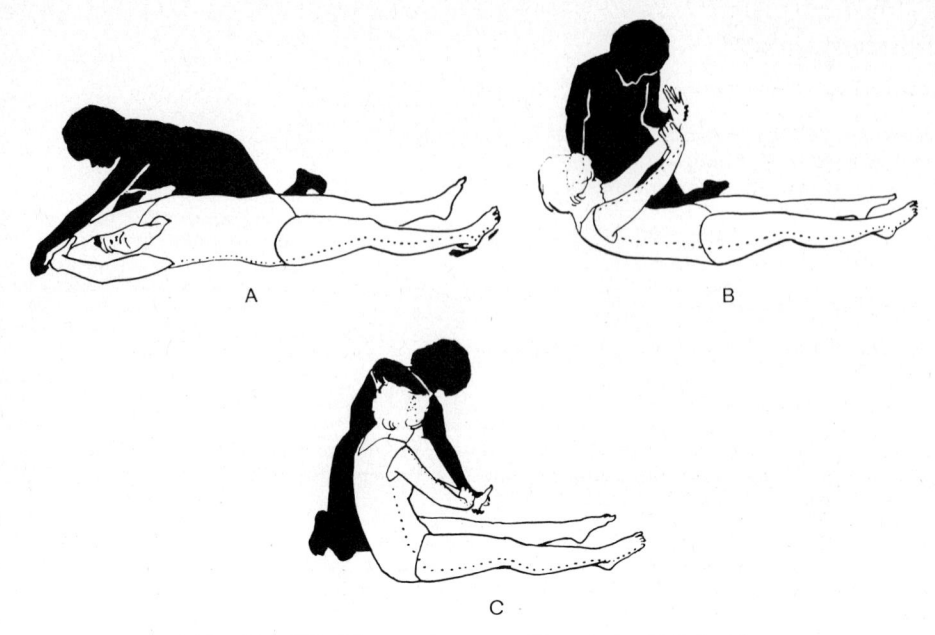

Abb. 66. Hochkommen zum Sitzen aus Rückenlage

Sitzen

Bestandteile der Muster

Gegen Widerstand

Kopf und Hals – Flexion mit Rotation nach links
Oberer Rumpf – Flexion mit Rotation nach links
Obere Extremitäten – Asymmetrische Retroversion nach links (Hackbewegung)

Frei

Untere Extremitäten passen sich an mit beidseitiger Hüftbeugung

A. Verlängerter Bewegungsweg

Kommandos

«Drücken Sie Ihre Arme runter, heben Sie Ihren Kopf in meine Richtung und kommen Sie hoch!»

Vorschläge zur Technik

Zug an den oberen Extremitäten, Dehnung und Widerstand

B. Annäherung an die Mittelstellung

Kommandos

«Drücken Sie Ihre Arme runter! Halten Sie!»

Vorschläge zur Technik

Wiederholte Kontraktionen, langsame Bewegungsumkehr.

C. Verkürzter Bewegungsweg

Kommandos

«Halten Sie! Lassen Sie sich nicht zurückdrücken!»

Vorschläge zur Technik

Stauchung der oberen Extremitäten, rhythmische Stabilisation (s. Gleichgewicht – Sitzen Abb. 67).

Antagonistisches Muster

Entgegengesetzt zur Rückenlage

Anmerkung: Unterer Rumpf und Beine werden sich mit asymmetrischen Bewegungen zur rechten Seite hin anpassen entsprechend dem Rotationsgrad des oberen Rumpfes nach links. Die Knie, in A gestreckt, neigen zur Beugung, wird der verkürzte Bewegungsweg in Richtung Flexion erreicht, C.
Wird das totale Muster fortgesetzt, würde es zu einer totalen Beugung kommen (Abb. 65 A). Um eine aufrechte Haltung zu erreichen und die Sitzbalance aufrechtzuerhalten, muß es zu einer Wechselwirkung zwischen Beuge- und Streckmustern an Kopf, Hals und Rumpf kommen. Die Stellung von Kopf, Hals und Rumpf sollte verglichen werden mit den Stellungen in Abb. 65. Totale Bewegungen wie in A Abb. 65 bis zur Stellung wie in A in dieser Abb. und zurück, sind antagonistische Bewegungen, bei denen das aufrechte Sitzen ungefähr die Mittelstellung ist.

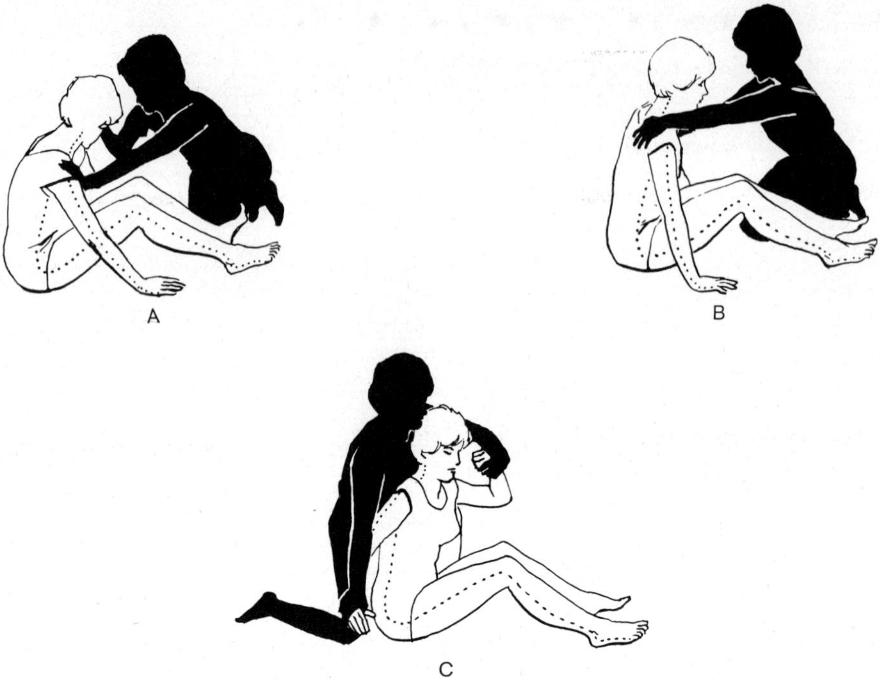

Abb. 67. Gleichgewicht im Sitzen

Sitzen

Bestandteile der Muster

A. Gegen Widerstand

Kopf und Hals-Flexion mit Rotation nach links
Rechte obere Extremität – Retroversion, Adduktion, Innenrotation, Scapula wird nach vorn unten gedrückt.

Frei

Linke obere Extremität – Retroversion, Abduktion, Innenrotation.
Untere Extremitäten passen sich mit asymmetrischer Flexion nach rechts an.

B. Gegen Widerstand

Oberer Rumpf – Rotation nach rechts.

Frei

Kopf und Hals in Mittelstellung mit Neigung zur Rotation nach links.
Linke obere Extremität paßt sich an in Retroversion mit Adduktion, rechts in Retroversion mit Abduktion.
Untere Extremitäten passen sich an mit asymmetrischer Flexion nach links.

C. Gegen Widerstand

Obere Extremitäten – Elevation, Adduktion, Außenrotation der linken und Retroversion, Abduktion, Innenrotation der rechten Extremität im Wechsel.

Frei

Kopf und Hals, Rumpf und Extremitäten passen sich an

Kommandos

A. «Halten! Lassen Sie sich nicht zurückdrücken!»
B. «Halten! Lassen Sie sich nicht drehen!»
C. «Halten! Lassen Sie sich nicht bewegen!»

Vorschläge zur Technik

A. Rhythmische Stabilisation der Flexions-, dann Extensionskomponenten.
B. Rhythmische Stabilisation.
C. Rhythmische Stabilisation.

Anmerkung: Zur Förderung der Sitzbalance wird wechselweise Widerstand gegen die antagonistischen Muster gegeben mit wechselnden Griffen von anterior wie in A nach posterior; oder zur selben Zeit wie in B und C mit Griffen von vorn und hinten. Wenn immer möglich, werden an Kopf oder Schulter Stauchungen angesetzt, unmittelbar gefolgt von der rhythmischen Stabilisation. Das Gleichgewicht kann langsam gestört werden, ohne die Fähigkeit zu beeinträchtigen, die Stellung zu halten, oder plötzlich, so daß das Gleichgewicht wiedererworben werden muß. Auch Schaukelbewegungen gegen Widerstand sollten durchgeführt werden.

Andere Sitzhaltungen, wie Seitsitz, Langsitz, Sitzen im Stuhl, auf dem Tisch, mit den Füßen frei oder unterstützt, und Hocksitz, sollten geübt werden. Widerstand und rhythmische Stabilisation können angewandt werden.

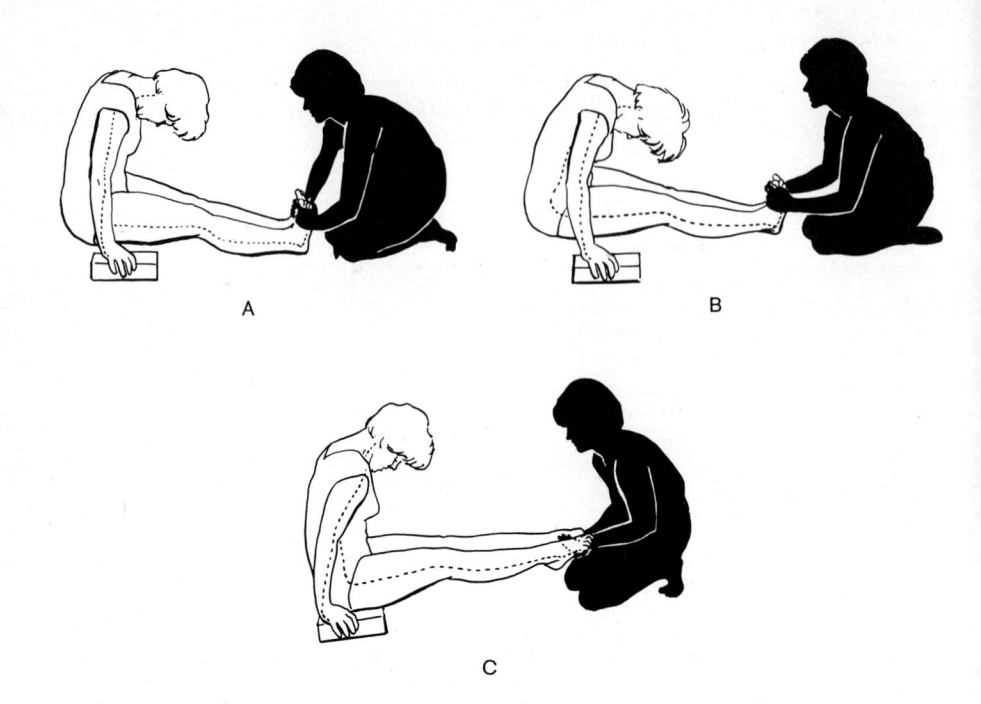

Abb. 68. Sitzen – Schaukelbewegung vom unteren Rumpf

Sitzen

Bestandteile der Muster

A. Annäherung an die Mittelstellung – Rückwärtsschaukeln

Gegen Widerstand

Unterer Rumpf zieht nach hinten

Frei

Obere Extremitäten stützen ab, so daß das Becken angehoben wird. Kopf und Hals – Flexion

B. Verkürzter Bewegungsweg – Rückwärtsschaukeln

Gegen Widerstand

Unterer Rumpf zieht nach hinten

Frei

Obere Extremitäten halten die Stellung, Becken abgehoben
Kopf und Hals – Flexion

C. Annäherung an die Mittelstellung – Vorwärtsschaukeln

Gegen Widerstand

Unterer Rumpf drückt nach vorn

Frei

Obere Extremitäten halten die Stellung und unterstützen den Druck des unteren Rumpfes
Kopf und Hals – Flexion

Kommandos

«Heben Sie das Becken hoch!»
A. «Halten Sie!»
B. «Ziehen Sie Ihre Hüften nach hinten, weg von mir!»
C. «Drücken Sie Ihre Hüften nach vorn, her zu mir!»

Vorschläge zur Technik

Langsame Bewegungsumkehr, langsame Bewegungsumkehr – Halten.

Antagonistisches Muster

Vorwärtsschaukeln ist antagonistisch zum Rückwärtsschaukeln und umgekehrt.

Anmerkung: Schaukelbewegungen fördern das Gleichgewicht in verschiedenen Stellungen. Die hier gezeigten Schaukelbewegungen des unteren Rumpfes bei abgehobenem Becken fördern die Fähigkeit sich fortzubewegen, wie in Abb. 87 B gezeigt wird. An den Beinen kann abwechselnd Widerstand gegeben werden oder reziprok, je nachdem was möglich ist.

A B C

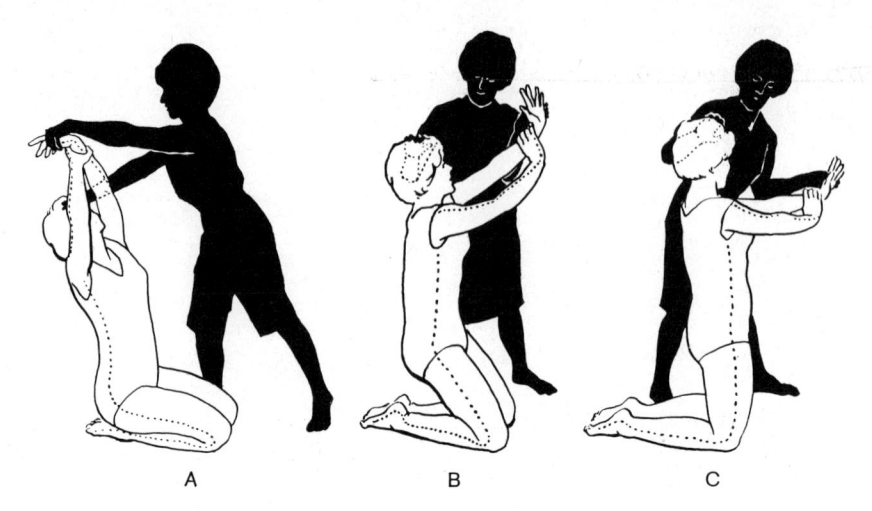

Abb. 69. Zum Kniestand kommen nach links
Bewegungsentwicklung im Kniestand

Bestandteile der Muster

Gegen Widerstand

Kopf und Hals – Flexion mit Rotation nach links
Obere Extremitäten – «Hackbewegung»

Frei

Unterer Rumpf wird gestreckt.
Hüften werden gestreckt, Knie gebeugt.

A. Ausgangsstellung – Fersensitz, oberer Rumpf nach rechts gestreckt

Kommandos

«Drücken Sie Ihre Arme herunter, beugen Sie Ihren Kopf vor und zu mir und kommen Sie hoch auf Ihre Knie!»

Vorschläge zur Technik

Dehnung und Widerstand.

B. Mittelstellung

Kommandos

«Hoch auf die Knie! Drücken Sie mit Ihrem Kopf und den Armen!»

Vorschläge zur Technik

Kopf und Hals in der Mittelstellung halten, so daß der Patient sich hochdrücken kann auf die Knie.

C. Verkürzter Bewegungsweg

Kommandos

«Halten! Stehen bleiben!»

Vorschläge zur Technik

Rhythmische Stabilisation, langsame Bewegungsumkehr.

Antagonistisches Muster

Entgegengesetzt zur Ausgangsstellung mit «Hebebewegung».

Anmerkung: Bei diesem totalen Bewegungsmuster werden die Beugemuster des oberen Rumpfes aus der dehnenden Ausgangsstellung eingesetzt. In B kann der Patient die Ellbogen beugen und sich zum Kniestand hochziehen. Für die aufrechte Stellung muß der Rumpf gestreckt werden.
Der Kniestand kann auch aus der vollen Beugung heraus, Kopf auf den Knien, eingenommen werden. Widerstand kann am Kopf gegeben werden oder am Kopf und den Armen (Hebebewegung); oder Patient sitzt auf den Fersen, Rumpf aufrecht, Widerstand wird am Becken oder an den Schultern gegeben; Patient kann sich auch an einem Gegenstand hochziehen (Abb. 72). Aufstehen in Streckhaltung ist schwieriger und eine fortgeschrittenere Übung als die hier gezeigte.

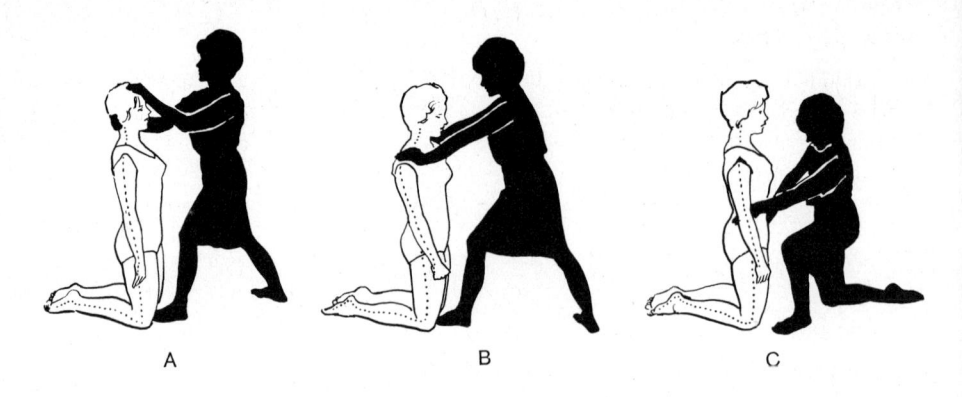

Abb. 70. **Gleichgewicht im Kniestand**
Bewegungsentwicklung im Kniestand

Bestandteile der Muster

A. Gegen Widerstand

Kopf und Hals – Flexion und Extension mit Rotation

Frei

Rumpf und untere Extremitäten passen sich im Beuge- und Streckmuster an. Obere Extremitäten – Ausgleichbewegungen, wenn das Gleichgewicht gefährdet ist.

B. Gegen Widerstand

Oberer Rumpf – Rotation nach links.

Frei

Kopf und Hals wechseln zur Rotation nach rechts.
Oberer Rumpf paßt sich mit Beugung und Streckung nach links an.
Unterer Rumpf bleibt in Mittelstellung oder nach rechts.
Obere Extremitäten – Ausgleichsbewegungen.

C. Gegen Widerstand

Unterer Rumpf Rotation nach rechts.

Frei

Kopf, Hals und oberer Rumpf Rotation nach links.
Obere Extremitäten Ausgleichsbewegungen, wenn nötig.
Untere Extremitäten Extension und Abduktion rechts, Flexion und Adduktion links.

Kommandos

A. «Ganz festhalten! Lassen Sie sich nicht von der Stelle bewegen!»
B. «Halten! Nun drehen Sie sich nach links und halten Sie!»
C. «Halten! Lassen Sie sich nicht drehen!»

Vorschläge zur Technik:

A. Rhythmische Stabilisation.
B. Langsame Bewegungsumkehr – Halten, Rhythmische Stabilisation.
C. Druck auf die rechte Hüfte, rhythmische Stabilisation.

Anmerkung: Es können auch Widerstände an Kopf und Schulter oder an Schulter und der gegenüberliegenden Beckenseite gegeben werden. Eine Hand liegt vorn, die andere hinten, um die Stabilität zu verbessern. Sowohl Schaukelbewegungen gegen Widerstand wie plötzliche, gezielte Stöße als Gleichgewichtstraining können eingesetzt werden.
Beim Kniestand müssen die Knieflexoren mit den Hüftextensoren und die Knieextensoren mit den Hüftflexoren zusammenarbeiten. Somit werden fortgeschrittenere Bewegungsmuster der unteren Extremitäten aktiviert (s. Anm. Abb. 63).

A　　　　　　　　　　B　　　　　　　　　　C

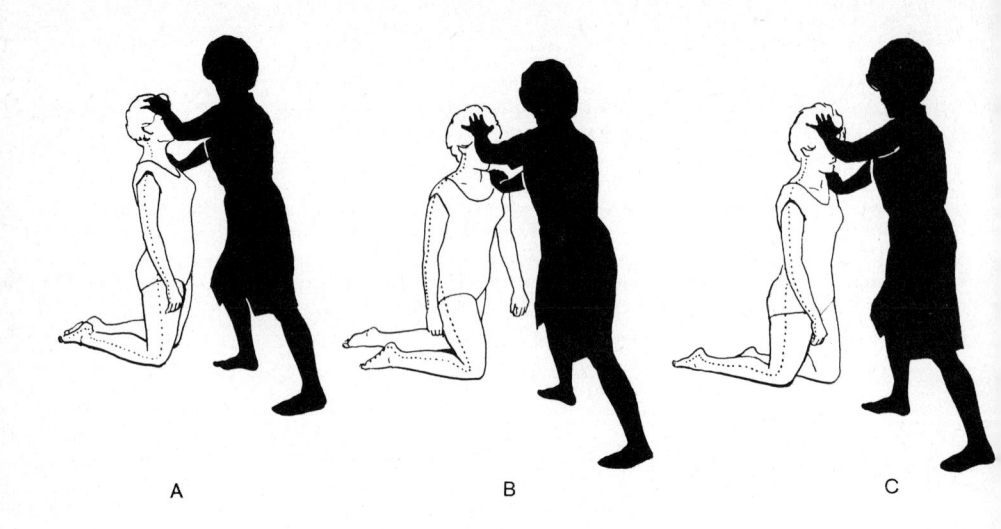

Abb. 71.　Kniegang vorwärts nach rechts
Bewegungsentwicklung im Kniestand

Bestandteile der Muster

Gegen Widerstand

Kopf und Hals Flexion mit Rotation nach rechts.
Oberer Rumpf Flexion mit Rotation nach rechts.

Frei

Obere Extremitäten passen sich wechselweise in Ab- und Adduktion an.
Rechtere untere Extremität Flexion, Abduktion, Innenrotation.
Linke untere Extremität Flexion, Adduktion, Außenrotation.

A. Ausgangsstellung

Kommandos

«Drücken Sie den Kopf und die linke Schulter zu mir und halten Sie!»
«Nun bewegen Sie Ihr rechtes Knie vorwärts in meine Richtung!»

Vorschläge zur Technik

Widerstand.

B. Verkürzter Bewegungsweg – rechte untere Extremität

Kommandos

«Belasten Sie Ihr rechtes Knie!»

Vorschläge zur Technik

Widerstand an Kopf und Schultern aufrechterhalten.

C. Annäherung an den verkürzten Bewegungsweg – linke untere Extremität

Kommandos

«Setzen Sie Ihr li. Knie vor und belasten Sie es!»

Vorschläge zur Technik

Widerstand an Kopf und Schultern aufrechterhalten.

Antagonistisches Muster

Kniegang rückwärts nach li.

Anmerkung: Es können auch Widerstände nur am Kopf oder den Schultern gegeben werden oder an Schulter und gegenüberliegender Beckenseite oder am Becken, indem die Therapeutin vor dem Patienten kniet (Abb. 70).
Entsprechend der Entwicklung geht das Kind erst auf den Knien, nachdem es gelernt hat, verschiedene Gangmuster auszuführen; jedoch gehen sowohl gesunde Kinder wie Erwachsene auf den Knien, wenn es die praktischste Form der Fortbewegung ist. Der Kniegang kann geübt werden, um die Stabilität für den Gang zu fördern.

A   B   C

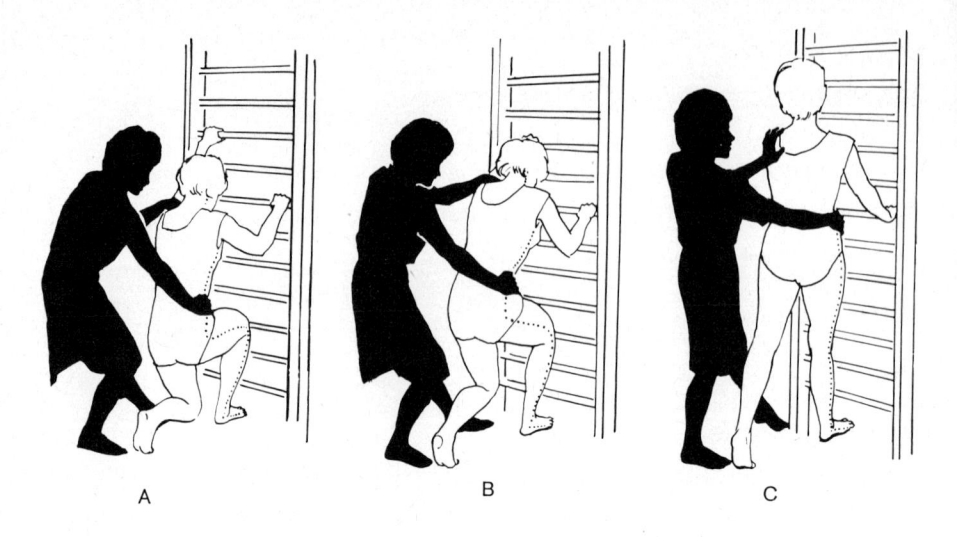

Abb. 72. Hochziehen in den Stand – Sprossenwand
Bewegungsentwicklung in der Aufrechten

Bestandteile der Muster

Gegen Widerstand

Oberer Rumpf Flexion mit Rotation nach rechts, Extension mit Rotation nach links.
Re. untere Extremität Extension, Abduktion, Innenrotation.

Frei

Kopf und Hals passen sich an aus der Beugung nach li. in die Streckung nach re.
Li. obere Extremität wird gestreckt in Richtung Adduktion, Ellbogen gebeugt, dann gestreckt.
Re. obere Extremität wird in Richtung Abduktion gestreckt mit Ellbogen gebeugt, dann gestreckt.
Li. untere Extremität Extension – Adduktion – Außenrotation.

A. Ausgangsstellung – Halber Kniestand

Kommandos

«Ziehen Sie sich nach vorne und drücken Sie mit Ihrem rechten Bein ab!»

Vorschläge zur Technik

Dehnung und Widerstand.

B. Mittelstellung

Kommandos

«Nun drücken Sie mit beiden Füßen! Heben Sie Ihren Kopf nach links! Stehen Sie auf!»

Vorschläge zur Technik

Druck auf Schulter und Hüfte, Widerstand.

C. Verkürzter Bewegungsweg

Kommandos

«Halten! Nun ziehen Sie Ihren li. Fuß nach vorn und belasten Sie ihn!»

Vorschläge zur Technik

Rhythmische Stabilisation, langsame Bewegungsumkehr.

Antagonistisches Muster

Entgegengesetzt zum halben Kniestand.

Anmerkung: Als Voraussetzung für eine aufrechte Haltung aus halbem Kniestand, aus der Hocke oder aus dem Sitzen im Stuhl muß das totale Muster mit der Flexion eingeleitet werden, gefolgt von der Extension bis zur Aufrechten. Kopf und Hals führen die Bewegungen an. Das Hochziehen zum Stand aus dem Sitzen wird in Abb. 84 gezeigt.
Andere Übungen, die an der Sprossenwand ausgeführt werden können, sind Hochkommen zum Kniestand (Abb. 69) und Kletterübungen. Bewegungsmuster der unteren Extremitäten können betont werden, während der Patient mit den oberen Extremitäten und der entgegengesetzten unteren Extremität die Stellung hält (Abb. 60).

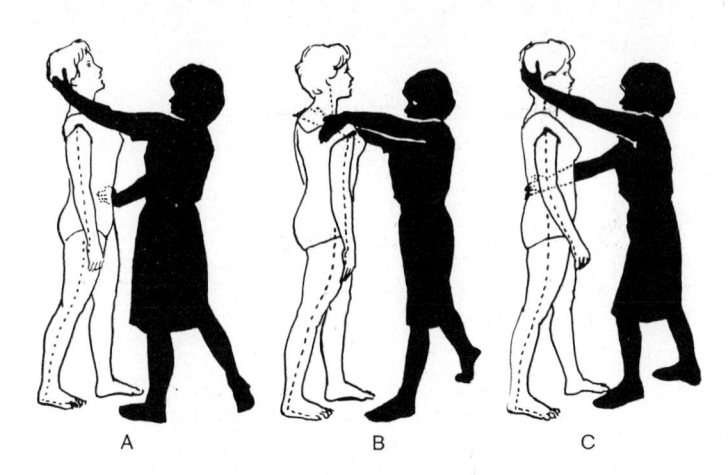

Abb. 73. Gleichgewicht im Stehen – Stabilität
Bewegungsentwicklung in der Aufrechten

Bestandteile der Muster

A. Gegen Widerstand

Kopf und Hals Extension mit Rotation nach re.
Unterer Rumpf Rotation nach re.

Frei

Re. untere Extremität wird belastet.
Li. untere Extremität Spielbein.
Obere Extremitäten kompensatorische Bewegungen.

B. Gegen Widerstand

Oberer Rumpf Rotation nach re.

Frei

Kopf und Hals wechseln über in die Rotation nach li.
Obere Extremitäten kompensatorische Bewegungen.
Re. untere Extremität Extension – Abduktion – Innenrotation.
Li. untere Extremität Flexion – Adduktion – Außenrotation.

C. Gegen Widerstand

Kopf und Hals Extension mit Rotation nach re.
Unterer Rumpf Rotation nach li.

Frei

Obere Extremitäten kompensatorische Bewegungen.
Untere Extremitäten wie in B.

Kommandos

A. «Halten! Lassen Sie den Kopf nicht nach vorne ziehen und Ihre Hüfte nicht nach hinten drücken!»
B. «Halten! Lassen Sie sich nicht nach li. drehen!»
C. «Halten! Lassen Sie sich nicht nach vorwärts ziehen!»

Vorschläge zur Technik

A. Widerstand am Kopf aufrecht erhalten. Druck an der Hüfte verstärken.
B. Rhythmische Stabilisation, langsame Bewegungsumkehr – Halten.
C. Rhythmische Stabilisation – Druck an der re. Seite.

Anmerkung: In A und B wird die Stabilität geübt, eine Hand vorn, die andere hinten; in C liegen beide Hände hinten. Indem der Patient nach vorn gezogen wird, um das Gleichgewicht zu gefährden, muß es zu einer Reaktion der Streckmuster kommen an den unteren Extremitäten.
Es können auch Widerstände nur am Kopf gegeben werden oder an der Schulter und der gegenüberliegenden Beckenseite und an beiden Beckenseiten (s. auch Abb. 74).
Der Stand kann aus dem halben Kniestand, aus der Hocke, aus dem Sitzen im Stuhl, aus dem Stehen auf Händen und Füßen entwickelt werden. Außer bei der letztgenannten Ausgangsstellung, bei der der Rumpf gebeugt ist, ist die einleitende Bewegungsphase die Flexion des Kopfes, Halses und oberen Rumpfes, gefolgt von der Extension. Beachte Abb. 84 Hochkommen zum Stand aus dem Sitzen im Stuhl.

A   B   C

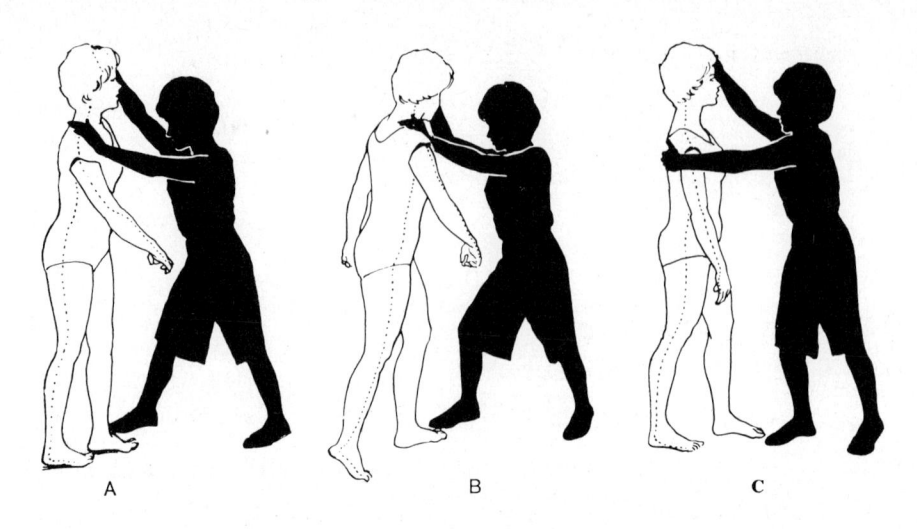

Abb. 74. Gleichgewicht im Stehen – Kompensatorische Bewegungen
Bewegungsentwicklung in der Aufrechten

Bestandteile der Muster

A. Gegen Widerstand

Kopf und Hals Flexion mit Rotation nach li.
Oberer Rumpf Flexion mit Rotation nach li.

Frei

Obere Extremitäten Kompensatorische Bewegungen; re. Extension – Adduktion – Innenrotation, li. Extension – Abduktion – Innenrotation.
Li. untere Extremität Flexion – Abduktion – Innenrotation.
Re. untere Extremität Flexion – Adduktion – Außenrotation.

B. Gegen Widerstand

Wie in A.

Frei

Obere Extremitäten wie in A.
Li. untere Extremität Extension – Adduktion – Außenrotation.
Re. untere Extremität Extension – Abduktion – Innenrotation.

C. Gegen Widerstand

Kopf und Hals Flexion mit Rotation nach li.
Oberer Rumpf Rotation nach re.

Frei

Wie in A.

Untere Extremitäten wie in A Flexionsmuster und B Extensionsmuster.

Kommandos

A. «Halten! Lassen Sie sich nicht nach hinten drücken!»
B. «Kommen Sie zurück zu mir!»
C. «Strecken Sie sich und halten Sie!»

Vorschläge zur Technik

A. Druck und Dehnung.
B. Widerstand.
C. Rhythmische Stabilisation. Wechselweise zunehmender Druck am Kopf und dann an der Schulter.

Anmerkung: Während in Abb. 73 der Patient aufgefordert wurde, fest stehen zu bleiben, wird in diesem Beispiel A und B das Gleichgewicht gefährdet, um kompensatorische Bewegungen hervorzulocken. In C wird wieder die Stabilität geübt, eine Hand vorn, die andere hinten.
Schaukelbewegungen sollten gegen Widerstand durchgeführt werden. Plötzliche Gefährdung des Gleichgewichtes kann durch verschiedene Griffe erfolgen. Die Stellung der Füße sollte gewechselt werden sowohl in der Schrittstellung wie in der Parallelstellung.

A   B   C

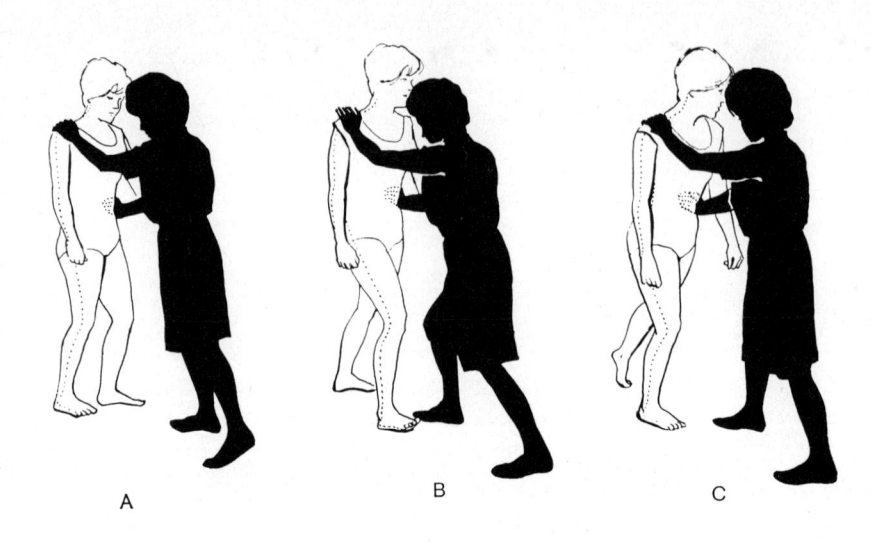

Abb. 75.   Vorwärtsgehen nach rechts
Bewegungsentwicklung in der Aufrechten

Bestandteile der Muster (s. Anmerkung)

Gegen Widerstand

Oberer Rumpf Rotation nach re.
Unterer Rumpf Rotation nach li.

Frei

Obere Extremitäten Kompensatorische Bewegungen.
Re. Untere Extremität wechselt zwischen Flexion – Abduktion – Innenrotation und Extension – Adduktion – Außenrotation.
Li. untere Extremität wechselt zwischen Extension – Abduktion – Innenrotation und Flexion – Adduktion – Außenrotation.

A. Ausgangsstellung

Kommandos

«Heben Sie Ihren re. Fuß an und setzen Sie ihn vor nach re.!»

Vorschläge zur Technik

Druck an der li. Seite – Widerstand li.

B. Re. Ferse aufsetzen; Standbein li.

Kommandos

«Treten Sie auf ihren re. Fuß und drücken Sie mit dem li. ab!»

Vorschläge zur Technik

Widerstand.

C. Standbein re.; Vorbereitung für das Vorschwingen li.

Kommandos

«Schwingen Sie den li. Fuß nach vorn!»

Vorschläge zur Technik

Druck re., Widerstand li.

Antagonistisches Muster

Rückwärtsgehen nach li.

Anmerkung: Therapeutin sollte mehr nach re. stehen, was hier wegen der Übersichtlichkeit unterblieb. Da die Therapeutin nicht in der diagonalen Stellung steht, hat der Patient sich nicht in die diagonale Richtung bewegt. Obgleich der Patient aufgefordert wurde, nach re. zu gehen, fuhr er fort, in Richtung Behandlerin zu gehen. Diese Abb. soll zeigen, wie wichtig es ist, daß die Therapeutin die richtige diagonale Stellung einnimmt, wenn eine diagonale Richtung oder Bewegung erwartet wird. Weitere Fehlbewegungen sind zu sehen in B; der re. Arm wird nicht in die Retroversion – Abduktion gebracht, obwohl der li. Arm nach vorn in die Adduktion geht; unvollständige Pronation des li. Fußes. In C. übermäßiges Vorlehnen des Patienten. Außerdem wird versäumt, daß der Kopf nach re. genommen wird, wenn re. das Standbein ist.
Die Hände sollten an beiden Seiten des Beckens liegen, so wie die rechte Hand der Therapeutin, um wechselnde Widerstände beim Durchschwingen geben zu können und Druck für das Standbein.

Gangschulung

Der aufrechte Gang entwickelt sich aus dem Training primitiverer Bewegungsformen. Die Komplexbewegungen werden verwandt, um das Erlernen von Bewegungsabläufen zu beschleunigen; die Gehfähigkeit kann verbessert werden durch intensives Training primitiver, vorbereitender Bewegungsformen. Somit beginnen die Übungen der Gangmuster mit der Rollbewegung und setzen sich fort mit der Bewegungsentwicklung aus Bauchlage auf der Matte. Auch das Hochkommen zum Sitzen, Vierfüßlerstand, Kniestand und Stand sind Vorläufer des aufrechten Ganges. Rollen, Kriechen und das Stehen bietet noch keine Garantie dafür, auch gehen zu können; jedoch kann das Gangbild und die Leistungsfähigkeit verbessert werden durch intensives Training primitiverer Bewegungen.
Für den größten Teil der Patienten ist das Ziel, eine aufrechte Haltung einnehmen zu können und zu gehen. Das Gehen kann für schwer geschädigte Patienten ein unerreichbares Ziel sein. Einige können das Gehen mit zwei Stöcken bzw. zwei Krücken oder einem Stock bzw. einer Krücke erlernen, während andere sich nur im Gehwagen fortbewegen können. Sind die Schädigungen jedoch zu groß, kommt nur

ein Rollstuhl in Frage. Immerhin ist der Drang, zu gehen, etwas Grundlegendes für den Menschen. Es sollte keine Mühe gescheut werden, den höchsten Stand der Fähigkeiten zu erreichen, der funktionelle Bedeutung für den Patienten hat.
Die entwicklungsbedingten Übungen, die eine Beziehung zur Fortbewegung in der aufrechten Haltung haben, werden in Tabelle 2 (Seite 127-130) gezeigt. Das Ineinandergreifen von Bodenübungen und Gehübungen ist erkennbar. Die leichteste Art, eine aufrechte Haltung einzunehmen, wird durch «Hochziehen zum Stand aus dem Sitzen» erreicht. Die Verwendung des Barrens, um sich zum Stand hochzuziehen, wird als eine Rollstuhlübung gezeigt. Komplexbewegungsmuster und Techniken werden bei den Gehübungen mit allen Arten von Patienten benutzt, wobei die verschiedensten Unterstützungen, wie Barren, Stützapparate, Krücken und Stöcke, zur Anwendung kommen.

Gleichgewicht im Stehen

Standbalance ist notwendig, um die aufrechte Stellung zu halten. Sowohl die Standsicherheit wie das Anpassen beim Gehen hängen von den Halte- und Stellreflexen ab und einer intakten Wechselwirkung zwischen den antagonistischen Muskelgruppen. Wird bei einem Gesunden, der aufrecht steht, Füße fest auf dem Boden, das Gleichgewicht durch Stoß gegen die Stirn gefährdet, kontrahieren sich die Dorsalflektoren, um die Stellung der Füße und Sprunggelenke zu halten. Wird der Widerstand verstärkt, kontrahieren sich die antagonistischen Muskeln – die Plantarflektoren – und wirken zusammen mit den Dorsalflektoren. Das Bestreben, die Stellung zu halten, drückt sich in der isometrischen Kontraktion der verantwortlichen Muskelgruppen aus, und eine Kontraktion der Antagonisten kann folgen. Ist das Gleichgewicht hinreichend gefährdet, helfen die Plantarflektoren durch eine isodonische Kontraktion, also durch eine Bewegung, die Stellung wiederzuerlangen. Außerdem verstärkt ein ganzer Muskelkomplex diese Bestrebungen. Zugeordnete Hals-, Rumpf- und Extremitätenmuskulatur reagieren entsprechend. Diese Reaktionen, welche eine Dorsalflektion des Fußes zur Folge haben, wirken vorbereitend für die Phase des Durchschwingens beim Gehen; Reaktionen der Plantarflektoren bereiten die Standphase und die Vorwärtsbewegung vor.
Beim Gleichgewichtstraining im Stand werden Komplexbewegungsmuster und Techniken angewandt, um die Haltereaktion zu stimulieren und die Reaktion bestimmter Muskelgruppen zu fördern, so wie es bei den Bodenübungen gezeigt wird. Maximaler Druck und Widerstand, entsprechend den Gegebenheiten, werden durch bestimmte Griffe gegeben. Andere Techniken können hinzugefügt werden, wie rhythmische Stabilisation, wiederholte Kontraktionen, antagonistische Bewegungsumkehr und Zug. Wird das Gleichgewicht in diagonaler Richtung gestört, kommt es zu einer gezielten Reaktion.
So wie die spezifischen Komplexbewegungsmuster aus zwei Bewegungsdiagonalen zusammengesetzt sind, die zwei Paar antagonistische Muster enthalten, so gibt es auch zwei Diagonalen mit zwei Paar antagonistischen Mustern innerhalb des totalen Musters der aufrechten Haltung. Das Gleichgewicht kann gefährdet werden durch Druck am Kopf, an der Schulter oder am Becken, und zwar in Richtung von links vorn nach rechts hinten oder umgekehrt. Auf diese Weise kann ein Paar antagonistischer Muster oder eine Diagonale stimuliert werden. Wird der Druck von rechts

vorn nach links hinten oder umgekehrt gegeben, reagiert das zweite Paar antagonistischer Muster von der zweiten Diagonale.
Rotationskomponenten von Hals, Rumpf und Extremitäten können zur Unterstützung der Sicherheit und des Gleichgewichts in aufrechter Stellung eingesetzt werden. Körperstellungen verschiedener Kombinationen können bei der symmetrischen oder reziproken Haltung gewählt werden. Um die Reaktion der Rotationskomponente zu erleichtern, wird Druck in Richtung von vorn nach hinten an einer Körperseite gegeben und gleichzeitig von hinten nach vorn an der gegenüberliegenden Körperseite.

Illustrationen

Die wesentlichsten Gesichtspunkte, die bei der Illustration der Bodenübung dargestellt wurden, gelten auch für die Schreitübungen.
Das Trainieren des Gleichgewichts im Stand ohne Unterstützung wird als Bodenübung gezeigt in Abb. 73 und 74. Gleichgewichtstraining in aufrechter Stellung mit Unterstützung kann mit Hilfe des Barrens, Abb. 76 und 77, oder von Krücken, Abb. 78 und 79, durchgeführt werden.
Bewegung und Gleichgewicht sind innerhalb der entwicklungsbedingten Folgen eng miteinander verknüpft. Zur Entwicklung der Gangmuster sind die totalen Bewegungsmuster, die in Beziehung zum Gehen stehen, mit Gleichgewichtsübungen durchsetzt. Auf diese Weise wird dem Patienten geholfen, so unabhängig wie möglich zu werden.

A B C

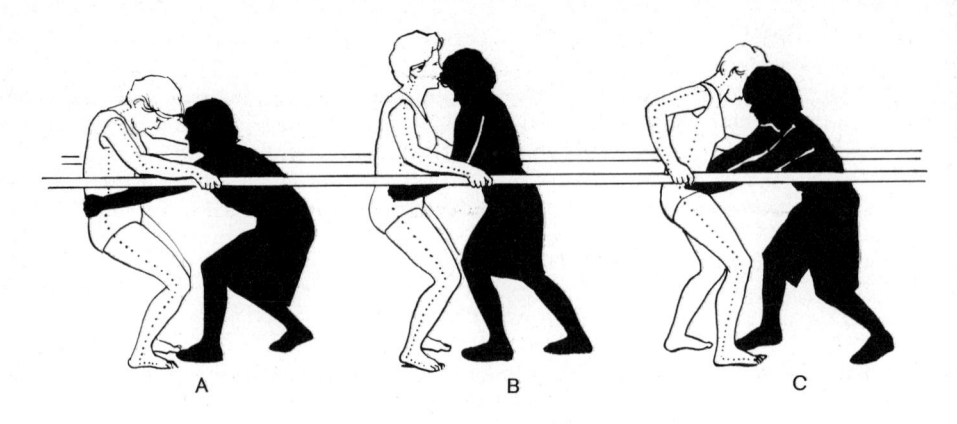

Abb. 76. Vom Sitzen zum Stand
Gangschulung
Barren

Bestandteile der Muster

A. Gegen Widerstand

Annäherung an die Gesamtbeugung wie beim Hinsetzen in einen Stuhl.

Frei

Kopf, Hals, Rumpf und untere Extremitäten sind in Flexion.
Obere Extremitäten verhindern, daß der Patient in die Hocke geht.

B. Gegen Widerstand

Annäherung an die Gesamtstreckung wie beim Hochkommen vom Sitzen zum Stand.

Frei

Kopf, Hals, Rumpf und die unteren Extremitäten werden gestreckt. Die oberen Extremitäten verhindern das Hinsetzen.

C. Gegen Widerstand

Annäherung an die Gesamtstreckung, wobei die Extremitäten in diagonaler reziproker Stellung sind.

Frei

Kopf, Hals und Rumpf werden gebeugt.
Li. obere Extremität zieht, während die re. abdrückt, zur Unterstützung der Haltung des oberen Rumpfes.

Kommandos

A. «Halten! Lassen Sie sich nicht vorwärts ziehen!»
B. «Halten! Lassen Sie sich nicht zurückdrücken! Ziehen Sie sich vor mit Ihren Armen und richten Sie sich auf in Richtung zu mir!»
C. «Halten! Drücken Sie sich hoch zu mir und heben Sie Ihren Kopf hoch!»

Vorschläge zur Technik

A. und B. Langsame Bewegungsumkehr – Halten, mit Schaukelbewegung vor und zurück, rhythmische Stabilisation.
C. Rhythmische Stabilisation.

Anmerkung: Patient hat noch nicht die volle Streckung der unteren Extremitäten. Daher kann kein Druck am Becken gegeben werden, um den Streckreflex zu stimulieren. In C. würde Widerstand für Kopf- und Halsstreckung die gesamte Extension fördern.
Die Fähigkeit, eine halbgebeugte Stellung zu halten, ist wichtig für die einleitende Phase, vom Sitzen im Stuhl zum Stand zu kommen und zurück zum Sitzen. Widerstände in verschiedenen Bewegungsabschnitten eines Gesamtmusters fördern die Fähigkeit, den Bewegungsweg zu vergrößern. Wird eine Unterstützung in der Aufrechten gegeben, sollten Schaukelbewegungen geübt werden, um die Kontrolle zu fördern und die Fähigkeit, selbständig aufzustehen. Das Hochziehen zum Stand im Barren wird in Abb. 84 gezeigt. Gleichgewichtsübungen in der Aufrechten werden in Abb. 77 gezeigt. Abb. 73 und 74 zeigen das Gleichgewichtstraining im Stand außerhalb.

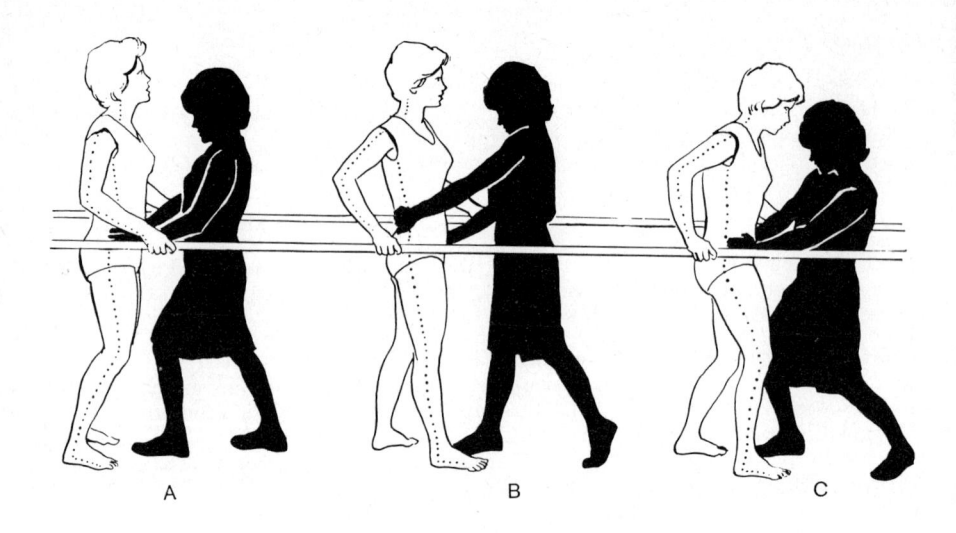

Abb. 77. **Stehen und Gehen**
Barren

Bestandteile der Muster

A. Gegen Widerstand

Unterer Rumpf Rotation nach li.

Frei

Kopf und Hals werden nach li. gehalten, während die Extension der li. unteren Extremität aktiviert wird.
Re. untere Extremität wird gebeugt, bevor sie gestreckt wird.
Obere Extremitäten unterstützen die Stabilität.

B. Gegen Widerstand

Unterer Rumpf Rotation nach re.

Frei

Kopf und Hals werden nach li. gedreht.
Die Extremitäten in diagonaler reziproker Stellung dienen der Stabilität.

C. Gegen Widerstand

Re. untere Extremität wird zum Standbein.
Li. untere Extremität Spielbein.

Frei

Kopf und Hals werden nach li. gedreht.
Oberer Rumpf wird nach re. gedreht.

Unterer Rumpf wird nach li. gedreht.
Li. obere Extremität zieht, um das re. Bein zu unterstützen.
Re. obere Extremität drückt, um das li. Bein zu unterstützen.

Kommandos

A. und B. «Halten Sie! Lassen Sie sich nicht drehen!»
C. «Stellen Sie sich auf Ihren re. Fuß und nehmen Sie Ihre re. Hand nach vorn. Nun setzen Sie Ihren li. Fuß vor!»

Vorschläge zur Technik

A. und B. Rhythmische Stabilisation, Stauchen.
C. Re. stauchen, li. Widerstand.

Anmerkung: In A und C ist ein Druck nötig, um die Extension des Standbeines zu fördern.
Andere Griffmöglichkeiten s. in Abb. 73–75

A   B   C

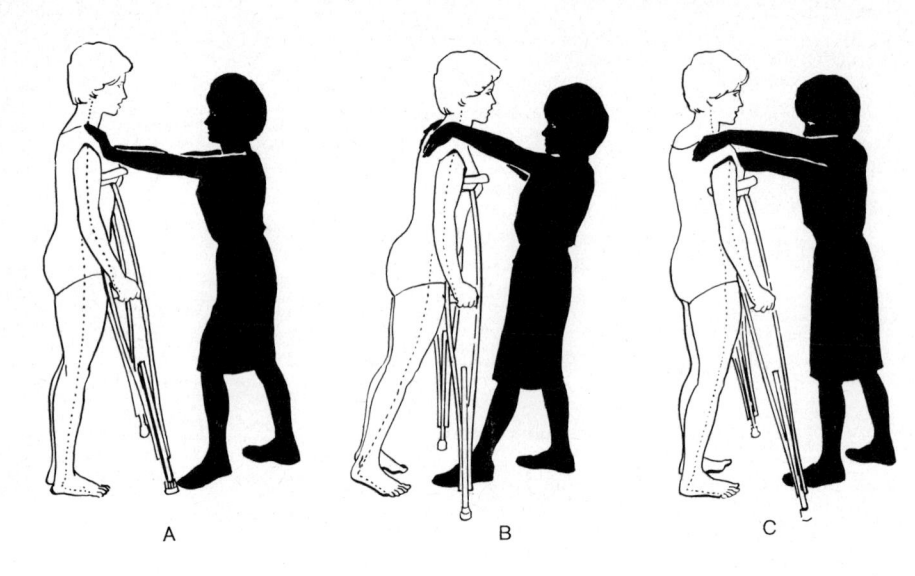

Abb. 78. **Obere Rumpfkontrolle**
Krücken

Bestandteile der Muster

A. Gegen Widerstand

Oberer Rumpf, Flexion.

Frei

Kopf und Hals werden gebeugt.
Obere Extremitäten drücken nach unten und nach hinten.
Untere Extremitäten, Aktivierung der Dorsalflexion.

B. Gegen Widerstand

Oberer Rumpf, Extension.

Frei

Kopf und Hals werden gestreckt.
Obere Extremitäten drücken nach unten und vorn.
Untere Extremitäten — Aktivierung der Plantarflektoren.

C. Gegen Widerstand

Oberer Rumpf, Rotation nach re.
Kopf und Hals drehen nach re.
Unterer Rumpf dreht nach li.
Obere und untere Extremitäten stabilisieren.

Kommandos

A. «Halten! Lassen Sie sich nicht nach hinten drücken!»
B. «Halten! Lassen Sie sich nicht nach vorne ziehen!»
C. «Halten! Lassen Sie sich nicht nach li. drehen!»

Vorschläge zur Technik

A. und B. Druck und Widerstand.
C.   Druck auf die re. Schulter, rhythmische Stabilisation.

Anmerkung: In A. und B. wird die Stabilität so gefährdet, daß kompensatorische Bewegungen notwendig sein können zur Wiedererlangung des Gleichgewichtes. In C. wird die Stabilität gefördert, indem gleichzeitig Widerstand gegen die Beuger und Strecker des Rumpfes gegeben wird. Es können auch Widerstände am Kopf gegeben werden und am Kopf und einer Schulter.
Widerstand kann am Handgelenk des Patienten gegeben werden, sowohl wenn die Stellung der Krücke verändert wird wie im Stand. Es kann auch eine Krücke dabei abgehoben werden. Verschiedene Krücken-Fußkombinationen sollten geübt werden. Schaukelbewegungen können geübt werden, indem der Patient die Krücken abhebt, wenn er nach hinten schaukelt und sie beim Vorschaukeln wieder hinstellt.

A   B   C

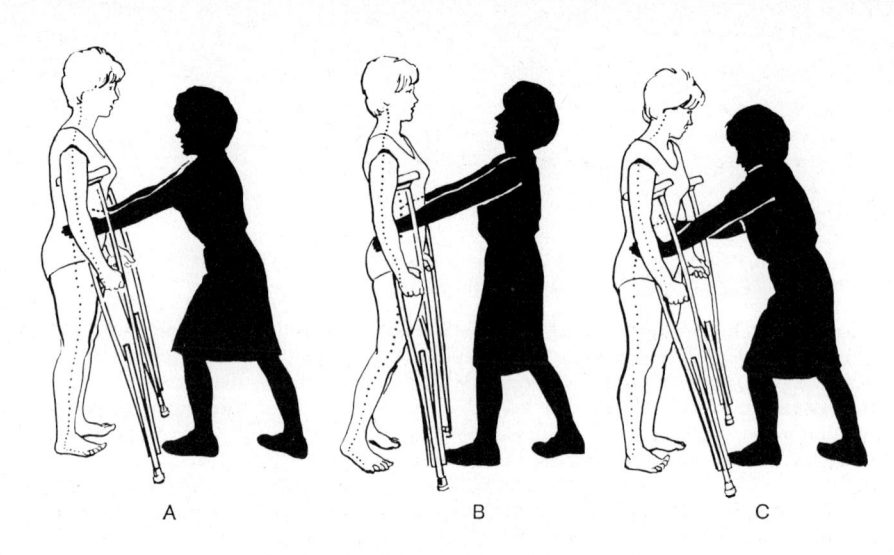

Abb. 79. Untere Rumpfkontrolle

Krücken

Bestandteile der Muster

A. Gegen Widerstand

Unterer Rumpf, Flexion.

Frei

Kopf, Hals und oberer Rumpf werden gebeugt.
Obere Extremitäten drücken nach unten und hinten.
Untere Extremitäten, Aktivierung der Dorsalflektoren.

B. Gegen Widerstand

Unterer Rumpf, Extension.

Frei

Kopf, Hals und oberer Rumpf werden gestreckt.
Obere Extremitäten drücken nach unten und vorn.
Untere Extremitäten, Aktivierung der Plantarflektoren.

C. Gegen Widerstand

Unterer Rumpf, Rotation nach li.

Frei

Kopf und Hals drehen nach li.
Oberer Rumpf dreht nach re.
Obere und untere Extremitäten stabilisieren.

Kommandos

A. «Halten! Lassen Sie sich nicht nach hinten drücken!»
B. «Halten! Lassen Sie sich nicht nach vorne ziehen!»
C. «Halten! Lassen Sie sich nicht nach re. drehen!»

Vorschläge zur Technik

A. und B. Druck und Widerstand.
C. Stauchen – li. Hüfte, rhythmische Stabilisation.

Anmerkung: In A und B wird die Stabilität wie in Abb. 78 gefährdet. In C wird die Stabilität gefördert. Verschiedene Fuß-Krücken-Kombinationen können geübt werden, eine Krücke abheben und einen Fuß abheben.
Tritt während der Gleichgewichtsübungen in der Aufrechten keine vollständige Streckung von Hüften und Knien zur entsprechenden Zeit ein, sollte durch Stauchungen der Haltungsreflex gefördert werden, vorausgesetzt Knochen und Gelenke lassen es zu.
Das Gleichgewicht kann in jeder Stellung abrupt gefährdet werden bei entsprechenden Vorsichtsmaßnahmen. Gleichgewichtsübungen in Seitlage, auf Ellbogen und Knien, im Vierfüßlerstand, auf Händen und Füßen und in den verschiedensten Sitzstellungen tragen zur Entwicklung des Gleichgewichtes im Stand bei.

Gehen

Ein normaler Gang schließt weiche, rhythmische Bewegungen ein mit fortlaufenden Übergängen zwischen den Musterkomponenten der Gesamtbewegung. Wenn auch das Gehen von einer Schwungphase (Flexion) zu einer Standphase (Extension) verläuft und die Bewegungen einer unteren Extremität zeitlich abgestimmt sind mit der Gegenbewegung der anderen Seite, werden alle Bewegungskomponenten inclusive Hals, Rumpf und Extremitäten so eingesetzt, wie es nötig ist.
Beim Gehen gegen Widerstand in diagonaler Richtung kommt es zu ähnlichen Reaktionen, wie wenn das Gleichgewicht im Stand gefährdet und wiedererlangt wird in diagonaler Richtung. Beim Gehen gibt es einen Übergang vom ausbalancierten Stand zur Bewegung. Während bei Gleichgewichtsübungen alle Anstrengungen und Bewegungen auf einen Punkt des Gleichgewichts gerichtet sind, fordert die Fortbewegung dauernde Bemühungen im Hinblick auf die totale Bewegung. Wird die Balance in Richtung von vorn nach hinten gefährdet, dann ist die erste Phase der Reaktion, die auftritt, ähnlich der Schwungphase beim Vorwärtsgehen; die Phase der Wiedererlangung des Gleichgewichts ist ähnlich der Standphase und dem Abdrücken. Somit werden Bewegungsmuster, die zum Gehen notwendig sind, durch Gleichgewichtsübungen im Stand entwickelt.
Während der Gleichgewichtsübungen im Stand liegt die Betonung auf der Stabilität der Körperabschnitte, unterstützt durch isometrische Kontraktionen und Ko-Kontraktionen antagonistischer Muskelgruppen; aber Bewegungen mit isotonischen Kontraktionen von Muskelgruppen unterstützen das Bestreben, das Gleichgewicht wiederzuerlangen. Beim Gehen gegen Widerstand liegt die Betonung auf der Bewegung derjenigen Körperabschnitte, die durch isotonische Muskelkontraktionen unterstützt werden; aber Gleichgewicht und Haltung mit isometrischen Kontraktionen zugeordneter Muskelgruppen unterstützen den Bewegungsversuch. Wird im Stand eine antagonistische Ko-Kontraktion durch maximalen Widerstand hervor-

gerufen, kommt es zu keiner Bewegung; die Körperabschnitte verbinden sich zu einem festen Pfeiler. Wird beim Gehen Widerstand gegeben, beeinflussen sich die Körperabschnitte untereinander in Richtung auf ein Ziel.
Geht ein gesunder Mensch gegen einen Sturm, lehnt er sich beim Gehen nach vorn. Die Flexionskomponente dominiert in der Bewegung. Dreht er sich herum und geht rückwärts gegen den Sturm, streckt er Hals und Rumpf, so daß bei der Bewegung die Extensionskomponente dominiert. Wird manueller Widerstand gegeben, ist das Resultat sehr ähnlich. Der Vorwärtsantrieb wird dadurch wirkungsvoller.
Zur Unterstützung der Beibehaltung einer aufrechten Haltung und um die Abhängigkeit des Patienten vom Behandler als Unterstützung zu verringern, muß für die Kontrolle von Kopf, Hals und Rumpf ein entsprechender Widerstand gegeben werden. Wird zum Beispiel gegen einander zugeordnete Musterkomponenten am Kopf, Hals und Schultern Widerstand gegeben, und zwar ein starker Widerstand, dann wird der Patient aufgefordert, zu «halten» oder die Stellung von Kopf und Schultern aufrecht zu erhalten, während er seine Extremitäten bewegt. Auf diese Weise lernt er, seinen ganzen Körper während der Bewegung zu kontrollieren.
Die Richtung der Diagonalen, die Paare der antagonistischen Muster, die Richtung von Druck und Widerstand, die Griffe, die angewandt werden, sind dieselben beim Gehen gegen Widerstand wie beim Stand. Das Verhalten des Behandlers ist das gleiche; der Behandler muß sich den Bewegungen des Patienten anpassen.

Illustrationen

Im Anschluß an die Diskussion über die Bodenübungen folgen die speziellen Erläuterungen der Illustrationen und der Texte, die sich auf das Gehen und das Treppensteigen beziehen.
Das Gehen ohne Unterstützung wurde als Bodenübung auf der Matte gezeigt, Abb. 75; Gehen mit Unterstützung vom Barren in Abb. 77 C sowie die Verwendung von Krücken in Abb. 80; in Abb. 81 und 82 wird das Treppensteigen dargestellt.
Während der Patient geht, kann sich das Gangmuster durch Ermüdung, durch ein gestörtes Gleichgewicht innerhalb der antagonistischen Muster oder Muskelgruppen oder durch Schmerzen verschlechtern. Intermittierende Anwendung von Gleichgewichtsübungen mit rhythmischer Stabilisation für die betreffenden Körperabschnitte kann zur Wiederherstellung der richtigen Wechselwirkung zwischen Körperabschnitten und antagonistischen Muskelgruppen beitragen. Ein Richtungswechsel kann die Ermüdung vermindern.
Um ein richtiges Gangmuster fest zu verankern, muß das Muster geübt werden. Ist es dem Patienten möglich, durch eine zusätzliche Unterstützung in Form von Stützapparaten oder Krücken das gewünschte Muster über einen längeren Zeitabschnitt zu gebrauchen, sollte die Unterstützung gegeben werden. Durch das Festhalten am Barren oder an den Krücken während der Gleichgewichtsübungen und dem Gehen gegen Widerstand kommt es zu einer zusätzlichen Verstärkung. Unterstützende Maßnahmen sollten als Werkzeug angesehen werden, welches dem Patienten die Möglichkeit gibt, über eine längere Zeit bei guter Verfassung seine Bemühungen zu steigern. Es ist jedoch möglich, daß einige Patienten dauernd eine Unterstützung benötigen, andere Patienten dagegen können durch intensive Übungen gegen Widerstand schneller ohne Unterstützung auskommen. Stützapparate beschränken die Bewegung und geben Sicherheit, so daß die Wirkung von proximal nach distal bei den Gleichgewichtsübungen gegen Widerstand und

den Gehübungen eine Reaktion verwandter Muster und Muskelgruppen erlaubt, soweit wie eine Reaktion in der Anlage vorhanden ist. Der Einfluß der Halte- und Stellreflexe dominiert.

Der Widerstand sollte so gegeben werden, daß er Sicherheit bedeutet oder den Patienten anspornt, je nachdem was nötig ist. Die Aufgabe des Behandelnden ist es, dem Patienten die Möglichkeit zu geben, Fortschritte zu machen und sich zu verbessern. Klugerweise sollten Ansporn und Sicherheit gut dosiert sein, um dem Patienten zu helfen unabhängig zu werden.

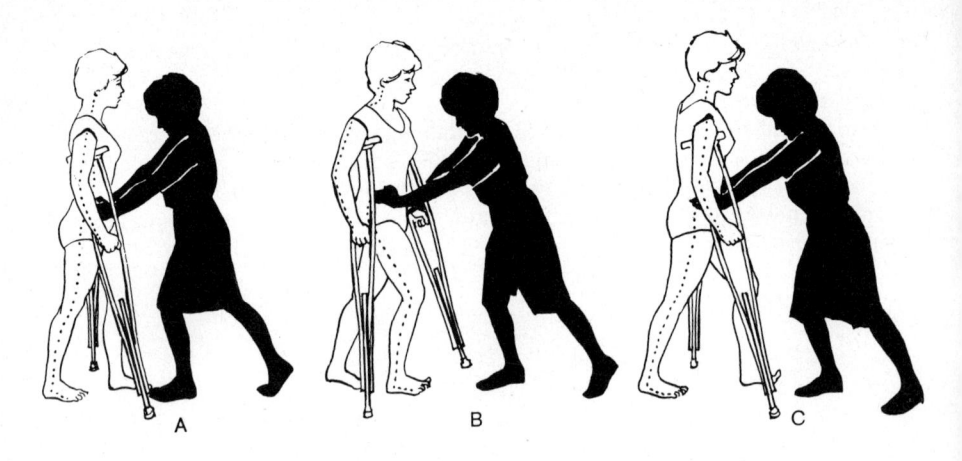

Abb. 80. Vorwärtsgehen

Krücken

Bestandteile der Muster

Gegen Widerstand

Untere Extremitäten, gegen die Stand- und Schwungphase im Wechsel.

Frei

Kopf und Hals neigen sich zum Standbein.
Oberer Rumpf wird zum Spielbein gedreht, unterer Rumpf zum Standbein.
Li. obere und re. untere Extremität werden vorgesetzt im Wechsel mit der Gegenseite.

A. Ausgangsstellung

Kommandos

«Nehmen Sie Ihre li. Krücke vor und dann Ihr re. Bein!»

Vorschläge zur Technik

Stauchen – li., Widerstand – re.

B. Standbein re., Durchschwingen li.

Kommandos

«Treten Sie auf Ihren re. Fuß, nehmen Sie die re. Krücke und den li. Fuß nach vorn!»

Vorschläge zur Technik

Widerstand – li., Stauchen – re.

C. Aufsetzen der Ferse li., Vordrücken re.

Kommandos

«Treten Sie auf Ihren li. Fuß und nehmen Sie die li. Krücke nach vorn.»

Vorschläge zur Technik

Stauchen – re., Widerstand – li.

Antagonistisches Muster

Rückwärtsgehen.

Anmerkung: Patient geht im Vierpunktegang. Andere Gangmuster mit Krücken können trainiert werden bei entsprechenden Griffen und Kommandos und der richtigen Stellung der Therapeutin zum Patienten. Vorwärts- und Rückwärtsgehen betont die Beuge- und Streckkomponente. Auch Seitwärtsgang, Umdrehen, im Kreis gehen, diagonales Vorwärts- und Rückwärtsgehen, nach li. und nach re. sollten geübt werden.
Der Gebrauch von Krücken beim Aufwärts- und Abwärtsgehen von Rampen und Treppen sowie beim Aufstehen und Hinsetzen kann in ähnlicher Weise geübt werden. Dabei ist die Sicherheit immer ein wichtiger Gesichtspunkt. Das Training durch vorbereitende Übungen der entwicklungsbedingten Sequenz vermindert die Gefahren der Fortbewegung in der Aufrechten.
Der Gebrauch anderer Arten von Krücken, Stützen oder Stöcken kann mit angepaßten Hilfen entsprechend der Art der Unterstützung gelehrt werden.

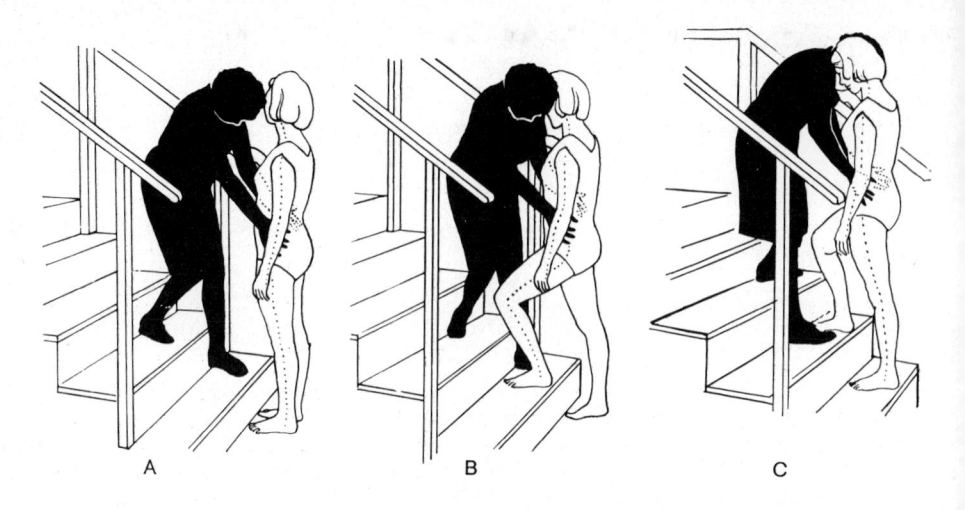

Abb. 81. Aufwärts – vorwärts

Treppen

Bestandteile der Muster

Gegen Widerstand

Untere Extremitäten, Flexion und Extension im Wechsel.

Frei

Kopf und Hals neigen sich zur gestreckten unteren Extremität.
Re. obere Extremität zieht am Geländer, um die li. untere Extremität zu unterstützen.
Li. obere Extremität im Wechsel mit re. unterer Extremität.
Oberer Rumpf wird zur gebeugten unteren Extremität geneigt.

A. Ausgangsstellung

Kommandos

«Halten! Nun setzen Sie Ihren li. Fuß hoch.»

Vorschläge zur Technik

Stauchen am Becken, Widerstand li.

B. Extension li. – Flexion re.

Kommandos

«Strecken Sie Ihr li. Bein und heben Sie den re. Fuß auf die nächste Stufe.»

Vorschläge zur Technik

Stauchen – li., Widerstand – re.

C. Flexion li. – Extension re.

Kommandos

«Strecken Sie Ihr re. Bein und heben Sie den li. Fuß auf die nächste Stufe.»

Vorschläge zur Technik

Stauchen – re., Widerstand – li.

Antagonistisches Muster

Abwärts – rückwärts.

Anmerkung: Gleichgewichtsübungen mit rhythmischer Stabilisation können eingesetzt werden. Widerstände an Kopf und Becken oder Schulter und Becken. Steht die Therapeutin hinter dem Patienten, kann sie Widerstand gegen die Beugemuster der unteren Extremität geben, so wie beim Vorwärtskriechen Abb. 61 gezeigt. Wenn möglich, können beide Treppengeländer angefaßt werden, oder beide Hände können ein Geländer umgreifen. Wenn nötig, kann eine untere Extremität immer wieder die Bewegung anführen, während die andere Extremität nur nachgesetzt wird.
Das Vorwärts-Aufwärts- und Rückwärts-Abwärts-Steigen kann als Übung auf Händen und Füßen durchgeführt werden. Rückwärts-Aufwärts- und Vorwärts-Abwärts-Steigen kann im Sitzen geübt werden. Andere Übungen schließen Gleichgewichtsübungen ein bei Verwendung von Krücken oder Stöcken oder Stützapparaten. Das Üben auf der Rampe kann als Vorbereitung zum Treppensteigen angesehen werden.

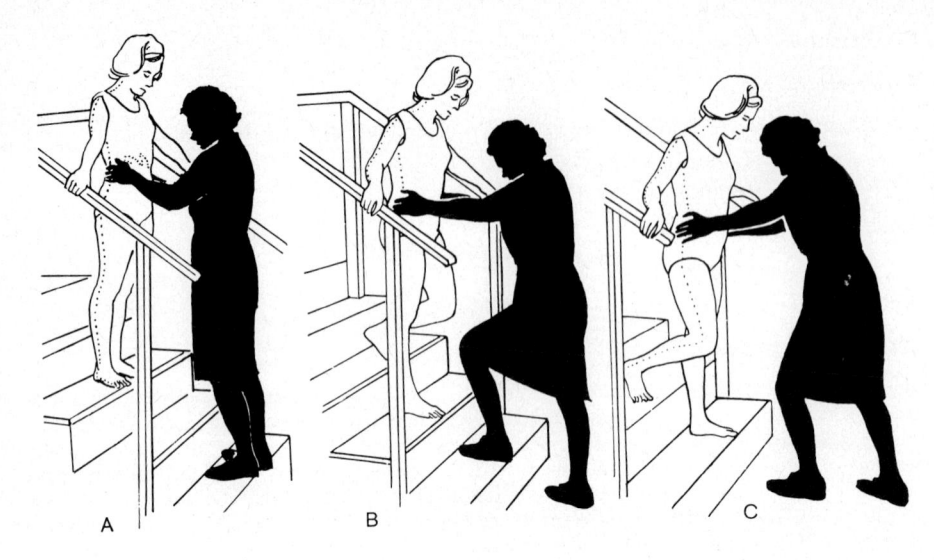

Abb. 82. Abwärts – vorwärts

Treppen

Bestandteile der Muster

Gegen Widerstand

Untere Extremitäten, Wechsel zwischen Beugung und Nachlassen der Streckung.

Frei

Kopf und Hals bewegen sich in Richtung der gestreckten unteren Extremität.
Obere Extremitäten unterstützen das Standbein.
Oberer Rumpf wird gestreckt und dreht sich in Richtung Spielbein.
Unterer Rumpf wird gestreckt.

A. Ausgangsstellung

Kommandos

«Setzen Sie Ihren re. Fuß auf die untere Stufe!»

Vorschläge zur Technik

Stauchen – li. und re.
Widerstand – re.

B. Flexion li., Nachlassen der Extension re.

Kommandos

«Setzen Sie Ihren li. Fuß auf die untere Stufe und beugen Sie Ihr re. Knie langsam.»

Vorschläge zur Technik

Stauchen – re., Widerstand – li.

C. Flexion re., Nachlassen der Extension li.

Kommandos

«Setzen Sie Ihren re. Fuß auf die untere Stufe und halten Sie das li. Knie!»

Vorschläge zur Technik

Stauchen – li., Widerstand – re.

Antagonistisches Muster

Aufwärts – rückwärts.

Anmerkung: In B. ist die linke untere Extremität im Begriff, vor- und runtergesetzt zu werden, indem die Hüfte gebeugt wird und das Knie gestreckt, während die re. untere Extremität in die Phase kommt, in der die Streckung von Hüfte und Knie aufgegeben wird, wie in C.
Gleichgewichtsübungen sollten eingeschaltet werden, wenn das eine Bein vorgesetzt wird, wie auch rhythmische Stabilisation innerhalb verschiedener Abschnitte des Gesamtmusters.

Rollstuhltraining

Das gesunde Kind bekommt im Laufe der Entwicklung oft Spielzeug, durch das zu einem gewissen Grad seine motorische Entwicklung gefördert wird. Ein Kind, das sein Spielzeug durch Tretbewegungen weiterbewegt oder durch gemeinsame Anstrengung der oberen und unteren Extremitäten, entwickelt Bewegungsmuster, die für eine ausbalancierte Haltung oder zum Gang nötig sind. Außer wenn ein Kind durch physische Störungen behindert ist, benutzt es keinen Rollstuhl. Die richtige Benutzung des Rollstuhls kann die Wiederherstellung des Patienten fördern.
In der angepaßten entwicklungsbedingten Sequenz gibt es Übungen, die den Rollstuhlübungen sehr ähnlich sind. Eine sitzende Stellung einnehmen und aufrechterhalten, vom Sitzen zum Stehen kommen, zur Hocke kommen und sitzen, und Fuß abheben und stampfen, dieses alles bereitet den Patienten auf den Rollstuhl vor. Beidseitige Armbewegungen fördern gewöhnlich die Kraft, die nötig ist, den Rollstuhl zu fahren. Jedoch kann die gegenseitige Bewegung von einem Arm und einem Bein für einige Patienten die beste Art der Vorwärtsbewegung sein. Es muß immer wieder betont werden, daß die Durchführung entsprechender Bodenübungen die Vorbereitung bedeutet zu komplexen, funktionellen Übungen.
Einen Rollstuhl zu fahren erfordert eine Koordination von Körperabschnitten in bezug auf Gleichgewicht und Bewegung. Die Fähigkeit, die sitzende Stellung aufrechtzuerhalten, ist für die Sicherheit des Patienten notwendig. Kann der Patient im Sitzen die Extremitäten benutzen, so ist er in der Lage, den Rollstuhl fortzubewegen und ihn richtig zu handhaben. Es ist nötig, die Bremse bedienen zu können sowie mit Fußstützen und Rädern fertig zu werden. Das Sitzen im Stuhl

sowie das Hochkommen aus dem Stuhl ist das Ziel für die Mehrzahl der Patienten. Einen Rollstuhl geschickt zu handhaben kann beschleunigt erlernt werden durch die Anwendung der Komplexbewegungen.
Wie auch mit anderen Übungen, kann das Rollstuhltraining als ein totales Bewegungsmuster angesehen werden, das auf Musterkomponenten aufgebaut ist. Widerstand kann für das totale Muster gegeben werden, indem die Rollstuhlbewegung zurückgehalten wird. Auf diese Weise können einige Patienten ihre Kraft verbessern und das Tempo der Durchführung steigern.
Bei der Unterstützung des Patienten, ins Bett zu kommen, auf den Tisch, ins Auto und wieder heraus, bestimmen die individuellen Möglichkeiten des Patienten und seine Bedürfnisse die Methode und die Auswahl der Musterkomponenten, die geübt werden müssen. Techniken werden den Komplexbewegungen hinzugefügt insoweit, wie bestimmte Muster zum Training funktioneller Bewegungen beitragen, wie das Hinreichen und Hochheben der Fußstützen, das Hinlegen des Rutschbrettes oder das Entfernen einer Armstütze.

Illustrationen

Ein Übungsbeispiel für eine bestimmte Musterkomponente, die notwendig ist für das Rollstuhltraining, wird in Abb. 83 gezeigt. Das Hochziehen zum Stand am Barren und ins Bett und Auto zu kommen, wird in Abb. 84–87 gezeigt, während das Training, auf die Toilette zu kommen, in Abb. 88 gezeigt wird, als Selbsthilfeübung. Die begleitenden Überschriften zu den Illustrationen und der Text zu den Bodenübungen auf der Matte gelten für alle späteren Illustrationen und Texte.
Das Rollstuhltraining wird als eine Phase im gesamten Behandlungsprogramm des Patienten angesehen. Genauso wie bestimmte Bodenübungen den Patienten für den Rollstuhl vorbereiten, so bereiten gut durchgeführte Rollstuhlübungen den Patienten für fortgeschrittenere Aufgaben, wie im Haushalt, vor. Die verschiedenen Behandlungsphasen überdecken sich, wobei die Betonung auf denjenigen Übungen liegt, die das Erreichen des Zieles beschleunigen.

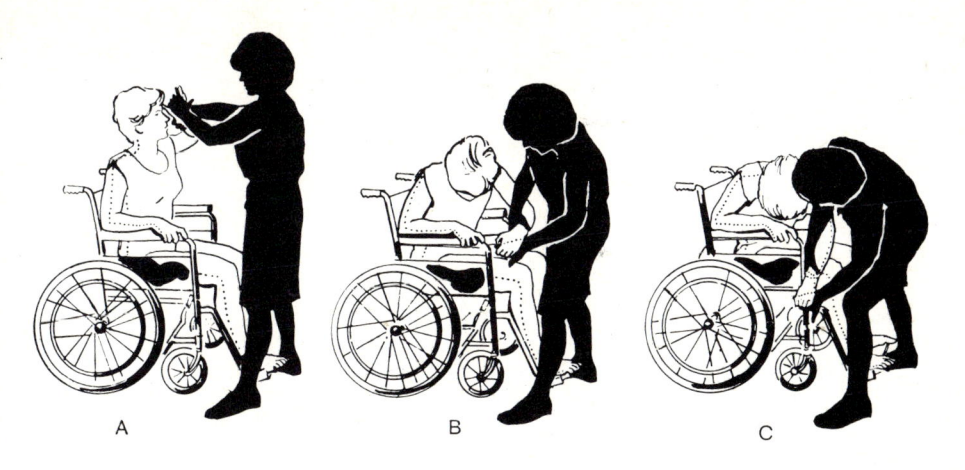

Abb. 83. Gebrauch der Handbremse

Bestandteile der Muster

Gegen Widerstand

Li. obere Extremität, Retroversion – Adduktion – Innenrotation.

Frei

Kopf, Hals und oberer Rumpf, Flexion mit Rotation nach re.
Re. obere Extremität stützt sich auf die Stuhllehne zur Sicherheit und zur Verstärkung der li. Seite.
Unterer Rumpf und untere Extremitäten stabilisieren.

A. Verlängerter Bewegungsweg

Kommandos

«Drücken Sie meine Hand und ziehen Sie sie nach unten, rüber zur Bremse.»

Vorschläge zur Technik.

Dehnung und Widerstand.

B. Mittelstellung

Kommandos

«Halten und weiter rüberziehen!»

Vorschläge zur Technik

Wiederholte Kontraktionen, langsame Bewegungsumkehr.

C. Verkürzter Bewegungsweg

Kommandos

«Nun lassen Sie die Handbremse, lassen Sie sich nicht davon wegziehen.»

Vorschläge zur Technik

Widerstand, wiederholte Kontraktionen.

Antagonistisches Muster

Zum Sitzen hochkommen nach li.

Anmerkung: Die Stoßbewegung nach radial kann besser mit der geöffneten Hand als mit der geschlossenen geübt werden. Das Ziel ist, wie gezeigt wird, die Fähigkeit zu trainieren, den oberen Rumpf zu beugen und zu rotieren. Wird die Stoßbewegung geübt, kann die Neigung bestehen, den Rumpf zu strecken.
In C. kann das Öffnen und Schließen der Hand gegen Widerstand geübt werden. Bei der Bedienung der Bremse kann Widerstand gegeben werden. Gegen das gesamte Bewegungsmuster von C. bis A. kann Widerstand gegeben werden mit der Technik der antagonistischen Bewegungsumkehr. Weitere Widerstände können am Kopf und am li. Handgelenk gegeben werden.
Die gleichen Übungsmuster können eingesetzt werden beim Trainieren, zum re. Knie zu reichen, und wenn nötig, das Hochheben des Beines von der Fußstütze zu unterstützen. Auch die Bedienung der Fußstütze kann in ähnlicher Weise geübt werden.

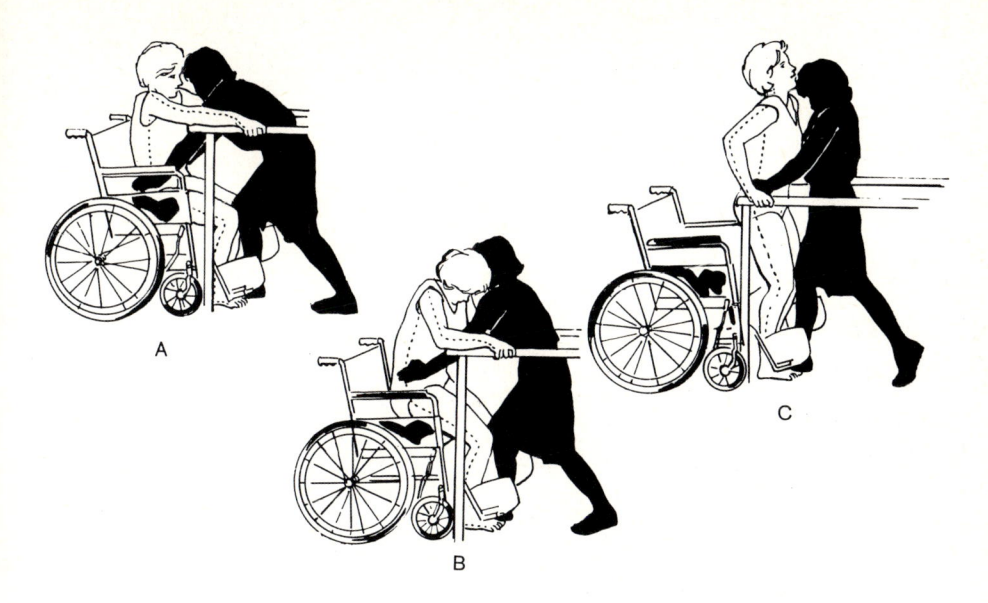

Abb. 84. Hochziehen zum Stand

Bestandteile der Muster

Gegen Widerstand

Unterer Rumpf und untere Extremitäten, Extension.

Frei

Kopf, Hals und oberer Rumpf werden erst gebeugt und dann gestreckt.

A. Ausgangsstellung

Kommandos

«Ziehen Sie sich an den Holmen hoch, ziehen Sie zu mir!»

Vorschläge zur Technik

Stauchen, Widerstand.

B. Mittelstellung

Kommandos

«Heben Sie Ihren Kopf, gucken Sie hoch und drücken Sie ab!»

Vorschläge zur Technik

Widerstand, wiederholte Kontraktionen, langsame Bewegungsumkehr.

C. Annäherung an den verkürzten Bewegungsweg

Kommandos

«Halten Sie! Nun drücken Sie sich ganz hoch!»

Vorschläge zur Technik

Stauchen, rhythmische Stabilisation.

Antagonistisches Muster

Zurück zum Sitzen.

Anmerkung: Das Hochziehen zum Stand ist die primitivste Form, zum Stand zu kommen. Die Therapeutin drückt ihr re. Knie gegen das re. Knie des Patienten (wenn das die weniger geschädigte Seite ist), um die Stabilität zu unterstützen.

Drückt sich der Patient hoch zum Stand, indem er die Hände auf der Stuhllehne liegen hat, geht er aus der extremen Beugung, Kopf am rechten oder linken Knie, in die Streckung. Widerstand am Kopf und einer Beckenseite kann gegeben werden.

Patient kann auch eine Hand auf den Holmen des Barrens legen und die andere auf die Stuhllehne. Widerstand kann an der Schulter gegeben werden, an der die Hand auf der Stuhllehne liegt, und an der entgegengesetzten Beckenseite.

Für folgende Musterkomponente kann auch Widerstand gegeben werden: Das Hinstellen der Füße bei gebeugten Knien, Vorwärtsrutschen mit dem Becken auf dem Sitz, indem der Patient von einer Seite zur anderen schaukelt und hinreicht zum Barren.

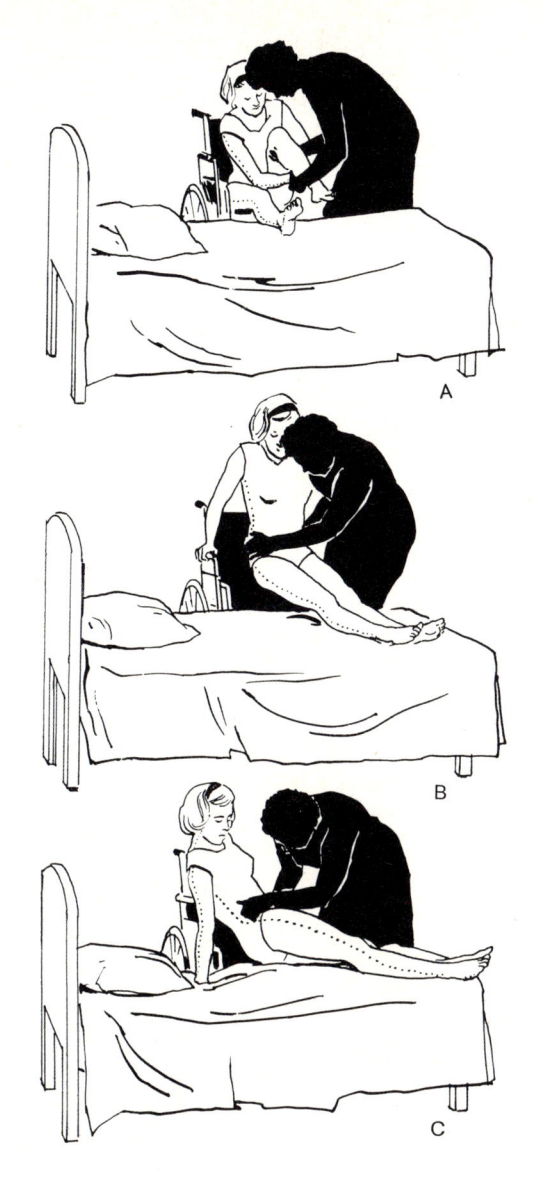

Abb. 85. Vom Stuhl zum Bett

Bestandteile der Muster

Gegen Widerstand

Obere Extremitäten, beim Anheben und Aufs-Bett-Legen der Beine.
Unterer Rumpf, Elevation und Rotation nach li.

Frei

Kopf und Hals werden gebeugt, dann nach re. rotiert.
Oberer Rumpf wird gebeugt, dann nach re. rotiert.
Obere Extremitäten werden gebeugt, um die unteren Extremitäten zu unterstützen.
Zum Abheben des Beckens gehen die Arme in Streckung.

A. Ausgangsstellung

Kommandos

«Ziehen Sie Ihr Knie hoch und gegen Ihre Brust. Nun stoßen Sie es nach vorn aufs Bett.»

Vorschläge zur Technik

Widerstand.

B. Abheben des Beckens

Kommandos

«Drücken Sie mit Ihren Armen ab und heben Sie sich hoch!»

Vorschläge zur Technik

Mit Stauchungen beginnen, Widerstand, rhythmische Stabilisation, langsame Bewegungsumkehr.

C. Rotation des unteren Rumpfes

Kommandos

«Stützen Sie Ihre re. Hand aufs Bett und drehen Sie die Hüfte nach re.»
«Stellen Sie Ihre Hand weiter rüber nach re.!»

Vorschläge zur Technik

Führung und Widerstand für die Rotation des unteren Rumpfes.

Antagonistisches Muster

Hochkommen vom Bett in den Stuhl.

Anmerkung: In A. greift die Therapeutin die Hände des Patienten und das li. Bein und gibt Widerstand, wenn der Patient sich bemüht, das Bein anzuheben und aufs Bett zu legen. Zur gleichen Zeit kann sowohl die Bewegung geführt wie der Patient gesichert werden. In B. und C. führt die Therapeutin den Patienten, gibt Widerstand und sichert ihn so, wie es erforderlich ist.
Vorbereitende Bodenübungen auf der Matte schließen sowohl das Zum-Sitzen-Kommen aus Rückenlage (Abb. 66) ein, wie Gleichgewichtsübungen im Sitzen (Abb. 67) und Schaukelbewegungen des unteren Rumpfes (Abb. 68). Außerdem sollte geübt werden, den Stuhl seitwärts ans Bett zu fahren, eine Stuhllehne zu entfernen und dann ins Bett oder auf den Behandlungstisch zu kommen oder auf die Matte.

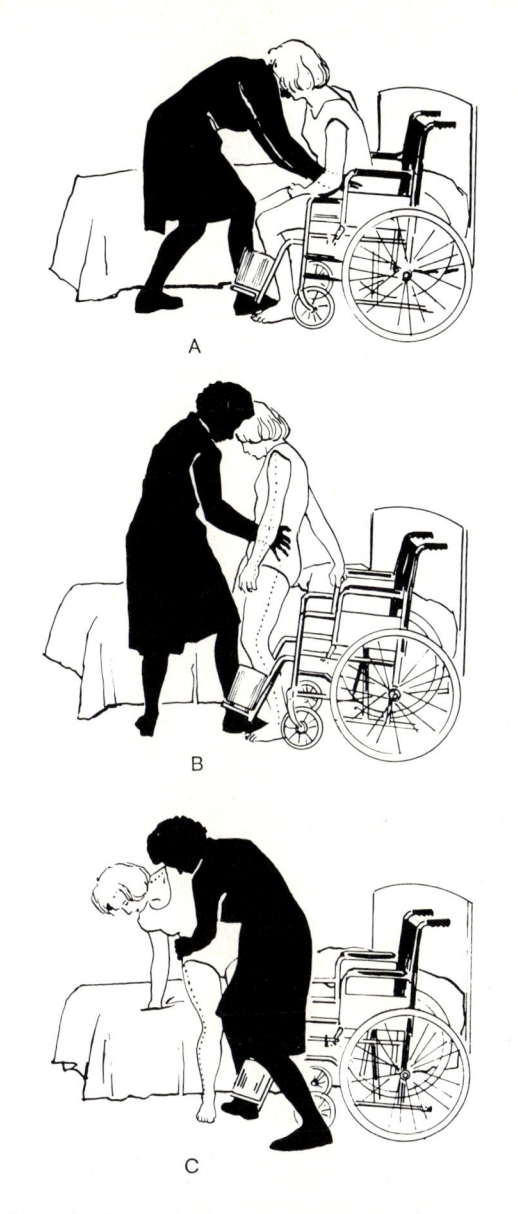

Abb. 86. Vom Stuhl zum Stand und zum Bett

Bestandteile der Muster

Gegen Widerstand

Unterer Rumpf und untere Extremitäten, Extension mit Rotation nach li., dann eine Beugung nach li.

Frei

Kopf, Hals und oberer Rumpf werden gebeugt mit Rotation nach re.
Re. obere Extremität wird gestreckt.
Li. obere Extremität ist nicht am Gesamtmuster beteiligt.

A. Ausgangsstellung

Kommandos

«Lehnen Sie sich zu mir vor, drücken Sie sich mit Ihrem re. Arm ab und stehen Sie auf!»
«Strecken Sie Ihre Knie!»

Vorschläge zur Technik

Stauchen und Widerstand.

B. Annäherung an den verkürzten Bewegungsweg, Stand

Kommandos

«Halten! Nun reichen Sie mit der re. Hand zum Bett!»

Vorschläge zur Technik

Stauchen am Becken.

C. Annäherung an den verkürzten Bewegungsweg, Sitzen

Kommandos

«Nun setzen Sie sich langsam hin!»

Vorschläge zur Technik

Führung und Widerstand für den unteren Rumpf.

Antagonistisches Muster

Hochkommen zum Sitzen – zum Stand – zum Stuhl (Rollstuhl steht im Winkel am Fußende des Bettes).

Anmerkung: Patient gebraucht die Extremitäten der re. Seite, um aufs Bett zu kommen. Therapeutin drückt ihr re. Knie gegen das re. Knie des Patienten, um einen sicheren Stützpfeiler zu haben. Stauchungen und Rotation nach li. des unteren Rumpfes fördern die Stabilität des li. Beines, B. Außerdem hat in B. der Patient das Maximum an Streckung erreicht, welche durch den re. Arm, der sich auf die Stuhllehne stützt, limitiert ist. Mit Hilfe von Stauchungen, Lösen der re. Hand und Streckung von Kopf und Hals kann der Patient zu einer vollen Streckung kommen, bevor er sich dreht und sich auf dem Bett abstützt. Wie bei allen Gesamtbewegungsmustern, auch in Abb. 85, führen Kopf und Hals die Bewegung an, so daß der Patient zum Ziel hinsieht.
Vorbereitende Übungen auf der Matte sind Gegenbewegen des Rumpfes in Seitlage, Gleichgewichtsübungen aus Seitlage, im Sitzen und im Stand (Abb. 44, 67, 73, 74).

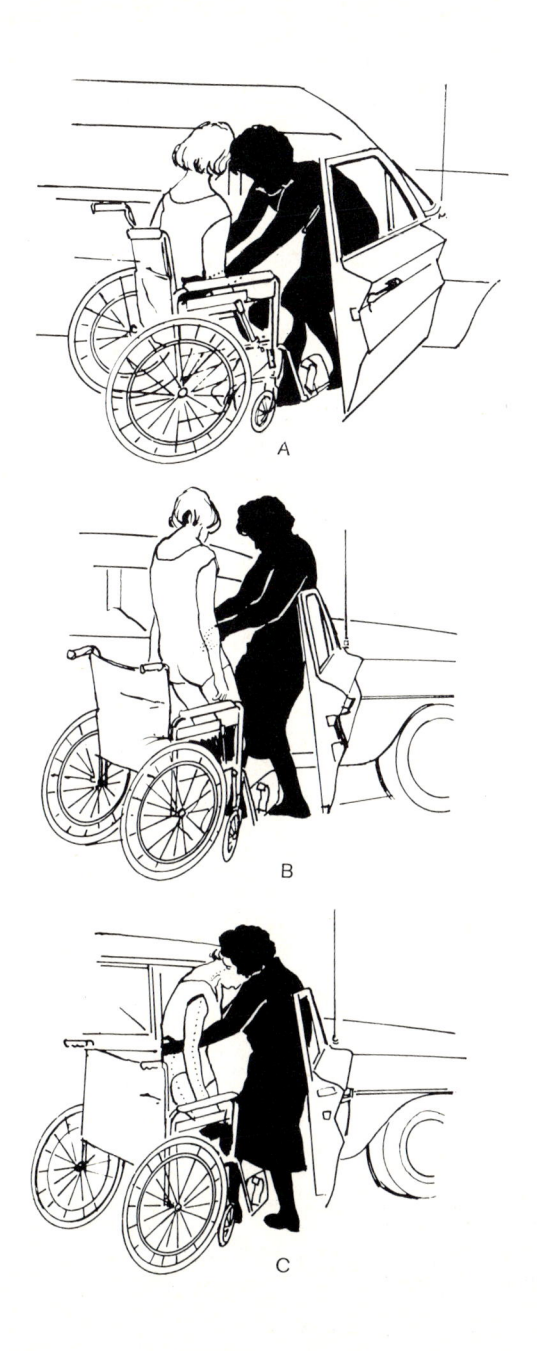

Abb. 87. Vom Stuhl zum Stand, ins Auto

Bestandteile der Muster

Gegen Widerstand

Unterer Rumpf und untere Extremitäten, Extension mit Rotation nach re., dann in die Beugung nach re. kommen.

Frei

Kopf, Hals und oberer Rumpf werden gebeugt mit Rotation nach li.
Li. obere Extremität drückt in die Streckung.
Re. obere Extremität ist nicht am Gesamtmuster beteiligt.

A. Ausgangsstellung

Kommandos

«Lehnen Sie sich nach vorn, drücken Sie sich mit dem li. Arm ab und stehen Sie auf!»

Vorschläge zur Technik

Stauchen und Widerstand.

B. Annäherung an den verkürzten Bewegungsweg, Stehen

Kommandos

«Halten! Strecken Sie Ihre Knie!»

Vorschläge zur Technik

Stauchen.

C. Annäherung an die Mittelstellung, Sitzen

Kommandos

«Greifen Sie mit der li. Hand zum Sitz und setzen Sie sich langsam hin.»

Vorschläge zur Technik

Führung und Widerstand für den unteren Rumpf.

Antagonistisches Muster

Hochkommen vom Sitzen – zum Stand – zum Stuhl.

Anmerkung: Patient gebraucht die Extremitäten der li. Seite, um ins Auto zu kommen. Therapeutin sichert das li. Knie des Patienten mit ihrem li. Knie. Das li. Bein ist hauptsächlich verantwortlich für die Kontrolle des unteren Rumpfes.
Vorbereitende Übungen auf der Matte sind dieselben wie in Abb. 86 vermerkt.

Selbsthilfetraining

Unter Selbsthilfetraining versteht man üblicherweise die persönliche Pflege, auf die Toilette gehen, sich waschen, baden und anziehen und selber essen. Beim gesunden Kind entwickeln sich diese Fähigkeiten durch Training. Beim gesunden Erwachsenen können Baden und Anziehen die vielseitigsten Übungen seines täglichen Lebens bedeuten. Das behinderte Kind muß die Fähigkeiten zur Selbsthilfe entwickeln. Der behinderte Erwachsene muß diese Fähigkeiten wiedererlernen. Da es sich um die persönlichsten Dinge des Patienten handelt, sind die Selbsthilfeübungen von größter Wichtigkeit für den Antrieb des Patienten und seine Stimmung. In der Gesamtbehandlung des Patienten werden Übungen, die auf die Selbsthilfe hin gerichtet sind, besonders betont.

Das Training für die Selbstpflege beginnt bereits, wenn der Patient versucht, auf der Matte zu rollen. Die speziellen Muster, wie sie zum Beispiel zum Essen benötigt werden, können ihren Ursprung im Rollen vom Rücken auf den Bauch und zurück haben. Weil der Mensch zu unzähligen Bewegungskombinationen befähigt ist, bedeutet jeder Stellungswechsel eine andere Anforderung für den neuromuskulären Mechanismus. Um eine Selbstpflegeübung voll zu entwickeln, um damit zu einer angemessenen Durchführung zu kommen, kann es nötig sein, ähnliche Musterkomponenten in unterschiedlichen Stellungen zu üben.

Ist durch die Bodenübungen auf der Matte eine gute funktionelle Grundlage entwickelt, unter Berücksichtigung spezifischer Erleichterungen, kann es zu einem Übergang von großen zu feinen Bewegungen kommen. Hat zum Beispiel ein Patient die Sitzbalance erlangt und kann seine Arme bewegen, ohne das Gleichgewicht zu verlieren, kann er fraglos leichter selber essen, als wenn er völlig abhängig wäre von einem Stuhl zur Unterstützung. Ist es einem Patienten möglich, ohne Schwierigkeiten zu rollen unter Zuhilfenahme der Extremitäten, wird er das Selber-Waschen und -Anziehen im Bett schneller erlernen.

Der Übergang von großen zu feinen Bewegungen, so wie sie für das Essen, Rasieren, Frisieren und Zähneputzen nötig sind, kann durch Komplexbewegungen unterstützt werden, die den funktionellen Bewegungen oder den Selbsthilfeübungen hinzugefügt werden. Es ist empfehlenswert, Übungen in einer funktionellen Stellung auszuführen, um die Augen-Hand-Kontrolle zu schulen. Bei vorhandener Koordination kann sich der Patient weiteren Aufgaben zuwenden.

Zusätzlich zum Selbstpflegetraining kann noch ein Widerstand gegeben werden, der so dosiert ist, daß die isotonische Kontraktion bestimmter Muskelgruppen im gewünschten Bewegungsabschnitt gefördert wird. Die Verfeinerung der Haltungskontrolle bei schwierigen Bewegungen kann durch Üben isometrischer Kontraktionen innerhalb eines bestimmten Bewegungsweges gefördert werden. Funktionelle Übungen erfordern eine Umkehr der Bewegungen, was durch die Technik der antagonistischen Umkehr geübt werden kann und das Erlernen beschleunigt. Andere Techniken, einschließlich der Entspannung, können nach Bedarf eingesetzt werden.

Illustrationen

Abb. 88, vom Rollstuhl auf die Toilette, und Abb. 89, Ankleiden im Bett, sind zwei Beispiele von Übungen zur Selbsthilfe.
Die einzelnen Bestandteile funktioneller Übungen können genauer wiedererkannt werden, führt man sich verschiedene Kombinationen von Ellbogenbewegungen und Richtungsumkehr der totalen Muster und Musterkomponenten vor Augen.

Drehen, Waschen, Anziehen	Rollen Abb. 38–48
Ordnen der Kleidung	Untere Rumpfübungen Abb. 49, 50
Gebrauch der Bettpfanne	Hochheben des Beckens Abb. 50
Nach oben und nach unten sich bewegen	Krabbeln Abb. 51, 52
Zu den Füßen reichen	Sitzen Abb. 65–67

Die Selbsthilfe ist ein Behandlungsziel. Können Übungen in einer koordinierten Weise durchgeführt werden, kann das Training in einer funktionellen Stellung durch Widerstände und andere Techniken der Komplexbewegungen beschleunigt werden. Bestehen jedoch Gleichgewichts- oder Koordinationsstörungen oder muß das Tempo verändert werden, dann sind das Faktoren, die sich ungünstig auf ein ausreichendes Selbsthilfetraining auswirken. Bizarre Bewegungen und unzureichende Versuche, etwas durchzuführen, sind ein Zeichen dafür, daß der Patient aufgefordert wurde, etwas zu tun, was jenseits seiner Fähigkeiten lag; primitivere Muster und spezifische Komplexbewegungsmuster hätten gründlicher geübt werden müssen. Wird dies beachtet, kann es letzten Endes zu einer Verbesserung der Durchführung der Selbsthilfeübungen kommen.

Das Kleinkind kann seine Schuhe nicht zuschnüren; es entwickelt diese Fähigkeit durch das Üben verschiedener Verrichtungen, die weniger Geschicklichkeit verlangen.

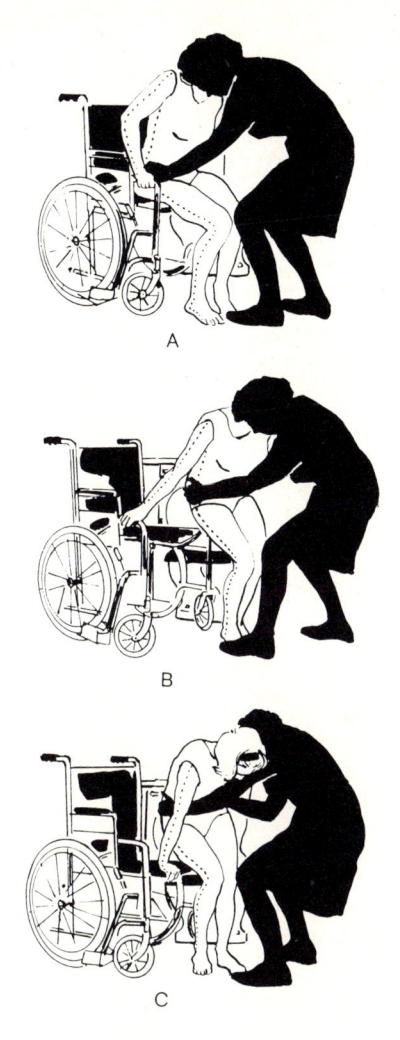

Abb. 88. Vom Stuhl zur Toilette

Bestandteile der Muster

Gegen Widerstand

Anheben des Beckens.

Frei

Kopf, Hals und oberer Rumpf werden nach li. gebeugt.

Obere Extremitäten stützen ab, das Becken wird nach vorn und nach li. gebracht, dann Arme locker lassen.
Untere Extremitäten sind nicht am Gesamtmuster beteiligt.

A. Ausgangsstellung – Seitenlehne entfernt

Kommandos

«Reichen Sie mit Ihrer li. Hand zur Toilette. Drücken Sie sich mit Ihren Händen ab und hoch!»

Vorschläge zur Technik

Führung und Widerstand für den unteren Rumpf.

B. Mittelstellung

Kommandos

«Halten! Nun stützen Sie Ihre re. Hand auf den Sitz des Stuhles.»

Vorschläge zur Technik

Führung und Widerstand, rhythmische Stabilisation.

C. Annäherung an den verkürzten Bewegungsweg

Kommandos

«Schwingen Sie Ihre Hüften nach li. und setzen Sie sich langsam hin.»

Vorschläge zur Technik

Führung und Widerstand am Becken.

Antagonistisches Muster

Von der Toilette zum Stuhl.

Anmerkung: Folgende Bewegungsmuster können mit dem Patienten im Stuhl geübt werden: Aufstützen der Hände, Anheben des Beckens, Seitwärtsschaukeln des Beckens, zur Toilette greifen. Sind Handgriffe günstig angebracht, sollten diese mit in die Übungen einbezogen werden.
In ähnlicher Weise sollte geübt werden, vom Stuhl auf die Ecke der Badewanne zu kommen oder auf einen Sitz unter der Dusche. Wird eine Bank in der Badewanne benötigt, können die hierfür nötigen Übungen auf der Matte vortrainiert werden.
So wie in Abb. 86 der Wechsel vom Stuhl zum Bett gezeigt wird, kann der Patient auch für die Toilette trainiert werden. Die Stellung des Stuhles muß entsprechend angepaßt werden.

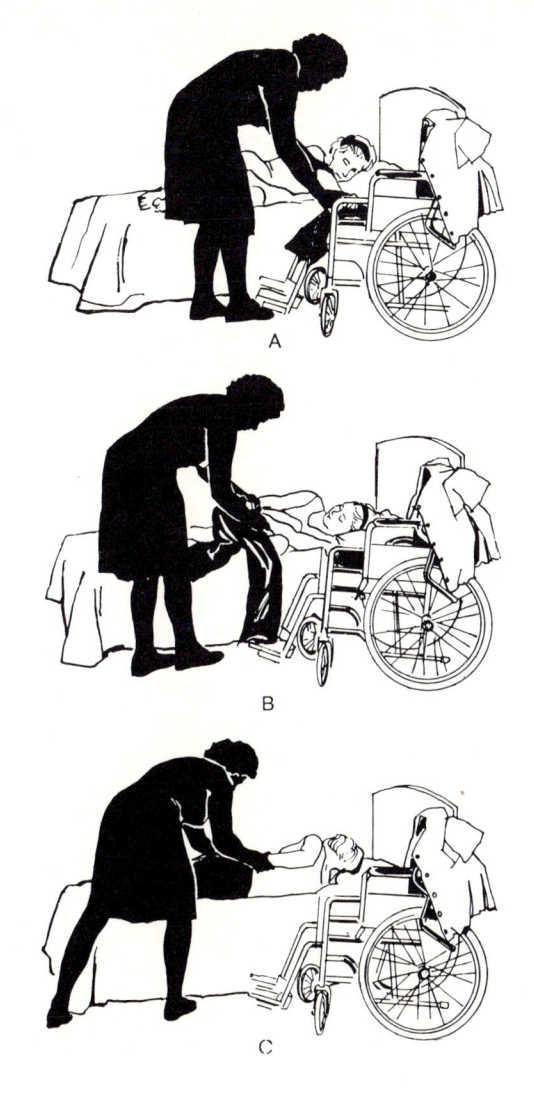

Abb. 89.   Anziehen im Bett – Hosen

Bestandteile der Muster

Gegen Widerstand

Greifen nach der Hose.
Obere Extremitäten greifen zur re. unteren Extremität.
Li. Hand umfaßt das Fußgelenk, re. faßt die Hose.
Hochziehen der Hose bis zur Taille.

Frei

Nach re. rollen mit gebeugten Beinen.
Kopf, Hals und oberer Rumpf werden nach re. gebeugt.
Streckung der re. unteren Extremität beim Anziehen der Hose.
Nach re. rollen, Kopf und Hals rotieren.

A. Zum Stuhl greifen

Kommandos

Greifen Sie zur Hose und ziehen Sie sie zu sich heran.

Vorschläge zur Technik

Widerstand, langsame Bewegungsumkehr.

B. Anziehen der Hose – re. untere Extremität

Kommandos

«Greifen Sie mit der li. Hand um das re. Fußgelenk und mit der re. die Hose. Ziehen Sie Ihr re. Bein hoch. Lassen Sie sich die Hose nicht aus der Hand ziehen. Nun drücken Sie Ihr re. Bein runter mit der li. Hand und ziehen Sie mit der re. die Hose hoch.»

Vorschläge zur Technik

Widerstand während der verschiedenen Phasen.

C. Hochziehen der Hose bis zur Taille

Kommandos

«Ziehen Sie mit der li. Hand. Nun rollen Sie sich zu mir, und dann ziehen Sie mit der re.»

Vorschläge zur Technik

Widerstand während der verschiedenen Phasen.

Antagonistisches Muster

Ausziehen.

Anmerkung: Folgende Bewegungsmuster müssen geübt werden:
Nach li. rollen, mit asymmetrischer Flexion der unteren Extremitäten. Stoßbewegungen der re. oberen Extremität, A; «Hackbewegung» nach re. mit gestrecktem Ellbogen, B; nach re. und nach li. rollen und, wenn möglich, Anheben des Beckens und Rotation des unteren Rumpfes, Abb. 49 und 50.
Sowohl das Schließen des Reißverschlusses wie das Zuknöpfen kann gegen Widerstand durchgeführt werden. Auch das An- und Ausziehen von Schuhen, Strümpfen und Stützapparaten kann gegen Widerstand geübt werden. Das Anziehen der Bluse wird im Sitzen auf dem Bett oder im Stuhl durchgeführt.

Ergänzende Gruppenarbeit

Während des Entwicklungsprozesses und des Erlernens motorischer Fähigkeiten gebraucht das Kind diejenigen totalen Muster und Einzelbewegungen, die es beherrscht. Es kann versuchen und versagen, aber es wiederholt seine Bemühungen, bis es Erfolg hat. Beherrscht es eine Fähigkeit, ist sie ein Teil von ihm. Es kann sie automatisch oder willkürlich einsetzen, je nach Gelegenheit. Das behinderte Kind bzw. der Erwachsene muß die Möglichkeit haben, diejenigen Übungen, die er lernt wie die, die er gemeistert hat, weiterhin zu praktizieren. Auf diese Weise verbessert er seinen eigenen Fortschritt.
Beaufsichtigte Gruppenarbeit unterstützt die Möglichkeit, motorische Fähigkeiten fortwährend zu üben, um diejenigen Bewegungsmuster, die erlernt wurden, zu festigen und um Kraft, Ausdauer und Stabilität in der Haltung zu entwickeln. Individuelle Patienten haben individuelle Bedürfnisse. Die Übungen, die sie in der Gruppe durchführen, sind so ausgewählt, daß gesetzte Ziele erreicht werden können. Bei mehreren Patienten können gleiche Übungen nötig sein, so daß sie zusammen arbeiten können und untereinander konkurrieren. Die Richtlinie der Arbeit in Gruppen ist mehr die Beaufsichtigung individueller Übungsprogramme als selektive Übungen für die ganze Gruppe. Die Patienten arbeiten in unterschiedlicher Weise und unterschiedlichem Tempo.
Gruppenarbeit auf der Matte kann freie Übungen und Übungen gegen einen mechanischen Widerstand mit einschließen. Freie Übungen basieren auf den entwicklungsbedingten Übungen. Wenn möglich, werden Hanteln, Medizinball, Wasserball und Gewichte zum Ziehen (Pulleys) mit eingesetzt zur Steigerung der Anforderungen und um das Gleichgewicht oder die Stabilität der Haltung zu festigen (Lit. 28). Die Übungen des Patienten sind auf diejenigen beschränkt, die er in richtiger Weise und bei normalem zeitlichem Ablauf ausführen kann; sie sind beschränkt auf koordinierte Bewegungen oder diejenigen Bewegungen, die seine Koordination fördern. Der Aufsichthabende ist ein Lehrer, ein Anweiser und manchmal ein Schiedsrichter. Patienten sind Menschen. Sie spielen zusammen, sie konkurrieren, sie gewinnen, sie verlieren, sie fordern sich heraus, sie helfen einander (Lit. 14). Sie lernen, wieder Mitglieder einer Gruppe zu sein und egoistische Einstellungen zu überwinden. Der kluge Aufsichtführende hält die Patienten an, anderen zu helfen. Der erwachsene Hemiplegiker kann, während er Gleichgewichtsübungen im Vierfüßlerstand durchführt, mit einem hirngeschädigten Kind sprechen und es anregen. Ein aktives Kind konkurriert mit Erwachsenen und fordert sie heraus. Sie können zusammen spielen und können lernen, sich gegenseitig Widerstand zu geben in sinnvollen Bewegungen. Eine solche Gruppe ist eine Übungsgemeinschaft.
Auch bei der Gruppenarbeit mit Wand-Pulleys werden nur die Bewegungen durchgeführt, bei denen die Koordination beherrscht wird. Es werden bestimmte Komplexbewegungsmuster und Musterkombinationen verwandt. Manchmal muß das Gewicht die Bewegung unterstützen, in anderen Fällen kann ein Widerstand gegen das antagonistische Muster zu einer Erweiterung des gewünschten Bewegungsweges führen. Die Patienten können dabei in den verschiedensten Stellungen auf dem Behandlungstisch liegen, im Stuhl sitzen oder stehen. Der Aufsichtführende oder Lehrer muß die Übungen angeben, die Schwere des Gewichts bestimmen und dem Patienten helfen, seine Stellung, wenn nötig, zu ändern. Der Aufsichtführende muß die Patienten anweisen und herausfinden, worauf sie am besten reagieren.

4. Stimulation lebenswichtiger und artverwandter Funktionen

Lebenswichtige und artverwandte proximale Funktionen sind Körperfunktionen, die in erster Linie reflektorisch kontrolliert werden, aber willentlich gehemmt werden können. Darunter fallen die Atmung, die Gesichts-, Augen-, Mund- und Zungenbewegungen, das Schlucken, die Blasen- und Darmtätigkeit. Komplexbewegungen gegen maximalen Widerstand regen verwandte Bewegungen, die mit den proximalen Funktionen in Verbindung stehen, an.

Darüber hinaus können die Techniken der proprioceptiven neuromuskulären Förderung auch spezifisch auf Bewegungen der Teile abgestimmt werden, die für die lebenswichtigen Funktionen verantwortlich oder nötig sind. Wie mit allen Bewegungen können und sollten diese Funktionen aus den unterschiedlichsten Stellungen stimuliert werden. Zum Beispiel kann gegen die Atembewegungen in Bauchlage und Seitlage (lateral) wie auch in Rückenlage Widerstand gegeben werden. Zungenbewegungen können wirkungsvoller angeregt werden, wenn der Patient auf dem Bauch liegt und sich auf die Ellenbogen stützt. Schlucken ist in Bauchlage leichter als in Rückenlage. Wo Mängel zu verzeichnen sind, sollte die günstigste Stellung gewählt werden.

Eine Zergliederung einzelner Muskeln erfolgt hier nicht. Es wird jedoch beim Studium dieser Muskeln klar, daß sie gewöhnlich diagonal-spiralförmig angeordnet sind.

Die Atmung

Die Komplexbewegungen können zur Reaktionsanregung und zur Kräftigung der Muskeln angewandt werden, die die Atmung unterstützen können. Durch die Kräftigung der Hals-, Rumpf- und Extremitätenmuskulatur kommt es nebenbei zu einem Zunehmen des Atemvermögens. Die am engsten mit der Einatmung in Verbindung stehenden Muster sind Hals-, obere und untere Rumpfextension und die Elevation der oberen Extremitäten; die am engsten mit der Ausatmung gekoppelten Muster sind Hals-, obere und untere Rumpfflexion und die Retroversion der oberen Extremitäten. Kombinationen dieser Muster, wie z. B. das obere Rumpfmuster mit dem bilateralen, asymmetrischen Armmuster (hacken oder ausholen) und dem bilateralen symmetrischen Armmuster, wirken wie «Notsituationen». Es wird eine vermehrte Forderung an die Atemhilfsmuskeln gestellt, die bei tiefer Atmung normalerweise genau so gebraucht werden wie der Atemmechanismus selbst.

Durch die direkte Anwendung der Komplexbewegungen kann eine Reizung der kleinen Atemmuskulatur und eine Erweiterung der Brustkorb- und Zwerchfellbewegung erreicht werden. Es können Widerstände gegen die seitlichen und oberen Brustkorbbewegungen und gegen die Bewegungen des Sternums und des Zwerchfells gesetzt werden. Die Korrektur von Störungen im Muskelgleichgewicht erfolgt durch maximalen Widerstand gegen einen kräftigen Abschnitt und durch wiederholte Kontraktionen mit Betonung des geschwächten Abschnittes.

Reagiert z. B. ein Patient mit der linken seitlichen Brustkorbwand stärker als mit der rechten, so wird der Widerstand folgendermaßen gegeben: die Krankengymnastin legt ihre Hände an die Seiten des Brustkorbes, so daß die Handwurzeln nach unten gerichtet sind und die Finger leicht gespreizt nach oben außen liegen. Die Krankengymnastin fordert den Patienten auf, auszuatmen, wobei sie einen Druck nach unten innen gibt, um eine Dehnung der Intercostalmuskulatur zu erreichen. Der Patient wird dann aufgefordert, so viel wie möglich einzuatmen und zu halten. Während der Patient einatmet, vermindert die Krankengymnastin den Druck und stellt ihren Widerstand so ein, daß es zu einer Erweiterung der Brustkorbbewegung kommt. Hält der Patient seinen Atem an, geht die Krankengymnastin zu den wiederholten Kontraktionen über. Während sie gegen den kräftigen Brustkorbabschnitt einen gleichmäßigen Widerstand gibt, wechselt sie ihn wiederholt über dem geschwächten Abschnitt durch Verstärkung und Verringerung des Druckes. Der Patient wird nun aufgefordert, weiter einzuatmen und zu versuchen, die Weitstellung des Brustkorbes während des ganzen Vorganges aufrechtzuerhalten. Am Ende der Einatmung wird er aufgefordert, gleichmäßig fließend auszuatmen.

Die oben beschriebene Methode kann auch für den oberen Brustkorb angewandt werden. Eine Hand liegt auf dem Sternum, und zwar die Handwurzel auf dem Manubrium sterni, und die Finger zeigen leicht gespreizt nach unten in Richtung des Processus ensiformis. Die andere Hand und der Arm werden unten, außen am Brustkorb angelegt. Der Druck wird in diagonaler Richtung nach unten auf den Bauch zu gegeben und soll keinen Schmerz auslösen. Verspürt der Patient Schmerzen, so war der Druck zu stark direkt nach unten gerichtet. Die andere Hand und der Arm drücken den unteren Brustkorb zusammen, damit die Luft in den oberen Brustkorbsabschnitt geleitet wird. Wiederholte Kontraktionen können mit der Hand auf dem Sternum ausgeführt werden.

Soll die Betonung auf beiden Seiten des oberen Brustkorbabschnittes liegen, können die Hände so angelegt werden, daß die Handwurzeln nahe am Sternum liegen und die Finger nach oben, außen in Richtung auf das Acromion zeigen. Verschiedene Kombinationen von oberen mit unteren Brustkorbabschnitten sind möglich. Der kräftigere Abschnitt wird zur Verstärkung des geschwächten eingesetzt in der Form, daß die Atembewegung im kräftigeren Abschnitt durch entsprechenden Druck verhindert wird und gegen den geschwächten Abschnitt ein wohlabgestufter Widerstand während der ganzen Einatmungsphase gegeben wird.

Zur Stimulation des Zwerchfelles werden die Daumen und Handinnenflächen entlang der Knochen-Knorpelgrenze der unteren Rippen gelegt, so daß die Daumenspitzen zum Processus ensiformis zeigen. Druck und Dehnung werden dadurch erreicht, daß die Daumen unter die Rippen und nach oben geschoben werden, ohne jedoch einen Schmerz auszulösen. Für beide Seiten gleichzeitig können wiederholte Kontraktionen ausgeführt werden, oder aber eine Seite kann dadurch betont werden, daß ununterbrochener Druck gegen die andere Seite gegeben wird. Der Widerstand gegen eine verstärkte Ausatmung in diesem Abschnitt kann gegen die Abwärtsbewegung des Brustkorbes bei der Ausatmung gegeben werden, als sollte der Durchmesser des Brustkorbes nicht verringert werden.

Auch die «rhythmische Stabilisation» kann als Anregung für das Zwerchfell gebraucht werden. Die Daumen liegen so wie oben beschrieben, die Finger auf der unteren Brustkorbwand. Der Patient wird aufgefordert, einzuatmen und den Atem zu halten. Während der Patient hält, gibt die Krankengymnastin abwechselnd Druck und Zug für die Brustkorbwand und das Zwerchfell. Nach zwei- oder dreimaligem Wechsel soll der Patient weiter einatmen, während die Krankengymnastin weiterhin wechselnden Druck gegen den Zwerchfellabschnitt gibt.

Der Erfolg der Anwendung der Techniken für die Atemmuster hängt davon ab, ob die Krankengymnastin die Reaktion des Patienten spürt, ob ihr Auftrag mit der Aktionsbereitschaft des Patienten übereinstimmt und ob der Widerstand vorsichtig abgestuft ist, so daß die Reaktion und das Bewegungsausmaß gefördert werden.

Gesichtsbewegungen

Die normalen Gesichtsbewegungen erfolgen beidseitig gleichsinnig. Wenn auch normalerweise einige Menschen in der Lage sind, bis zu einem gewissen Grade isolierte Gesichtsbewegungen auszuführen, so haben diese als Ausdruck der Gemütsbewegungen in der Regel bilateralen symmetrischen Charakter. Werden dagegen bei schwerer körperlicher Anstrengung die Gesichtsbewegungen als Verstärkung eingesetzt, so können sie auch bilateral asymmetrisch erfolgen. Besteht im Bereich der Gesichtsmuskulatur eine Schwäche, so daß keine beidseitigen symmetrischen Bewegungen willkürlich ausgeführt werden können, so kommt es zu einem asymmetrischen Gesichtsausdruck.

Bei den Gesichtsbewegungen können drei Aktionspunkte mit antagonistischen Bewegungen herausgestellt werden – Mund, Nase und Augen, Extreme Bewegungen eines Aktionspunktes ziehen verwandte Bewegungen nach sich. Es handelt sich um folgende antagonistische Bewegungsrichtungen:

1. Hochziehen der Augenbrauen nach oben außen – herunterziehen nach unten innen.

2. Öffnen der Augenlieder nach lateral – schließen nach medial.

3. Hochziehen und öffnen der Nasenlöcher nach lateral – herunterziehen und schließen nach medial.

4. Zurückziehen der Mundwinkel nach unten – spitzen der Lippen nach oben.

5. Zurückziehen der Mundwinkel nach oben – spitzen der Lippen nach unten.

6. Öffnen und spitzen der Lippen – schließen und hereinziehen.

Die Gesichtsmuskeln haben einen diagonal-spiralförmigen Charakter und sind für symmetrische Bewegungen eingerichtet. Sowie eine kräftige Kontraktion der ringförmig verlaufenden Muskeln um Mund und Augen eine Dehnung oder Verkürzung der übrigen Gesichtsmuskeln, einschließlich der Kopfhaut, auslöst, kommt es andererseits zu einer Mitbewegung der Augen- und Mundmuskulatur, bei einer kräftigen Kontraktion auch der Nasenmuskeln.

Bei den Gesichtsbewegungen können die verschiedenen Techniken der Komplexbewegungen wie Druck, Dehnung, Widerstand, Verstärkung, wiederholte Kontraktionen, antagonistisches Gegenbewegen und, wenn nötig, auch Entspannungstechniken angewandt werden. Die Krankengymnastin arbeitet mit den Fingerspitzen. Gegen kräftige Bewegungen wird ein Widerstand gegeben, um geschwächte zu reizen und zu verstärken.

Ist z. B. das Hochziehen der linken Augenbraue geschwächt, so setzt die Krankengymnastin ihre Fingerspitzen auf beide Augenbrauen und zieht sie mit Druck nach unten und innen. Dann fordert sie den Patienten auf, hochzusehen, die Brauen hoch-

zuziehen. In diesem Augenblick wird gegen die Bewegung rechts ein kräftiger Widerstand gegeben, während links eine Bewegung zugelassen wird. Es kann ein Haltewiderstand mit folgendem Nachziehenlassen eingeschaltet werden. Die Bewegungsumkehr und Entspannungstechniken fördern die Beweglichkeit.
Zur Verstärkung des Öffnens und Schließens der Augenlider können die Augenbrauenbewegungen eingesetzt werden. Die Lippenbewegungen verstärken die Nasen- oder Augenbewegungen. Bei genauer Beobachtung zeigen sich die Beziehungen der Gesichtsbewegungen zueinander. Auch die Halsmuster können als Verstärkung eingesetzt werden. Jedes Hochziehen wird durch die Haltextension verstärkt und die entgegengesetzte Bewegung durch die Halsflexion. Die Rotation des Halses verstärkt die Bewegung der Gesichtshälfte, zu der rotiert wird. Soll z. B. die linke Gesichtshälfte verstärkt werden, muß nach links rotiert werden.

Augenbewegungen

Bewegungsmuster des Halses und der oberen Extremitäten, bei denen die Augen der Hand folgen, wirken als Antrieb für die Augenbewegungen. Die Halsextension mit Rotation verstärkt die Augenbewegung nach oben außen, die Flexion die Bewegung nach unten außen und die Rotation des Halses die laterale Bewegung der Augen, und zwar nach der Seite, nach der rotiert wird.
Außerdem kann die Augenbeweglichkeit gefördert und gewisse Blickrichtungen können betont werden, wenn die Krankengymnastin den Patienten auffordert, der Bewegung ihres Fingers oder eines Bleistiftes mit den Augen zu folgen. Die Bewegungen können nach oben, unten oder lateral gerichtet sein oder in verschiedener Weise kombiniert werden, sowohl nach rechts wie nach links, nach oben-außen oder nach unten-außen. Bewegungsumkehr oder wiederholte Kontraktionen können ebenfalls angewandt werden. Die Krankengymnastin läßt den Patienten soweit wie möglich in eine Richtung sehen; an diesem Punkt bewegt sie dann den Bleistift ganz langsam in die entgegengesetzte Richtung und in dem Moment, wenn der Patient mit den Augen zu folgen beginnt, bewegt sie den Bleistift schnell zurück in die ursprüngliche Richtung. Verwandte Bewegungsmuster des Halses können zur Verstärkung mit eingeschaltet werden.

Öffnen und Schließen des Mundes

Das Öffnen des Mundes erfordert ein Herunterdrücken und Zurückziehen des Kiefers, das Schließen entsprechend ein Hochheben und Vorschieben. Der Mund kann gerade auf- oder zugemacht werden oder auch seitlich verschoben werden.
Bei den Komplexbewegungen ist das Öffnen des Mundes mit der Halsflexion gekoppelt, das Schließen mit der Halsextension und die seitliche Bewegung des Kiefers mit der Rotation des Halses. Wird das Öffnen des Mundes durch die Halsflexion und Rotation nach rechts verstärkt, kommt es zu einem Herunterdrücken und Zurückziehen des Kiefers mit einer Seitwärtsbewegung nach rechts. Wird andererseits das Schließen des Mundes durch die Halsextension und Rotation nach links verstärkt,

kommt es zu einem Hochheben und Vorschieben des Kiefers mit einer Seitwärtsbewegung nach links. Wird die seitliche Bewegung des Kiefers durch die Rotation des Halses verstärkt, kommt es außerdem noch zu einem leichten Herunterdrücken. Werden die Halsmuster zur Verstärkung der Kieferbewegungen eingesetzt, so muß der Kopf frei beweglich sein. Es können die bei den Halsmustern beschriebenen Griffe angewandt werden.

Zungenbewegungen

Die Zungenmuskulatur ist besonders vielseitig in ihren Bewegungsmöglichkeiten und ihrer Gewandtheit. Anheben, Herunterdrücken, Herausstrecken, Zurückziehen, seitliche und rotierende Bewegungen der Zunge ergeben mannigfaltige Kombinationsmöglichkeiten. Durch das Zusammenspiel verschiedener Bewegungen während der Untersuchung wird häufig eine Asymmetrie der Funktionen zwischen den beiden Seiten offenbar. Das Herausstrecken oder Hereinziehen kann mit Anheben oder Herunterdrücken gekoppelt werden, ebenfalls das Herausstrecken nach beiden Seiten.
Eine Verstärkung der Zungenbewegung ist durch die Bewegungsmuster des Halses möglich. Die Halsextension beeinflußt das Ansehen der Zunge, die Flexion das Herunterdrücken und die Rotation die seitliche Bewegung. Dieses harmoniert mit den Bewegungen des Mundes. Beim Öffnen wird die Zunge nach unten gedrückt und beim Schließen nach oben.
Zungenübungen werden zur Kräftigung der Zunge ausgeführt oder zur Wiederherstellung des Muskelgleichgewichtes. Am günstigsten wird die Zunge mit einer Mullkompresse oder einem Handschuh angefaßt. Die Widerstände können auch mit einem Spatel gesetzt werden, jedoch ist die Kontrolle der Bewegungen hierbei schwierig. Ist z. B. das Herausstrecken und Anheben nach links schwächer als nach rechts, so drückt die Krankengymnastin die Zunge nach hinten – unten – rechts, wobei der Patient aufgefordert wird, mitzuhelfen. Dann soll der Patient die Zunge nach links oben herausstrecken und dort halten. Die Krankengymnastin gibt gegen diese Bewegung Widerstand und kann dann zu der wiederholten Kontraktion oder zur Bewegungsumkehr übergehen. Verwandte Bewegungsmuster des Halses oder das Öffnen und Schließen des Mundes können zur Verstärkung ausgenutzt werden. Es muß jedoch dabei beachtet werden, daß sich der Patient nicht auf die Zunge oder auf den Finger der Krankengymnastin beißt.

Schlucken

Das Schlucken erfordert ein Zusammenspiel der unteren und oberen Zungenbein- und Kaumuskulatur. Diese Muskelgruppen unterstützen die Halsflexion einerseits und werden andererseits bei Ausführung dieses Bewegungsmusters gereizt. Wird jedoch gegen Widerstand gearbeitet oder der Hals in eine extreme Flexion oder Extension gebracht, so ist es fast unmöglich, gleichzeitig zu schlucken.

Ein Widerstand gegen die Schluckbewegung kann folgendermaßen gegeben werden: Ein Stück Schaumgummi, ca 1,5 cm², wird an einen Faden gebunden und auf die Zunge des Patienten gelegt. Dieser wird nun aufgefordert zu schlucken, während die Krankengymnastin leicht an dem Faden zieht und damit einen Widerstand gibt.
Das Anheben des Gaumens kann auf folgende Art geschult werden: Der Patient öffnet seinen Mund weit und sagt «ah». Die Krankengymnastin berührt mit einem Watteträger vorsichtig das Zäpfchen oder die seitliche Gaumenwand, wodurch es reflektorisch zu einer Kontraktion kommt. Danach wiederholt der Patient das «ah» so oft wie möglich. Erfolgt an einer Stelle eine Verzögerung der Reaktion, wird hier noch einmal ein Reiz gesetzt.
Durch das Auslösen des Brechreizes kommt es zu einer Reaktion der Rachenmuskulatur mit einer Erweiterung des Gaumens und einer anschließenden automatischen Schluckaktion.

Blasen- und Darmtätigkeit

Die willkürliche Blasen- und Darmtätigkeit und deren Kontrolle kann durch verwandte Muster der Komplexbewegungen gegen maximalen Widerstand unterstützt werden. Das Flexionsmuster für den unteren Rumpf und die Beine fördert die Entleerung von Blase und Darm, während das Extensionsmuster hemmend wirkt.
Durch das beidseitig symmetrisch ausgeführte Extensions-Adduktions-Außenrotationsmuster der unteren Extremität kann unter besonderer Berücksichtigung der Dehnung und des Widerstandes eine Reizung der perinealen Muskulatur ausgelöst werden. Der Patient liegt dabei auf dem Rücken, beide Beine sind gebeugt und abduziert. Wenn möglich, soll er selbst seine Beine in dieser Stellung festhalten und gegen das Extensions-Adduktions-Außenrotationsmuster Widerstand geben. Kann er das nicht, so können die Füße auch angestellt werden. Die Krankengymnastin kann die Muskulatur um den Anus herum nach oben außen dehnen und dann den Patienten auffordern, gegen diesen Widerstand zu kontrahieren.

5. Befundaufnahme und Behandlungsprogramm

BEURTEILUNG DER LEISTUNGEN DES PATIENTEN

Die Leistungen eines gesunden Menschen bilden die Grundlage für die Beurteilung der Leistungen eines Patienten. Auch bei Gesunden gibt es normalerweise Abweichungen in bezug auf Bewegungsbreite, Koordination, Kraft und Ausdauer. Diese Schwankungen berühren aber nicht die täglichen Bewegungsabläufe, sondern wirken sich auf Geschicklichkeit und Körperhaltung aus.
Jeder gesunde Erwachsene ist nach vorheriger Erklärung in der Lage

1. alle Bewegungsmuster der Komplexbewegungen von Anfang bis Ende mit der richtigen Muskelaktionsfolge durchzuführen (isotonische Kontraktion);

2. alle Bewegungsmuster bei richtiger Muskelaktionsfolge gegen maximalen Widerstand durchzuführen;

3. einen Haltewiderstand an jedem gewünschten Punkt zu beantworten (isometrische Kontraktion) und in der verkürzten Bewegungsphase so kräftig zu halten, daß der «Halt» nicht gebrochen werden kann;

4. alle Bewegungskombinationen auszuführen;

5. die Bewegungsumkehr und die verschiedensten Techniken der Komplexbewegungen gegen maximalen Widerstand durchzuführen unter Zunahme von Kraft und Bewegungsbreite.

Die Krankengymnastin kann die Leistungen des Patienten dadurch verhindern, daß sie die Rotationsbewegung des Musters in der Dehnung nicht zuläßt, so daß durch diesen übermäßigen Widerstand nicht die richtige Muskelaktionsfolge ablaufen kann; oder dadurch, daß sie bei der isometrischen Kontraktion einen zu starken Rotationswiderstand gibt.
Es darf nicht vergessen werden, daß auch Krankengymnastinnen, wie alle gesunden Menschen, Unterschiede in ihrer Geschicklichkeit aufweisen. Die Leistung im ganzen sollte immer das Ziel sein, nicht aber die Einzelleistung. Achtet der Patient nur darauf, welcher Muskel sich kontrahiert, so hemmt er seine eigene Leistung und bringt die Krankengymnastin zur Verzweiflung. Eine kritische Beurteilung und Zergliederung sollte aber anschließend stattfinden und kann dann sehr aufschlußreich sein.

Allgemeine Gesichtspunkte

Durch die genaue Auswertung oder Zergliederung der Leistungen des Patienten soll Klarheit darüber geschaffen werden, wo seine Fähigkeiten, Möglichkeiten und Unzulänglichkeiten liegen. Dabei muß Folgendes beachtet werden:

1. Entsprechen die motorischen Fähigkeiten dem Alter des Patienten,

a) wenn nein, was ist der Grund:
Entwicklungsstörungen;
Unfall;
Krankheit?

b) Worin zeigen sich die Unzulänglichkeiten:
in einer Bewegungseinschränkung bei passiven und aktiven Bewegungen;
in einer Koordinationsstörung;
in einer Schwäche;
in verminderter Ausdauer?
in verminderter oder vermehrter Beweglichkeit; unstabile Haltung

2. Wo sitzen die Schäden; ist der ganze Körper betroffen oder sind es mehr die proximalen Teile (Hals und Rumpf) oder die Extremitäten?

Muster der Komplexbewegungen

Eine genaue Beurteilung bestimmter Bewegungsmuster ist sehr leicht durchzuführen, während der Patient auf dem Behandlungstisch liegt. Jedoch sollten die Muster, bei denen sich keine Bewegungseinschränkung zeigt, wenn der Patient auf einer flachen Unterlage liegt, nochmals auf der Gymnastikmatte und innerhalb der entwicklungsbedingten Bewegungsfolgen geprüft werden.
Bestimmte Informationen, die bei der Beurteilung gewonnen werden können, schließen folgendes ein:

1. Welche Muster der Komplexbewegungen liegen innerhalb der normalen Grenzen? Welche Muster sind unzureichend?

2. Liegt der Bewegungsausschlag bei den einzelnen Mustern im Bereich des Normalen?

a) Ist die passive Bewegung gehindert durch:
Kontrakturen;
Spasmen;
verspannte Muskulatur;
Schmerzen?

b) Geht der passive Bewegungsweg über das normale Maß hinaus? Sind die Muskeln überdehnt, so daß die normale Bewegungsbegrenzung fehlt?
Wirken nur noch Bänder und Kapseln als bewegungshemmende Faktoren?

3. Entsprechen die Leistungen des Patienten seinem Alter und seiner Entwicklungsstufe?

a) Wird die Bewegung zügig ausgeführt, oder werden die distalen Abschnitte verzögert eingesetzt?

b) Verläuft die Bewegung in der «Spur» des Musters, oder kommt es zu bizarren Abweichungen?

4. Kann der volle Bewegungsweg aktiv durchgeführt werden?

a) Ist der aktive Bewegungsausschlag geringer als der passive?

b) Wird die Bewegung durch Kontrakturen, Spasmen, verspannte Muskulatur oder Schmerzen verhindert?

c) Sind die wichtigsten Muskelgruppen in ihrer Kraft herabgesetzt, zeigt sich die Schwäche im Verlauf des ganzen Musters oder mehr an einzelnen Drehpunkten? Ist eine bestimmte Bewegungskomponente schwächer als die andere, etwa die Flexion, Adduktion oder Außenrotation der Hüfte in dem entsprechenden Muster?

5. Ist die isometrische Kontraktion mangelhaft?

6. Sind die Störungen im agonistischen Bewegungsmuster größer als im antagonistischen? Wie ist z. B. das Flexions-Adduktions-Außenrotationsmuster der unteren Extremität im Vergleich mit dem Extensions-Abduktions-Innenrotationsmuster der gleichen Extremität? An welchem Drehpunkt zeigt sich eine Störung des Muskelgleichgewichtes am stärksten?

7. Ist das Bewegungsmuster einer Diagonalen mangelhafter als das der entgegengesetzten? Wie z. B. ist das Flexions-Adduktions-Außenrotationsmuster im Vergleich mit dem Flexions-Abduktions-Innenrotationsmuster der gleichen Extremität, und wo sitzt die Schwäche?

8. Ist das Bewegungsmuster einer Diagonalen mangelhafter als das antagonistische der entgegengesetzten? Vergleiche z. B das Flexions-Adduktions-Außenrotationsmuster mit dem Extensions-Adduktions-Außenrotationsmuster, und wo sitzt die Schwäche?

Plan einer Funktionsprüfung

Um den Fähigkeiten, Möglichkeiten und Unzulänglichkeiten des Patienten gerecht zu werden, muß eine systematische Funktionsprüfung durchgeführt werden. Die hier folgende ist ganz allgemein gehalten und muß den jeweiligen individuellen Gegebenheiten angepaßt werden. Sind der volle passive oder aktive Bewegungsweg oder die Bewegung gegen Widerstand kontraindiziert, so muß das natürlich beachtet werden.

Die Reihenfolge der Funktionsprüfungen verläuft von proximal nach distal. Die proximalen Teile müssen als erstes berücksichtigt werden, da sie in enger Verbindung mit lebenswichtigen Funktionen des Körpers stehen. Wenn also der Verdacht besteht, daß die proximalen Funktionen, die mit Atmung, Zungenbewegung, Gaumenreaktion, Schlucken und den Gesichtsbewegungen in Verbindung stehen, unzulänglich sind, so müssen diese immer zuerst getestet werden. In zweiter Linie müssen die Halsmuster Beachtung finden, da sie als Schlüssel für den oberen Rumpf zu werten sind. Dann folgen der obere und der untere Rumpf, die oberen und die unteren Extremitäten mit ihren proximalen, mittleren und distalen Gelenken.

Es kostet viel Zeit und Mühe sowohl für die Krankengymnastin wie für den Patienten, um einen genauen Überblick der Behandlungsmöglichkeiten zu bekommen. Es kann sein, daß eine Sitzung dafür nicht ausreicht wegen der zeitlichen Beanspruchung oder wegen der Ermüdung von Patient und Behandlerin. Die erste Sitzung kann sich darauf beschränken, einen Überblick über die proximalen Teile und die oberen

Extremitäten zu erwerben, während in der zweiten Sitzung die proximalen Teile nochmals kurz überprüft und die unteren Extremitäten genau erfaßt werden müssen.

Passive Bewegungen

Innerhalb eines bestimmten Musters muß zuerst das Bewegungsausmaß bei passiven Bewegungen geprüft werden. Bewegungseinschränkungen oder anormale Beweglichkeit in den einzelnen Gelenken sollen notiert werden. Extremitätenmuster, bei denen eine Dehnung zweigelenkiger Muskeln verlangt wird, müssen mit den Mustern verglichen werden, bei denen diese Muskeln nicht gedehnt werden. Das ist wichtig für die Feststellung, welcher Drehpunkt am stärksten eingeschränkt ist. Will man z. B. das Bewegungsausmaß der Hüfte im Flexions-Adduktions-Außenrotationsmuster feststellen, muß die Bewegung einmal mit gestrecktem und dann mit gebeugtem Knie geprüft werden, da der M. biceps femoris eine Bewegungshemmung in der Hüfte verdecken kann.
Die passiven Bewegungen der einzelnen Gelenke werden von distal nach proximal durchgeprüft. Erst werden die distalen Drehpunkte in den verkürzten Bewegungsweg gebracht, dann die mittleren und zum Schluß die proximalen. Tritt bei passiver Bewegung des proximalen Gelenkes eine vermehrte Spannung an den distalen und mittleren Drehpunkten auf, so sollte das im Auge behalten werden, da es sich um eine Hemmung in den zuletzt genannten Drehpunkten handeln kann. Die Prüfung muß dann noch einmal wiederholt werden unter Verzicht auf das volle Bewegungsausmaß in den distalen Drehpunkten, um den Grad der distalen Spannung – die die proximale Bewegung hindert – festzustellen. Dieses Übergreifen der Spannungen entspricht den topographisch bedingten Beziehungen der wichtigsten Muskelkomponenten. Deutliche Bewegungseinschränkungen eines Drehpunktes können also die Bewegung in einem anderen Drehpunkt beeinflussen. Besteht irgendwo eine anormale Beweglichkeit, so muß auch das im Behandlungsprogramm berücksichtigt werden.

Aktive Bewegungen

Gleich nach der passiven Prüfung eines bestimmten Musters erfolgt die aktive Durchführung der Bewegung. Nach gründlicher Unterweisung des Patienten sollen die verschiedenen Kombinationen der Mittelgelenke mit eingesetzt werden. Die Bewegungen müssen genau beobachtet werden in bezug auf Abweichungen in der Reihenfolge der Muskelaktionen und des Bewegungsausmaßes in den einzelnen Gelenken und im Vergleich zu der passiven Bewegung. Wiederholungen können beobachtete Unzulänglichkeiten bestätigen oder auch aufzeigen, daß der Patient die Anordnungen der Krankengymnastin nicht voll verstanden hat. Die aktiven Bewegungen sollen gegen die Schwerkraft ausgeführt werden. Der Patient muß dementsprechend so gelagert werden, daß der volle Bewegungsweg nicht gehindert werden kann.

Bewegungen gegen Widerstand

Als nächstes kann – wenn keine Kontraindikation besteht – maximaler Widerstand gegeben werden, um spezielle Mängel festzustellen. Der Patient soll den für ihn möglichen vollen Bewegungsweg in der richtigen Muskelaktionsfolge zurücklegen mit eingeschaltetem Haltewiderstand in der Annäherung. Auf wohldosierten Widerstand muß geachtet werden. Abweichungen in der Reihenfolge der Muskelaktion, im Bewegungsausmaß an bestimmten Drehpunkten und in der Kraft bei der isotonischen und isometrischen Muskelkontraktion müssen genau beobachtet werden.

Reaktionserleichterung

Ist der Patient nicht in der Lage, den vollen Bewegungsweg innerhalb eines Musters zurückzulegen oder einen bestimmten Drehpunkt ausreichend einzusetzen, können die betonte Muskelaktionsfolge und der Dehnungsreiz angewandt werden. Dabei soll festgestellt werden, ob im Vergleich zu der Bewegung gegen Widerstand mit normaler Aktionsfolge die Reaktion in den schwächeren Drehpunkten zunimmt. Kommt es zu einer vermehrten Reaktion, so ist die Möglichkeit einer Besserung gegeben, da offensichtlich ein Überfließen der Innervation oder eine Verstärkung erfolgt. Dies muß im Behandlungsplan berücksichtigt werden. Kommt es zu keiner verbesserten Reaktion an dem geschwächten Drehpunkt, so liegt eine erhebliche Störung vor, und die Betonung dieses Gelenkes muß so lange zurückgestellt werden, bis die proximalen Teile so weit gekräftigt sind, daß sie eine Verstärkung für die geschwächten Drehpunkte gewährleisten.

Entwicklungsbedingte Bewegungen

Da es sich bei entwicklungsbedingten Bewegungsfolgen um totale Bewegungsmuster handelt mit Wechselwirkungen innerhalb der einzelnen Körperabschnitte, muß eine Beurteilung des Patienten, was er kann und was er nicht kann und wie seine Leistungsfähigkeit ist, verständlicherweise im Turnsaal oder draußen durchgeführt werden. Für diese Bewegungen braucht man Platz, so daß die Wiederholung totaler Muster beobachtet werden kann. In der Beurteilung bestimmter Muster der Komplexbewegungen liegt das Interesse jeweils auf einem Körperabschnitt zur Zeit. In der Beurteilung der entwicklungsbedingten Bewegungsfolgen muß man den gesamten Körper in seinem totalen Bewegungsmuster beobachten. Außerdem muß die Koordination einzelner Bewegungsbestandteile beachtet werden. Nachdem man sich so einen gewissen Überblick verschafft hat, hat man auch ein gewisses Verständnis für die Fähigkeiten des Patienten bekommen.
Im allgemeinen gelten die Gesichtspunkte und die Fragen, die sich bei der Beurteilung der Muster der Komplexbewegungen ergeben, auch bei der Beurteilung der entwicklungsbedingten Bewegungen, die sich ja aus den Mustern der Komplexbewegungen aufbauen. Jedoch muß das totale Muster auch als solches analysiert werden. In bezug auf die drei Gebiete der Anwendung – Übungen auf der Matte, Gangschulung, Selbsthilfe – sollten folgende Fragen aufgestellt werden:

1. Entspricht die Durchführung der Übung oder des Bewegungsauftrages der Entwicklungsstufe des Patienten unter Berücksichtigung seines Alters?

2. Ist die Durchführung der Übungen unzureichend, was ist der Grund dafür und wo liegt die Störung?

a) besteht eine Unfähigkeit, auf ein Kommando oder einen Gehörreiz zu reagieren, auf einen propriozeptiven oder visuellen Reiz?

b) besteht eine allgemeine Schwäche, Koordinationsstörungen, Spasmen, Rigidität, bestehen Schmerzen oder Kontrakturen?

c) Sind die Bewegungsmuster von Kopf und Hals, oberem Rumpf und oberen Extremitäten oder unterem Rumpf und den unteren Extremitäten unzureichend?

d) sind die ipsilateralen oder bilateralen Bewegungskomponenten der oberen oder unteren Extremitäten unzureichend?

e) besteht eine Störung der distalen Körperteile, im Vergleich mit den proximalen?

3. Werden die Bewegungen, bei denen die Beugung vorherrscht, besser ausgeführt als die Streckbewegungen?

4. Ist die Aufrechterhaltung der ausbalancierten Stellung ausreichend im Vergleich mit der Fähigkeit, diese Stellung einzunehmen. Ist die Bewegung besser als das Halten einer Stellung?

5. Sind die Bewegungen eines Patienten während der Behandlung auf der Matte oder bei der Gangschule, verglichen mit den gleichen Bewegungsmustern der Komplexbewegungen auf dem Behandlungstisch, besser oder weniger gut?

6. Ist der Patient in der Lage oder nicht, Bewegungen während der Behandlung auf der Matte oder bei der Gangschule durchzuführen, was ihm auf dem Behandlungstisch bei den gleichen Bewegungsmustern der Komplexbewegungen nicht möglich war. Ist er fähig, durch Lagewechsel bestimmte Bewegungen auszuführen; d. h. wenn er eine bestimmte Bewegung in Rückenlage nicht durchführen kann, ist es in Seitlage, Bauchlage oder im Sitzen oder Stehen möglich?

7. Kann der Patient Bewegungen, die er auf dem Behandlungstisch und auf der Matte ausgeführt hat, auch ins Funktionelle übertragen? Ist er in der Lage, ähnliche Bewegungsmuster zu verbinden und auszuführen, die für die Selbsthilfe nötig sind?

8. Steigert der Patient in angemessener Weise seine Bemühungen, ein totales Bewegungsmuster auszuführen? Würden ihm zusätzliche Hilfsmittel nützlich sein, seine Bemühungen, sich zu bewegen oder eine Stellung zu halten, zu fördern?

Plan einer Funktionsprüfung

Als Richtlinien für die Beurteilung dienen die entwicklungsbedingten Bewegungsfolgen, skizziert in Tabelle 2. Die Bewegungen, die am besten auf der Matte ausgeführt werden, sollten als Bodenübung beurteilt werden. Diejenigen, die zum Gehen gehören, können, wenn möglich, auf der Matte ausgeführt werden, doch brauchen sehr oft schwer beschädigte Patienten andere Hilfsmittel, wie Rollstuhl, Barren, Krücken, Stöcke, Stützapparate u.ä. Um die Übungen zur Selbsthilfe richtig zu beurteilen, sollte der Patient an den entsprechenden Ort gebracht werden, wie z.B. Badezimmer, Bett oder Rollstuhl, wenn er einen benötigt. Es können hierfür die speziellen Einrichtungen für Gangschule und Selbsthilfetraining gebraucht werden.

Die speziellen Probleme eines Patienten zeigen sich aber häufig erst da, wo er wirklich lebt, zu Hause oder im Krankenhaus.

So wie sich die Bewegungen innerhalb der entwicklungsbedingten Bewegungsfolgen überschneiden, so greifen die Informationen ineinander, die man durch die Beurteilung der verschiedenen Übungsvorgänge erlangt. Es wird sich zeigen, welche Bewegungsmuster vom Patienten durchgeführt werden können und welche nicht. Die Auswertung wird zeigen, was der Patient auf der Matte, bei der Gangschule und beim Selbsthilfetraining erreicht. So kommt es zur Information und einer Einstufung des Patienten. Nur so kann der Prüfer realistisch die Ziele aussuchen, entsprechend den Fähigkeiten des Patienten und seinen Möglichkeiten, sich zu verbessern. Der Prüfer wird einen Behandlungsplan für den Patienten aufstellen oder wird so eng wie möglich mit denjenigen Personen in Verbindung stehen, die für die Planung und Ausführung des Behandlungsprogrammes verantwortlich sind.

PLANUNG EINES BEHANDLUNGSPROGRAMMES

Diagnose, Behandlungsart und Behandlungsziel werden vom Arzt festgesetzt. Das Behandlungsprogramm wird seinen Angaben entsprechend aufgestellt. Oberstes Ziel eines Behandlungsplanes ist die möglichst schnelle Wiederherstellung oder Schulung der normalen Funktionen. Außerdem müssen bestimmte Abschnitte und Drehpunkte besonders betont und die Techniken so ausgewählt werden, daß das vom Arzt gesetzte Ziel erreicht oder sogar überschritten wird. Der Patient wird vielleicht besser auf der Matte als auf dem Behandlungstisch behandelt, damit auch Widerstände, wiederholte Kontraktionen und Techniken der Bewegungsumkehr bei den totalen Bewegungsmustern der entwicklungsbedingten Bewegungsfolge angewandt werden können. Auf diese Weise kann Kraft entwickelt werden und eine Reizung der gesamten Beuge- und Streckmuster erfolgen. Das Behandlungsbad verschafft eine ausgezeichnete Behandlungsmöglichkeit für eine ausgewählte Gruppe von Erwachsenen, da die Kombinationen der Rumpfbewegungen unter Abnahme der Schwere und ohne harte Unterlage ausgeführt werden können. Die Behandlerin kann den Patienten wie ein kleines Kind handhaben. Somit kann der Patient in jeder möglichen ihm angepaßten Umgebung und Stellung behandelt werden, entsprechend seiner Kondition und seinen Bedürfnissen.

Betonte Körperabschnitte

Die Auswahl der zu betonenden Abschnitte und Drehpunkte ergibt sich aus der Funktionsprüfung, durch die man sich einen Überblick über die Fähigkeiten, Möglichkeiten und Unzulänglichkeiten des Patienten verschafft hat. «Betonung» bedeutet, daß man in einer Behandlung mehr Zeit und Mühe auf bestimmte Abschnitte oder Drehpunkte des Körpers verwendet als auf andere. Beim Überwechseln der Betonung von einem Muster zum anderen und von einem Körperabschnitt zum anderen dient die erste Phase der Erholung und die zweite der Reizung der neuromuskulären Reaktion. Übereinstimmend mit der Entwicklung werden auch die zu betonenden Körperabschnitte und Drehpunkte von proximal nach distal beübt, d.h. die Mängel in den proximalen Abschnitten vor solchen in den distalen Abschnitten. Kommt es proximal zu einer Verbesserung der Funktion, so bedeutet das eine Verstärkung für die Extremitäten. Anschließend daran werden erst die proximalen Drehpunkte der Extremitäten betont und dann die mehr distal liegenden. Vorhandene Kraft in den distalen Drehpunkten kann zur Verstärkung proximaler Drehpunkte eingesetzt werden, wobei die Betonung jedoch proximal bleibt. Das gleiche gilt bei generalisierter Schwäche.
Sind an Hals, Rumpf und den Extremitäten erhebliche Ausfälle vorhanden, so muß das Behandlungsprogramm alle Bewegungskombinationen der Hals- und Rumpfmuster sowie der oberen und unteren Extremitätenmuster umfassen. Das kräftigere Muster muß zur Verstärkung eines geschwächten eingesetzt werden, jedoch darf dabei der Ausgleich des gestörten Muskelgleichgewichtes nicht außer acht gelassen werden. Ist bei einem Patienten der Rumpf geschwächt, aber einige Kraft in den Extremitäten vorhanden, so kann das diesem Rumpfmuster am engsten verwandte Extremitätenmuster zur Verstärkung eingesetzt werden. Weiterhin können Boden-

übungen genau so gut wie Übungen auf dem Tisch angewandt werden, die Betonung kann dann teilweise auf den Extremitäten liegen.
Hat ein Patient mehr Kraft im unteren Rumpf und den Beinen als im oberen Rumpf, Hals und Armen, so werden die unteren Körperabschnitte zur Verstärkung der oberen eingesetzt. Der obere Rumpf und der Hals werden so lange betont geübt, bis sie zur Verstärkung der Arme durch verwandte Muster eingesetzt werden können. Die kräftigeren unteren Extremitäten können auch zur Verstärkung der Arme gebraucht werden, wenn sich dadurch eine Verbesserung der Reaktion erreichen läßt. Es ist häufig möglich, eine vermehrte Reaktion der Hals- und oberen Rumpfmuster mit Hilfe einer Verstärkung durch die Beine zu erlangen, wenn der Patient im Stehen behandelt wird. Der Patient verstärkt die Widerstandsbewegungen gegen Hals und oberen Rumpf ganz automatisch durch Einschalten der Halte- und Stellreflexe. Rhythmische Stabilisation, Bewegungsumkehr und wiederholte Kontraktionen als Betonung können durch Widerstand an Kopf und Hals angewandt werden.
Bei einem Patienten, dessen Ausfälle nur auf einen Arm beschränkt sind, gibt es zahlreiche Verstärkungsmöglichkeiten; die Betonung der Schulterblattbewegung oder des proximalen Drehpunktes ist wichtig, da die Stabilität der Scapula wesentlich zur vollen Funktion des Schultergelenkes beiträgt. Sowohl der Hals wie der andere Arm bieten die besten Möglichkeiten zur Verstärkung. Der Patient kann in jeder Ausgangsstellung behandelt werden, die die Ausführung des gewünschten Musters erlaubt.
Die oben beschriebenen Beispiele werden aufgezählt, um die Bedeutung der proximalen Reizung und das Einsetzen kräftigerer Körperabschnitte zur Verstärkung der schwächeren klar zu machen.
Durch die Betonung einzelner Abschnitte wird noch keine allgemeine Stimulation erreicht. Werden dagegen umfassende Kombinationsmuster ausgeführt, so kommt es durch Überfließen und Ausstrahlung zu einem Massenantrieb. Weist eine Extremität nur eine geringe Reaktionsfähigkeit auf, so bedarf sie zwar der Reizung; zeigen sich jedoch am Rumpf auch erhebliche Ausfälle, so kann ihr zunächst keine besondere Betonung geschenkt werden.

Betonte Drehpunkte

Die Reihenfolge der zu betonenden Drehpunkte erfolgt auch von proximal nach distal. An den Extremitäten werden also Schultergürtel und Hüften zuerst betont und dann die Mittel- und Endgelenke. Ein Gleichgewicht der Kräfte zwischen den antagonistischen Mustern ist von größter Bedeutung. Bestehende Störungen werden ebenfalls von proximal nach distal korrigiert. Ist die Scapulabewegung im Retroversions-Abduktions-Innenrotationsmuster geschwächt, und sind alle anderen Bewegungen relativ kräftig, so muß die geschwächte Schulterblattbewegung zuerst betont werden. Es ist nutzlos, eine geschwächte Opposition des Daumens zu betonen, bevor man nicht die mangelhafte Innenrotation der Schulter korrigiert hat. Die Opposition des Daumens ist vorwiegend eine Rotationsbewegung, deren Verstärkung von der Innenrotation der Schulter abhängig ist.

Auswahl der Techniken

Die Auswahl der Techniken kann nicht nur nach theoretischen Überlegungen getroffen werden, außer bei Kontraindikation bestimmter Techniken, wie z. B. das

Setzen des Dehnungsreizes bei der Behandlung frischer Frakturen. Die Technik, die die gewünschte Reaktion am stärksten fördert, ist die Technik der Wahl. Jedem gesunden Menschen ist die Durchführung eines koordinierten, antagonistischen Gegenbewegens bei vollem Bewegungsweg und normaler Kraft möglich. Kann diese Technik anfangs nicht durchgeführt werden, muß das Erlernen Ziel der Behandlung sein. Welcher Verstärkermechanismus eingesetzt wird – entweder ein Drehpunkt für einen anderen oder ein Bewegungsmuster für ein anderes – hängt von den Beziehungen der Muster zueinander, von der vorhandenen Kraft und der Reaktion ab. Falls die Störung des Muskelgleichgewichtes so erheblich ist, daß die Krankengymnastin beide Hände zur Kontrolle der Bewegung braucht, muß die Verstärkung auf die kräftigeren Drehpunkte innerhalb des geschwächten Musters beschränkt bleiben. Sowie der Patient selbst den Körperabschnitt unter Kontrolle hat, können größere Bewegungskombinationen durchgeführt werden.

Damit der Patient möglichst rasche Fortschritte macht, muß die Krankengymnastin Folgendes berücksichtigen:

1. daß die proximalen Mängel zuerst korrigiert werden müssen, da die proximale Kraft eine wirksame Verstärkung bedeutet;

2. daß es von größter Bedeutung ist, ein wohlausgewogenes Kräfteverhältnis in bezug auf alle Bewegungsmuster und Drehpunkte zu entwickeln;

3. daß die Verstärkungsmuster auf die erstrebte Reaktionszunahme abgestimmt werden müssen. Die Störungen im Muskelgleichgewicht müssen korrigiert werden. Die schwächeren Bewegungsmuster werden geschult, indem die kräftigeren Bewegungen ausgenutzt werden, um die geschwächten zu reizen. Durch eine kluge Auswahl der zu betonenden Drehpunkte und der Verstärkungsmechanismen wird eine zunehmende Störung des Muskelgleichgewichtes vermieden.

4. daß die Wahl der Technik immer von der Reaktion des Patienten abhängt und nicht allein von der theoretischen Überlegung der Krankengymnastin;

5. daß der Patient häufig überprüft werden muß, damit neue zu betonende Körperabschnitte mit einbezogen werden können.

Integration von Bewegungen

Für die optimale Entwicklung oder Wiederherstellung der neuromuskulären Reaktionen eines Patienten ist eine Koordinierung verschiedener Behandlungsphasen nötig. Alle Bewegungen und Übungen müssen abgestimmt und ausgerichtet sein auf das Ziel, was für den einzelnen Patienten gesetzt worden ist. Das Ziel kann heißen Gehfähigkeit oder Selbsthilfe, aber der Weg, es zu erreichen, kann Behandlung auf dem Tisch sein oder auf der Matte oder Gruppenarbeit.

Sorgfältig ausgewählte Bewegungen werden in einer Umgebung ausgeführt, die dem Patienten erlaubt, sich maximal anzustrengen, um ein Optimum an Erfolg zu haben. Wichtige Faktoren sind der ökonomische Einsatz der Therapeutin und die Zeit. Mit Bewegungsfolgen auf der Matte kann unter Umständen mehr erreicht werden in kürzerer Zeit als mit begrenzten Übungen auf dem Behandlungstisch. Intensive Betonung eines bestimmten Musters der Komplexbewegungen auf dem Behandlungstisch kann ein besseres Gangbild ergeben als die Übung eines weniger guten Musters während der Gangschulung. Durch Gangübungen gegen Widerstand kann unter Umständen leichter eine Dehnung der ischiocruralen Gruppe erreicht werden als durch wiederholte, mühsame Entspannungsversuche, wenn der Patient in Rückenlage auf dem Tisch liegt. Um ein sinnvolles Ineinandergreifen von Bewegungen zu erreichen unter Betonung derjenigen Übungen, die den Patienten sowohl in der Bewegung wie in der neuromuskulären Reaktion am stärksten fördern, muß ein genaues Ziel gesteckt sein.

Diese Bemühungen sollten sich aber auch über die krankengymnastische Behandlung hinaus erstrecken (Lit. 29). Sowohl die Übungen auf der Station, wie bei der Beschäftigungstherapie etc., müssen auf das Ziel hinstreben, welches für den einzelnen Patienten gesetzt wurde. Ein Ziel bedeutet einen Ansporn sowohl für den Patienten wie für die Therapeutin. Die Zielsetzung sollte immer wieder überprüft und der Leistungsfähigkeit des Patienten angepaßt werden.

6. Literaturhinweise

1. BUCHWALD, J. S. "Exteroceptive Reflexes and Movement," in: *Proceedings of an Exploratory and Analytical Survey of Therapeutic Exercise (NU-STEP)*, Northwestern University Medical School, July 25–August 19, 1966. *Amer. J. Phys. Med. 46*:121–128, 1967.
2. DORLAND, W. A. N. *The American Illustrated Medical Dictionary,* 24th ed., Philadelphia, Saunders, 1965.
3. FREEMANN, J. T. Posture in the aging and aged body. *J. A. M. A. 165*:843–846, 1957.
4. GELDARD, F. A. Some neglected possibilities of communication. *Science 131*:1583–1588, 1960.
5. GELLHORN, E. Patterns of muscular activity in man. *Arch. Phys. Med. 28*:9:568–574, 1947.
6. GESELL A., and AMATRUDA, C. S. *Developmental Diagnosis,* 2nd ed. New York, Hoeber, 1947.
7. GRAY, H. *Anatomy of the Human Body,* ed. by Goss. C. M. 27th ed. Philadelphia, Lea & Febiger, 1959, pp. 32–46.
8. HAGBARTH, K. E. Excitatory and inhibitory skin areas for flexor and extensor motoneurones. *Acta. Physiol. Scand. 26* (Suppl. 94): 1–58, 1952.
9. HARRISON, V. F. A revriew of the neuromuscular bases for motor learning. *Research Quarterly 33*:59–69, 1962.
10. HELLEBRANDT, F. A. "Physiology," in DELORME, T. L., and WATKINS, A. L., *Progressive Resistance Exercise,* Chapter 2. New York, Appleton-Century-Crofts, 1951.
11. HELLEBRANDT, F. A. Application of the overload principle to muscle training in man. *Amer. J. Phys. Med. 37*:278–283, 1958.
12. HELLEBRANDT, F. A., HOUTZ, S. J., and EUBANK, R. N. Influence of alternate and reciprocal exercise on work capacity. *Arch. Phys. Med. 32*:766–776, 1951.
13. HELLEBRANDT, F. A., SCHADE, M., and CARNS, M. L. Methods of evoking the tonic neck reflexes in normal human subjects. *Amer. J. Phys. Med. 41*:90–139, 1962.
14. HELLEBRANDT, F. A., and WATERLAND, J. C. Indirect learning: The influence of unimanual exercise on related muscle groups of the same and opposite side. *Amer. J. Phys. Med. 41*:45–55, 1962.
15. HOOKER, D. *The Prenatal Origin of Behavior.* Porter Lectures, Series 18. Lawrence, Kansas, University of Kansas Press, 1952.
16. HUMPHREY, T. The trigeminal nerve in relation to early human fetal activity. *Res. Publ. Ass. Nerv. Ment. Dis. 33*:127–154, 1954.
17. JABOBS, M. "Developmental Basis for Therapeutic Exercise," in *Proceedings of the Third International Congress,* 1959, *World Confederation for Physical Therapy,* Paris, French Committee, W. C. P. T., 1961.
18. KABAT, H. "Proprioceptive Facilitation in Therapeutic Exercise," in *Therapeutic Exercise,* ed. by Licht, S. 2nd ed., Chapter 13. New Haven, E. Licht, 1961.
19. KABAT, H., and KNOTT, M. Proprioceptive facilitation technics for treatment of paralysis. *Phys. Ther. Rev. 33*:53–64, 1953.
20. LEVINE, M. G., KABAT, M., and VOSS, D. E. Relaxation of spasticity by physiological technics. *Arch. Phys. Med. 35*:214–223, 1954.
21. LEVINE, M. G., KNOTT, M., and KABAT, H. Relaxation of spasticity by electrical stimulation of antagonistic muscles. *Arch. Phys. Med. 33*:668–673, 1952.
22. MCGRAW, M. B. *The Neuromuscular Maturation of the Human Infant.* New York, Columbia University Press, 1943. Reprinted edition, New York, Hafner Publishing Company, 1962.
23. MEAD, S. Personal communication, 1963.
24. PEELE, T. L. *The Neuroanatomical Basis for Clinical Neurology.* New York, McGraw-Hill, 1954.
25. ROBINSON, M. E., DOUDLAH, A. M., and WATERLAND, J. C. The influence of vision on the performance of a motor act. *Amer. J. Occup. Ther. 19*:202–204, 1965.
26. ROOD, M. S. Neurophysiological mechanisms utilized in the treatment of neuromuscular dysfunction. *Amer. J. Occup. Ther. 10*:220–224, 1956.

27. Sherrington, C. *The Integrative Action of the Nervous System.* New Haven, Yale University Press, reprinted ed. 1961, p. 340.
28. Toussaint, D., and Knott, M. The use of wall pulleys with mat activities. *Phys. Ther. Rev. 35*:477–483, 1955.
29. Voss, D. E. Proprioceptive neuromuscular facilitation: Application of patterns and techniques in occupational therapy. *Amer. J. Occup. Ther. 13*:191–194, 1959.

7. Nachschlagetabellen

KOMBINATIONEN VON BEWEGUNGSMUSTERN ZUR VERSTÄRKUNG (TABELLEN 3–9)

3. Tabelle: Verstärkung der Bewegungsmuster von Kopf und Hals durch Bewegungskombinationen der oberen Extremitäten

Zu verstärkende Bewegungsmuster	Bewegungsmuster der oberen Extremität (Augen folgen der Hand)
1. Kopf- und Halsflexion mit Rotation (links/rechts)	Retroversion-Adduktion-Innenrotation (contralateral) Beidseitig asymmetrisch (Hackbewegung) (ipsilateral)
2. Kopf- und Halsextension mit Rotation (links/rechts)	Elevation-Abduktion-Außenrotation (ipsilateral) Beidseitig asymmetrisch (Ausholbewegung) (ipsilateral)
3. Kopf- und Halsrotation (links/rechts)	Retroversion-Abduktion-Innenrotation (ipsilateral) Elevation-Adduktion-Außenrotation (contralateral)

4. Tabelle: Verstärkung der Bewegungsmuster des oberen Rumpfes durch Bewegungskombinationen von Kopf und Hals, unterem Rumpf und der oberen Extremitäten

Zu verstärkende Bewegungsmuster	Halsmuster	Untere Rumpfmuster	Obere Extremitätenmuster
1. Obere Rumpfflexion mit Rotation (links/rechts)	Kopf- und Halsflexion mit Rotation (ipsilateral)	1. Untere Rumpfflexion mit Rotation (ipsilateral)	1. Beidseitige, asymmetrische Muster (Hackbewegung, Hände angenähert) ipsilateral
		Flexion-Abduktion-Innenrotation (ipsilaterale untere Extremität)	Retroversion-Adduktion-Innenrotation (contralaterale obere Extremität)
		Flexion-Adduktion-Außenrotation (contralaterale untere Extremität)	Retroversion-Abduktion-Innenrotation (ipsilaterale obere Extremität)
		2. Untere Rumpfflexion mit Rotation (contralateral)	2. Einseitige obere Extremitätenmuster
		Flexion-Abduktion-Innenrotation (contralaterale untere Extremität)	Retroversion-Adduktion-Innenrotation (contralaterale obere Extremität)
		Flexion-Adduktion-Außenrotation (ipsilaterale untere Extremität)	

4. Tabelle (Fortsetzung): **Verstärkung der Bewegungsmuster des oberen Rumpfes durch Bewegungskombinationen von Kopf und Hals, unterem Rumpf und der oberen Extremitäten**

Zu verstärkende Bewegungsmuster	Halsmuster	Untere Rumpfmuster	Obere Extremitätenmuster
2. Obere Rumpfextension mit Rotation (links/rechts).	Kopf- und Halsextension mit Rotation (ipsilateral)	1. Untere Rumpfextension mit Rotation (ipsilateral)	1. Beidseitige asymmetrische Muster (Ausholbewegung, Hände angenähert) ipsilateral
		Extension-Abduktion-Innenrotation (ipsilaterale untere Extremität)	Elevation-Abduktion-Außenrotation (ipsilaterale obere Extremität)
		Extension-Adduktion-Außenrotation (contralaterale untere Extremität)	Elevation-Adduktion-Außenrotation (contralaterale obere Extremität)
		2. Untere Rumpfextension mit Rotation (contralateral)	2. Einseitige obere Extremitätenmuster
		Extension-Abduktion-Innenrotation (contralaterale untere Extremität)	Elevation-Abduktion-Außenrotation (ipsilaterale obere Extremität)
		Extension-Adduktion-Außenrotation (ipsilaterale untere Extremität)	
		Anm.: Alle unteren Rumpfmuster können mit beidseitiger Knieflexion-Extension oder mit gestrecktem Knie ausgeführt werden. Die Extremitäten werden eng zusammengehalten	Anm.: Da die Halsmuster der Schlüssel für die oberen Rumpfmuster sind, folgen die Augen den Händen, wenn obere Extremitätenmuster zur Verstärkung für den oberen Rumpf eingesetzt werden.

4. Tabelle (Fortsetzung): **Verstärkung der Bewegungsmuster des oberen Rumpfes durch Bewegungskombinationen von Hals, unterem Rumpf und der oberen Extremitäten**

Zu verstärkende Bewegungsmuster	Halsmuster	Untere Rumpfmuster	Obere Extremitätenmuster
3. Obere Rumpfrotation (links/rechts)	Kopf- und Halsrotation (ipsilateral)	1. Untere Rumpfextension mit Rotation (ipsilateral)	1. Beidseitige, reziproke Muster
			Retroversion-Abduktion-Innenrotation (ipsilateral)
			Elevation-Adduktion-Außenrotation (contralateral)
		2. Untere Rumpfflexion mit Rotation (contralateral)	2. Einseitige, obere Extremitätenmuster
			Retroversion-Abduktion-Innenrotation (ipsilateral)
			Elevation-Adduktion-Außenrotation (contralateral)

5. Tabelle: Verstärkung der Bewegungsmuster des unteren Rumpfes durch Bewegungskombinationen

Zu verstärkende Bewegungsmuster	Kopf- und Hals- und obere Rumpfmuster	Beidseitige asymmetrische obere Extremitätenmuster	Einseitige obere Extremitätenmuster
1. Untere Rumpfflexion mit Rotation (links/rechts)	Flexion mit Rotation (ipsilateral)	1. Hackbewegung (ipsilateral)	1. Elevation-Adduktion-Außenrotation (contralateral)
	Flexion mit Rotation (contralateral)	2. Hackbewegung (contralateral)	2. Retroversion-Adduktion-Innenrotation (ipsilateral)
2. Untere Rumpfextension mit Rotation (links/rechts)	Extension mit Rotation (ipsilateral)	1. Ausholbewegung (ipsilateral)	1. Retroversion-Abduktion-Innenrotation (ipsilateral)
	Extension mit Rotation (contralateral)	2. Ausholbewegung (contralateral)	2. Elevation-Abduktion-Außenrotation (contralateral)

6. Tabelle: Verstärkung der Bewegungsmuster der oberen Extremität durch Bewegungskombinationen von Kopf und Hals und der unteren Extremitäten

Zu verstärkende Bewegungsmuster	Kopf- und Halsmuster (Augen folgen den Händen)	Ipsilaterale oder contralaterale untere Extremitätenmuster
1. Elevation-Adduktion-Außenrotation	Extension mit Rotation (contralateral)	Flexion-Adduktion-Außenrotation
	Rotation (contralateral)	Flexion-Abduktion-Innenrotation
2. Retroversion-Abduktion-Innenrotation	Flexion mit Rotation (ipsilateral)	Extension-Abduktion-Innenrotation
	Rotation (ipsilateral)	Extension-Adduktion-Außenrotation
3. Elevation-Abduktion-Außenrotation	Extension mit Rotation (ipsilateral)	Extension-Adduktion-Außenrotation Extension-Abduktion-Innenrotation
4. Retroversion-Adduktion-Innenrotation	Flexion mit Rotation (contralateral)	Flexion-Adduktion-Außenrotation
	Rotation (contralateral)	Flexion-Abduktion-Innenrotation

7. Tabelle: Verstärkung der Bewegungsmuster der unteren Extremität durch Bewegungskombinationen von Kopf und Hals und der oberen Extremitäten

Zu verstärkende Bewegungsmuster	Kopf- und Halsmuster	Ipsilaterale oder contralaterale obere Extremität
1. Flexion-Adduktion-Außenrotation	Flexion mit Rotation (ipsilateral) Rotation (ipsilateral)	Elevation-Adduktion-Außenrotation Retroversion-Adduktion-Innenrotation
2. Extension-Abduktion-Innenrotation	Extension mit Rotation (ipsilateral) Rotation (ipsilateral)	Retroversion-Abduktion-Innenrotation Elevation-Abduktion-Außenrotation
3. Flexion-Abduktion-Innenrotation	Flexion mit Rotation (ipsilateral) Rotation (ipsilateral)	Elevation-Adduktion-Außenrotation Retroversion-Adduktion-Innenrotation
4. Extension-Adduktion-Außenrotation	Extension mit Rotation (contralateral) Rotation (contralateral)	Retroversion-Abduktion-Innenrotation Elevation-Abduktion-Außenrotation

8. Tabelle: Verstärkung der Bewegungsmuster der einen oberen Extremität durch Bewegungskombinationen der anderen oberen Extremität

Zu verstärkende Bewegungsmuster	Beidseitig symmetrisch	Beidseitig asymmetrisch	Beidseitig reziprok (gleiche Diagonale)	Beidseitig reziprok (entgegengesetzte Diagonale)
1. Elevation-Adduktion-Außenrotation	Elevation-Adduktion-Außenrotation	Elevation-Abduktion-Außenrotation	Retroversion-Abduktion-Innenrotation	Retroversion-Adduktion-Innenrotation
2. Retroversion-Abduktion-Innenrotation	Retroversion-Abduktion-Innenrotation	Retroversion-Adduktion-Innenrotation	Elevation-Adduktion-Außenrotation	Elevation-Abduktion-Außenrotation
3. Elevation-Abduktion-Außenrotation	Elevation-Abduktion-Außenrotation	Elevation-Adduktion-Außenrotation	Retroversion-Adduktion-Innenrotation	Retroversion-Abduktion-Innenrotation
4. Retroversion-Adduktion-Innenrotation	Retroversion-Adduktion-Innenrotation	Retroversion-Abduktion-Innenrotation	Elevation-Abduktion-Außenrotation	Elevation-Adduktion-Außenrotation

9. Tabelle: **Verstärkung der Bewegungsmuster der einen unteren Extremität durch Bewegungskombinationen der anderen unteren Extremität**

Zu verstärkende Bewegungsmuster	Beidseitig symmetrisch	Beidseitig asymmetrisch	Beidseitig reziprok (gleiche Diagonale)	Beidseitig reziprok (entgegengesetzte Diagonale)
1. Flexion-Adduktion-Außenrotation	Flexion-Adduktion-Außenrotation	Flexion-Abduktion-Innenrotation	Extension-Abduktion-Innenrotation	Extension-Adduktion-Außenrotation
2. Extension-Abduktion-Innenrotation	Extension-Abduktion-Innenrotation	Extension-Adduktion-Außenrotation	Flexion-Adduktion-Außenrotation	Flexion-Abduktion-Innenrotation
3. Flexion-Abduktion-Innenrotation	Flexion-Abduktion-Innenrotation	Flexion-Adduktion-Außenrotation	Extension-Adduktion-Außenrotation	Extension-Abduktion-Innenrotation
4. Extension-Adduktion-Außenrotation	Extension-Adduktion-Außenrotation	Extension-Abduktion-Innenrotation	Flexion-Abduktion-Innenrotation	Flexion-Adduktion-Außenrotation

GÜNSTIGSTE BEWEGUNGSMUSTER FÜR EINZELNE MUSKELN (TABELLE 10–13)

10. Tabelle: Günstigste Bewegungsmuster für die Kopf-Halsmuskulatur

Muskeln (linke Seite)	Bewegungsmuster
Platysma	Flexion mit Rotation-links
Trapezius	Extension mit Rotation-links
Levator scapulae	Rotation-links
Sternocleido-mastoideus	Flexion mit Rotation-links aus der Dehnung bis zur Mittelstellung Flexion mit Rotation-rechts aus der Mittelstellung bis zur Endstellung Rotation-links aus der Dehnung bis zur Mittelstellung Rotation-rechts aus der Mittelstellung bis zur Endstellung
Suprahyoidei-Muskeln Infrahyoidei-Muskeln	Flexion mit Rotation-links
Rectus capitis lateralis	Flexion mit Rotation-rechts
Rectus capitis anterior	Flexion mit Rotation-links
Longus colli Longus capitis	Flexion mit Rotation-links
Scalenus anterior Scalenus medius Scalenus posterior	Flexion mit Rotation-links Rotation-links
Rectus capitis posterior minor und maior Obliquus capitis inferior Obliquus capitis superior	Extension mit Rotation-links
Splenius capitis Longissimus capitis Splenius cervicis Longissimus cervicis Iliocostale cervicis Interspinales Intertransversarii Semispinalis capitis	Extension mit Rotation-links
Semispinalis cervicis Multifidus	Extension mit Rotation-rechts

11. Tabelle: Günstigste Bewegungsmuster für die Rumpfmuskulatur

Muskeln (linke Seite)	Bewegungsmuster
Spinalis thoracis Longissimus thoracis Iliocostalis thoracis Iliocostalis lumborum Sacrospinalis Interspinales Intertransversarii	Rumpfextension mit Rotation-links
Semispinalis dorsi Multifidus Rotatores	Rumpfextension mit Rotation-rechts
Quadratus lumborum	Rumpfextension mit Rotation-links Rumpfflexion mit Rotation-links Rumpfrotation-links
Obliquus externus	obere Rumpfflexion mit Rotation-rechts untere Rumpfflexion mit Rotation-links
Obliquus internus	obere Rumpfflexion mit Rotation-links untere Rumpfflexion mit Rotation-rechts
Rectus abdominis-linker Anteil	obere Rumpfflexion mit Rotation-links untere Rumpfflexion mit Rotation-links
Transversus abdominis	Rumpfextension mit Rotation-links obere Rumpfrotation-links
Intercostales externi Serratus posterior superior Diaphragma	obere Rumpfextension mit Rotation-links
Levator costarum Serratus posterior inferior	obere Rumpfextension mit Rotation-rechts
Intercostales interni Subcostales Diaphragma	obere Rumpfflexion mit Rotation-links
Transversus thoracis	obere Rumpfflexion mit Rotation rechts

12. Tabelle: Günstigste Bewegungsmuster für die Armmuskulatur unter Berücksichtigung mehrerer Drehpunkte

Muskeln	Bewegungsmuster
Schultergürtel	
Serratus anterior	Elevation-Adduktion-Außenrotation
Levator scapulae Rhomboideus maior und minor Latissimus dorsi	Retroversion-Abduktion-Innenrotation
Trapezius	Elevation-Abduktion-Außenrotation
Subclavius Pectoralis minor	Retroversion-Adduktion-Innenrotation
Pectoralis maior-clavicularer Anteil Deltoideus-vorderer Anteil Coracobrachialis	Elevation-Adduktion-Außenrotation
Deltoideus-hinterer Anteil Teres maior Latissimus dorsi	Retroversion-Abduktion-Innenrotation
Latissimus dorsi – in der Annäherung	Retroversion-Adduktion-Innenrotation-nach hinten
Supraspinatus Infraspinatus Teres minor Deltoideus-mittlerer Anteil	Elevation-Abduktion-Außenrotation
Pectoralis maior – sternaler Anteil Subscapularis	Retroversion-Adduktion-Innenrotation
Ellenbogen	
Biceps brachii Brachialis	Elevation-Adduktion-Außenrotation mit Ellenbogenflexion
Triceps brachii Anconeus Subanconeus	Retroversion-Abduktion-Innenrotation mit Ellenbogenextension
Unterarm	
Supinator	Elevation-Adduktion-Außenrotation
Pronator quadratus	Retroversion-Abduktion-Innenrotation
Brachioradialis	Elevation-Abduktion-Außenrotation mit Ellenbogenflexion
Pronator teres	Retroversion-Adduktion-Innenrotation mit Ellenbogenflexion
Handgelenk	
Flexor carpi radialis	Elevation-Adduktion-Außenrotation mit Ellenbogenflexion
Extensor carpi ulnaris	Retroversion-Abduktion-Innenrotation mit Ellenbogenextension

12. Tabelle (Fortsetzung): Günstigste Bewegungsmuster für die Armmuskulatur unter Berücksichtigung mehrerer Drehpunkte

Muskeln	Bewegungsmuster
Palmaris longus	Elevation-Adduktion-Außenrotation mit Ellenbogenflexion Retroversion-Adduktion-Innenrotation mit Ellenbogenflexion
Flexor carpi ulnaris	Retroversion-Adduktion-Innenrotation mit Ellenbogenflexion
Extensor carpi radialis longus und brevis	Elevation-Abduktion-Außenrotation mit Ellenbogenextension

Hand und Finger

Flexor digitorum superficialis	Elevation-Adduktion-Außenrotation mit Ellenbogenflexion Retroversion-Adduktion-Innenrotation mit Ellenbogenflexion
Flexor digitorum profundus	Elevation-Adduktion-Außenrotation Retroversion-Adduktion-Innenrotation
Interossei palmares	Elevation-Adduktion-Außenrotation Retroversion-Adduktion-Innenrotation
Flexor digiti minimi Opponens digiti quinti	Elevation-Adduktion-Außenrotation
Extensor digitorum communis	Elevation-Abduktion-Außenrotation mit Ellenbogenextension Retroversion-Abduktion-Innenrotation mit Ellenbogenextension
Interossei dorsales	Elevation-Abduktion-Außenrotation Retroversion-Abduktion-Innenrotation
Extensor indicis proprius	Elevation-Abduktion-Außenrotation
Extensor digiti minimi	Retroversion-Abduktion-Innenrotation
Abductor digiti minimi	Retroversion-Abduktion-Innenrotation
Lumbricales	Bei allen Mustern beteiligt

Daumen

Flexor pollicis longus Flexor pollicis brevis Adductor pollicis Adductor pollicis brevis	Elevation-Adduktion-Außenrotation
	Retroversion-Abduktion-Innenrotation
Abductor pollicis longus Extensor pollicis longus Extensor pollicis brevis 1. dorsale interosseus	Elevation-Abduktion-Außenrotation
Opponens pollicis Palmaris brevis	Retroversion-Adduktion-Innenrotation

13. Tabelle: Günstigste Bewegungsmuster für die Beinmuskulatur unter Berücksichtigung mehrerer Drehpunkte

Muskeln	Bewegungsmuster
Hüfte	
Psoas mairo Psoas minor Iliacus Obturator externus Pectineus Adductor longus und brevis	Flexion-Adduktion-Außenrotation
Gracilis Sartorius	Mit Knieflexion
Glutaeus medius und minimus	Extension-Abduktion-Innenrotation
Tensor fasciae latae	Flexion-Abduktion-Innenrotation
Glutaeus maximus Piriformis Obturator internus Gemellus superior und inferior Quadratus femoris Adductor magnus	Extension-Adduktion-Außenrotation
Knie	
Rectus femoris-medialer Anteil	Flexion-Adduktion-Außenrotation mit Knieextension
Vastus medialis	Extension-Adduktion-Außenrotation mit Knieextension Flexion-Adduktion-Außenrotation mit Knieextension
Biceps femoris Popliteus	Extension-Abduktion-Innenrotation mit Knieflexion Flexion-Abduktion-Innenrotation mit Knieflexion
Rectus femoris-lateraler Anteil	Flexion-Abduktion-Innenrotation mit Knieextension
Vastus intermedius Vastus lateralis	Extension-Abduktion-Innenrotation mit Knieextension Flexion-Abduktion-Innenrotation mit Knieextension
Semitendinosus Semimembranosus	Extension-Adduktion-Außenrotation mit Knieflexion Flexion-Adduktion-Außenrotation mit Knieflexion
Articularis genu	Bei allen Mustern mit Kniestreckung beteiligt

13. Tabelle (Fortsetzung): Günstigste Bewegungsmuster für die Beinmuskulatur unter Berücksichtigung mehrerer Drehpunkte

Muskeln	Bewegungsmuster
	Fuß
Tibialis anterior	Flexion-Adduktion-Außenrotation
Peronaeus longus Gastrocnemeus-lateraler Anteil Soleus-lateraler Anteil	Extension-Abduktion-Innenrotation
Peronaeus brevis	Flexion-Abduktion-Innenrotation
Tibialis posterior Gastrocnemeus-medialer Anteil Soleus-medialer Anteil Plantaris	Extension-Adduktion-Außenrotation
	Zehen
Extensor hallucis longus Extensor digitorum longus Extensor digitorum brevis Interossei dorsalis	Flexion-Abduktion-Innenrotation Flexion-Adduktion-Außenrotation
Flexor hallucis longus Flexor digitorum longus Flexor digitorum brevis Flexor hallucis brevis Interossei plantares	Extension-Adduktion-Außenrotation Extension-Abduktion-Innenrotation
Flexor digiti quinti brevis Adductor hallucis Quadratus plantae-lateraler Anteil	Extension-Abduktion-Innenrotation
Quadratus plantae-medialer Anteil	Extension-Adduktion-Außenrotation
Lumbricales	Bei allen Beinmuster beteiligt

GÜNSTIGSTE BEWEGUNGSMUSTER UNTER BERÜCKSICHTIGUNG DER PERIPHEREN INNERVATION (TABELLE 14-15)

14. Tabelle: Günstigste Bewegungsmuster für die Armmuskulatur und die periphere Innervation

Nerven	Elevation-Adduktion-Außenrotation	Retroversion-Abduktion-Innenrotation	Elevation-Abduktion-Außenrotation	Retroversion-Adduktion-Innenrotation
Acessorius C3-4 M. Trapezius	— — —	— — —	+ + +	— — —
Dorsalis scapulae C3-4 M. Levator scapulae	— — —	+ + +	— — —	— — —
Dorsalis scapulae C5 M. rhomboides maior und minor	— — —	+ + +	— — —	— — —
Suprascapularis C5-6 M. supraspinatus M. infraspinatus	— — —	— — —	+ + +	— — —
Subclavius C5-6 M. Subclavius	— — —	— — —	— — —	+ + +
Subscapularis C5-6 M. subscapularis	— — —	— — —	— — —	+ + +
M. teres maior	— — —	+ + +	— — —	— — —
Thoracicus longus C5-6-7 M. serratus anterior	+ + +	— — —	— — —	— — —

Anm.: Schulterblattbewegungen können leichter kontrolliert werden, wenn der Ellenbogen gestreckt bleibt. Ellenbogenflexion kann im Elevationsmuster und Ellenbogenextension mit Retroversionsmuster zugelassen werden.

Nerven	Elevation-Adduktion-Außenrotation	Retroversion-Abduktion-Innenrotation	Elevation-Abduktion-Außenrotation	Retroversion-Adduktion-Innenrotation
Axillaris C5-6 M. deltoideus	+ + +	+ + +	+ + +	— — —
M. teres minor	— — —	— — —	+ + +	— — —
Musculocutaneus C5-6-7 M. Coracobrachialis	+ + +	— — —	— — —	— — —
M. biceps	+ + + Ellenbogenflexion	— — —	— — —	— — —
M. brachialis	+ + + Ellenbogenflexion	— — —	— — —	— — —

14. Tabelle (Fortsetzung): Günstigste Bewegungsmuster für die Armmuskulatur und die periphere Innervation

Nerven	Elevation-Adduktion-Außenrotation	Retroversion-Abduktion-Innenrotation	Elevation-Abduktion-Außenrotation	Retroversion-Adduktion-Innenrotation
Thoracici ventralis C5–Th1				
M. pectoralis maior-clavicularer Anteil	+ + +	– – –	– – –	– – –
sternaler Anteil	– – –	– – –	– – –	+ + +
M. pectoralis minor	– – –	– – –	– – –	+ + +
Thoracodorsalis C6–8				
M. latissimus dorsi	– – –	+ + +	– – –	Nach hinten mit Ellenbogenflexion
Radialis C6–8				
M. triceps brachii	– – –	+ + + mit Ellenbogenextension	– – –	– – –
M. brachioradialis	– – –	– – –	+ + + mit Ellenbogenflexion	– – –
M. extensor carpi radialis longus	– – –	– – –	+ + +	– – –
M. anconaeus	– – –	+ + + mit Ellenbogenextension	– – –	– – –
M. extensor carpi radialis brevis	– – –	– – –	+ + +	
M. extensor digitorum communis	– – –	+ + +	+ + +	
M. extensor digiti quinti proprius	– – –	+ + +	– – –	
M. extensor carpi ulnaris	– – –	+ + +	– – –	
M. supinator	+ + +	– – –	– – –	
M. abductor pollicis longus		– – –	+ + +	
M. extensor pollicis longus und brevis	– – –	– – –	+ + +	– – –
Extensor indicis proprius	– – –	– – –	+ + +	– – –

Anm.: Bei Schädigung des M. triceps werden die Muster mit geradem Ellenbogen durchgeführt, wenn die distalen Komponenten betont werden.

14. Tabelle (Fortsetzung): Günstigste Bewegungsmuster für die Armmuskulatur und die periphere Innervation

Nerven	Elevation-Adduktion-Außenrotation	Retroversion-Abduktion-Innenrotation	Elevation-Abduktion-Außenrotation	Retroversion-Adduktion-Innenrotation
Medianus C6–Th1				
M. flexor digitorum profundus 1 und 2 ...	+ + +	— — —	— — —	+ + +
M. pronator teres ...	— — —	— — —	— — —	+ + +
M. palmaris longus ..	+ + +	— — —	— — —	+ + +
M. flexor carpi radialis	+ + +	— — —	— — —	— — —
M. flexor superficialis .	+ + +	— — —	— — —	+ + +
M. flexor pollicis longus	+ + +	— — —	— — —	— — —
M. pronator quadratus	— — —	+ + +	— — —	— — —
M. abductor pollicis brevis	— — —	+ + +	— — —	— — —
M. opponens pollicis .	— — —	— — —	— — —	+ + +
M. flexor pollicis brevis	+ + +	— — —	— — —	— — —
M. lumbricalis 1 u. 2. .	Beim Faustschluß	Beim Öffnen	Beim Öffnen	Beim Faustschluß
Ulnaris C8–Th1				
M. flexor carpi ulnaris ...	— — —	— — —	— — —	+ + +
M. flexor digitorum profundus 3 u. 4 ..	+ + +	— — —	— — —	+ + +
M. flexor pollicis brevis	+ + +	— — —	— — —	+ + +
M. palmaris brevis ..	— — —	— — —	— — —	+ + +
M. abductor digiti quinti	— — —	+ + +	— — —	— — —
M. opponens digiti quinti	+ + +	— — —	— — —	— — —
M. flexor digiti quinti .	+ + +	— — —	— — —	— — —
Mm. interossei dorsalis .	— — —	+ + +	+ + +	— — —
Mm. interossei volaris .	+ + +	— — —	— — —	+ + +
M. adductor pollicis ..	+ + +	— — —	— — —	— — —
M. lumbricalis 3 und 4 .	Beim Faustschluß	Beim Öffnen	Beim Öffnen	Beim Faustschluß

Anm.: Die distalen Komponenten können leichter kontrolliert werden, wenn der Ellenbogen gerade bleibt, obgleich die zweigelenkigen Muskeln berücksichtigt werden müssen. Die maximale Wiederertüchtigung erfordert alle Bewegungskombinationen im Ellenbogengelenk.

15. Tabelle: Günstigste Bewegungsmuster für die Beinmuskulatur und die periphere Innervation

Nerven	Flexion-Adduktion-Außenrotation	Extension-Abduktion-Innenrotation	Flexion-Abduktion-Innenrotation	Extension-Adduktion-Außenrotation
L1–2–3				
M. psoas minor u. maior	+++	———	———	———
Femoralis L2–4				
M. iliacus	+++	———	———	———
M. pectineus	+++	———	———	———
M. sartorius	+++ mit Knieflexion	———	———	———
M. rectus femoris	+++ mit Knieextension	———	+++ mit Knieextension	———
M. vastus medialis	+++ mit Knieextension	———	———	+++ mit Knieextension
M. vastus lateralis und intermedius	———	+++ mit Knieextension	+++ mit Knieextension	———
M. articularis genus	mit einer Knieextension bei allen Mustern beteiligt			
Obturatorius L3–4				
M. obturator externus	+++	———	———	———
M. adductor magnus	———	———	———	+++
M. adductor longus und brevis	+++	———	———	———
M. gracilis	+++ mit Knieflexion	———	———	———
Glutaeus superior L4–S1				
M. glutaeus medius und minimus	———	+++	———	———
M. tensor fasciae latae	———	———	+++	———
L5 S1				
M. quadratus femoris u. M. gemellus inferior	———	———	———	+++
Glutaeus inferior L5 S1–2				
M. glutaeus maximus	———	———	———	+++

15. Tabelle (Fortsetzung): Günstigste Bewegungsmuster für die Beinmuskulatur und die periphere Innervation

Nerven	Flexion-Adduktion-Außenrotation	Extension-Abduktion-Innenrotation	Flexion-Abduktion-Innenrotation	Extension-Adduktion-Außenrotation
Ischiadicus L4, 5; S1–3				
M. semitendinosus und M. semimembranosus	———	+++ mit Knieflexion	+++ mit Knieflexion	———
M. biceps femoris langer u. kurzer Kopf	+++ mit Knieflexion	———	———	+++ mit Knieflexion
Peronaeus L4–5; S1–2				
M. tibialis anterior	+++	———	———	———
M. extensor digitorum longus	+++	———	+++	———
M. extensor hallucis longus	+++	———	+++	———
M. peronaeus longus	———	+++	———	———
M. peronaeus brevis	———	———	+++	———
M. extensor digitorum brevis	+++	———	+++	———
M. peronaeus tertius	———	———	+++	———
Tibialis L4–5; S1–2				
M. gastrocnemeus	———	+++ mit Knieflexion	———	+++ mit Knieflexion
M. popliteus	———	+++ mit Knieflexion	+++ mit Knieflexion	———
M. plantaris	———	———	———	+++ mit Knieflexion
M. soleus	———	+++	———	+++
M. tibialis posterior	———	———	———	+++
M. flexor digitorum longus	———	+++	———	+++
M. flexor hallucis longus	———	+++	———	+++
Plantaris medialis L5–S1				
M. flexor digitorum brevis	———	+++	———	+++
M. abductor hallucis	+++	———	———	———
M. lumbricalis 1	an allen Mustern beteiligt			
M. flexor hallucis brevis	———	+++	———	+++

15. Tabelle (Fortsetzung): Günstigste Bewegungsmuster für die Beinmuskulatur und die periphere Innervation

Nerven	Flexion-Adduktion-Außenrotation	Extension-Abduktion-Innenrotation	Flexion-Abduktion-Innenrotation	Extension-Adduktion-Außenrotation
Plantaris lateralis L5, S1–2				
M. quadratus plantae .	— — —	+ + +	— — —	+ + +
M. adductor digiti quinti	— — —	— — —	+ + +	— — —
M. flexor digiti quinti brevis	— — —	+ + +	— — —	— — —
M. opponens digiti quinti	— — —	+ + +	— — —	— — —
M. abductor hallucis . .	— — —	+ + +	— — —	— — —
Mm. interossei volares .	— — —	+ + +	— — —	+ + +
Mm. interossei dorsales	+ + +	— — —	+ + +	— — —
M. lumbricalis 2, 3, 4, S1–2–3	an allen Mustern beteiligt			
M. obturator internus .	— — —	— — —	— — —	+ + +
M. gemellus superior .	— — —	— — —	— — —	+ + +
S2 M. piriformis . . .	— — —	— — —	— — —	+ + +

Anm.: Die distalen Abschnitte können leichter kontrolliert werden, wenn das Knie gerade bleibt. Wenn nicht Flexion oder Extension des Knies einzeln angegeben ist, kann jegliche Kombination von Kniebewegung angewandt werden.

Anm.: Gray, Henry, «Anatomie des menschlichen Körpers», 23. ed. Lea und Febiger, Philadelphia, 1936, wurde bei der Zusammenstellung der Tabellen über die periphere Innervation benutzt.